Ilse Schuh

Bindegewebsmassage
2. Auflage

Bindegewebsmassage

Reflexzonenmassage zur Diagnostik und Behandlung funktionell gestörter Organsysteme

2., durchgesehene Auflage
Von Ilse Schuh

Mit einem Beitrag von Professor Dr. Wilfrid Jänig

Mit 157 Abbildungen

SEMPER BONIS ARTIBUS
Gustav Fischer Verlag
Stuttgart · Jena · New York · 1992

Anschrift der Autoren:

Ilse Schuh
Finkenweg 26
2070 Ahrensburg

Prof. Dr. Wilfrid Jänig
Physiologisches Institut der Universität Kiel
Olshausenstr. 40
2300 Kiel 1

Die Deutsche Bibliothek – CIP-Einheitsaufnahme

Schuh, Ilse:
Bindegewebsmassage : Reflexzonenmassage zur Diagnostik und Behandlung funktionell gestörter Organsysteme / von Ilse Schuh. Mit einem Beitr. von Wilfrid Jänig. – 2., durchges. Aufl. – Stuttgart ; Jena ; New York : G. Fischer, 1992
ISBN 3-437-00699-1

Satz: Typobauer Filmsatz GmbH, Scharnhausen
Druck und Einband: Graph. Großbetrieb Friedrich Pustet, Regensburg

Vorwort

Medizin lebt in einer vielfältigen Entwicklung, sie folgt einem stetigen technischen und wissenschaftlichen Fortschritt. Sie hat aber auch ihre Trends, ihre modischen Höhepunkte und ihren dernier cri. Neben ihrer wissenschaftlichen Basis gründen diese auch auf einem aktuellen Zeitgeist und auf dem Charisma ihrer Promotoren.

Das gilt weitgehend auch für die Bindegewebsmassage, ihre Begründerin Elisabeth Dicke und den Personenkreis der Freiburger Krankengymnastikschule, der diese Methode aufgegriffen und daran weitergearbeitet hat.

Hier wurde die reflexiv orientierte Diagnostik und Therapie über das sog. Bindegewebe endgültig wissenschaftlich begründet und in der Medizin bekannt gemacht. Es kam zu einem Erfolg, wie er Physikalischer Therapie bisher selten begegnet war.

Der Freiburger Standard wurde inzwischen an keiner Stelle übertroffen – Ergänzungen und neue Ideen kommen in letzter Zeit aus dem Bereich der manuellen Therapie.

Frau Ilse Schuh ist weise, wenn sie die Teirich-Leubesche Vorlage möglichst original übernimmt. Sie ist eine der letzten, welche selbst noch fest in der Freiburger Schule gründet und den damaligen Enthusiasmus aufgegriffen hat. Diesen bringt sie nun mit eigenen Erkenntnissen und Entwicklungen in das weiterhin wichtige Thema ein.

Am »Bindegewebe« orientierte Diagnostik und Bindegewebsmassage kommt ein unverändert hoher Stellenwert zu. Im Augenblick werden sie innerhalb Physikalischer Therapie und Naturheilverfahren durch fremdländische Verfahren (z.B. aus der chinesischen Medizin) und durch Massagebehandlungen am Fuß leicht in den Hintergrund gedrängt. Ihrer großen praktischen Bedeutung und ihren soliden wissenschaftlichen Grundlagen tut dieses keinen Abbruch.

Berlin, Mai 1992 — Prof. Dr. Malte Bühring

Inhalt

Einführung

Die Bindegewebsmassage gehört in die Gruppe von Behandlungsformen, die auf das neuronale Geschehen zwischen viszeralen Organen, Gefäßen und Nerven einerseits und den Geweben der Körperdecke und des Bewegungsapparates andererseits Einfluß nehmen. Dies ist auf chemischem und physikalischem Wege möglich. Bei der Bindegewebsmassage handelt es sich um einen physikalischen (mechanischen) Einfluß, der durch Dehnungsreiz am Unterhaut- und Fasziengewebe gekennzeichnet ist. Zu dieser Gruppe gehören auch die Colon- und Periostbehandlung nach Vogler, die Vibrationsbehandlung am Muskel nach Kohlrausch und die Segmenttherapie, wie Kibler und auch Glaser sie beschreiben.

Seitdem es Massage gibt, hat die Körperdecke besonderes Interesse erregt, und in der früheren Literatur werden Veränderungen in der Gewebsbeschaffenheit und Abweichungen von der individuellen Norm beschrieben, die im Zusammenhang mit kausalem Krankheitsgeschehen innerer Organsysteme und «rheumatischen» Erkrankungen stehen. Es werden bereits verschiedene Schichten der Körperdecke beschrieben; Konsistenz, Verschieblichkeit, Gewebswiderstand, Volumen und Schmerzempfindung spielen dabei eine entscheidende Rolle. Das pathologisch-anatomische Substrat wird bereits in der bindegewebigen Substanz der Haut und Unterhaut lokalisiert, sowohl segmental begrenzt als auch in einer Ausdehnung, die nicht mehr segmental einem Organ zuzuordnen ist.

Im Rahmen der Therapie ist in erster Linie die Rede vom Verschieben in der Fläche und dem «Rollen» einer Gewebsfalte. Als deren Folge werden lokale und Allgemeinreaktionen beschrieben. Ebenso ist bereits von Fehlreaktionen und Störungen der vegetativen Regulation und einem späteren Ausgleich die Rede. Bezeichnungen wie «anatomische Massage» – Hartmann (1930), «Reflexmassage» – Barczewsky (1911), «Tastmassage» – Ruhmann (1934) werden geprägt.

Grundlage dieser folgenden Darstellung sind die Arbeiten von E. Dicke und H. Teirich-Leube. Sie beobachteten im Rahmen ihrer krankengymnastischen Tätigkeit – unabhängig voneinander – ebenfalls obig beschriebene Veränderungen im Unterhautgewebe, die im Zusammenhang mit Beschwerden und funktionellen Störungen innerer Organsysteme bestanden. Sie haben gezielte technische und therapeutische Möglichkeiten aufgezeigt, sich um differenzierte diagnostische Zusammenhänge bemüht und damit in weiten Kreisen der interessierten Ärzteschaft und der Krankengymnasten große Beachtung gefunden.

Für E. Dicke war der Anlaß zu dieser Arbeit die Erfahrung mit ihrer eigenen Erkrankung. Sie war 1929 wegen fortschreitender Durchblutungsstörungen im rechten Bein (Winiwater-Buerger) über Monate bettlägerig, und die Ärzte erwogen als letzte Möglichkeit eine Amputation. Die Krankheit war von heftigen Schmerzen im Bereich von Rücken, Kreuzbein und rechter Hüfte begleitet, und Frau Dicke versuchte sich an diesen Stellen selbst Erleichterung zu verschaffen. Das gelang durch eine Art Streichen und Ziehen im Gewebe, was teilweise lokal scharfes Schneidegefühl auslöste und im erkrankten Bein ein Kribbeln und Stechen erzeugte, das mit einem Gefühl von Wärmewellen abwechselte. Nach Frau Dickes Beschreibung bildeten sich die Krankheitserscheinungen wesentlich durch dieses Massieren im Laufe der folgenden Wochen vollständig zurück. Gleichzeitig konnten mit dieser Behandlungsweise auch funktionelle Organstörungen, die während dieser Zeit aufgetreten waren, günstig beeinflußt werden.

Frau Dicke fand danach ihre Erfahrungen vielfach bei Patienten ihrer Krankengymnastikpraxis bestätigt. Aus ihrer Technik entwickelte sich im Laufe der Zeit eine systematische Behandlungsweise. Später erfuhr sie von den Headschen Zonen und fand, daß diese in ihrer flächigen Ausbreitung weitgehend mit den von ihr beobachteten Unterhautveränderungen übereinstimmten. Wie bei Hyperalgesie und Hyperästhesie von Hautzonen, hier von Headschen Zonen, die Rede ist, wählte Frau Dicke für die Veränderungen in Zonen der Unterhaut die Bezeichnung Unterhautzone und später Bindegewebszone. Für die von ihr gefundene spezielle Technik ergab sich die Bezeichnung Bindegewebsmassage[1], deren Charakteristikum das erzeugte Schneidegefühl war.

Für H. Teirich-Leube – an der Krankengymnastikschule von W. Kohlrausch in Freiburg – hatte sich beim Behandeln des veränderten Unterhautgewebes eine Technik des «flächigen Verschiebens» ergeben, das vorzugsweise an Hüften, Gesäß und Rücken ausgeführt wurde. Neben der örtlichen Wirkung einer «Lockerung» des Gewebes wurden nervös-reflektorische Reaktionen ausgelöst wie bei der Technik von Dicke, obgleich ein Schneidegefühl nicht oder nur in Ausnahmefällen erzeugt wurde.

1938 kam es zur persönlichen Begegnung von Dicke und Teirich-Leube, und es begann eine intensive Zusammenarbeit, deren Ergebnis in dem Buch «Massage reflektorischer Zonen im Bindegewebe bei rheumatischen und inneren Erkrankungen» veröffentlicht wurde. Das Buch erschien 1942 im Gustav Fischer Verlag, damals in Jena; es wird heute nicht mehr verlegt. Frau Dicke faßte weitere Erfahrungen aus ihrer Arbeit später in dem Buch «Meine Bindegewebsmassage» zusammen, das 1952 kurz nach ihrem Tode im Hippokrates Verlag Stuttgart erschien. Teirich-Leube veröffentlichte 1957 den «Grundriß der Bindegewebsmassage» wieder bei Gustav Fischer, nun in Stuttgart. Das Buch liegt bis heute in der 12. Auflage vor.

---

1 Teirich-Leube schreibt: «Der Name Bindegewebsmassage hat zu zahlreichen Diskussionen Anlaß gegeben. Es wurde kritisiert, daß mit dieser Bezeichnung die Behandlung nicht zutreffend charakterisiert sei, da das Ziel dieser Massage nicht eine Einwirkung auf das Bindegewebe selbst sei, sondern vegetative Reaktionen erzielt werden sollen. Mit zahlreichen Anatomen und Physiologen wurde eine andere, bessere Bezeichnung gesucht, aber bisher nicht gefunden.» Die treffendere Bezeichnung im Titel der ersten Veröffentlichung «Massage reflektorischer Zonen im Bindegewebe . . .» hat sich im täglichen Sprachgebrauch nicht durchgesetzt.

Die Bindegewebsmassage spielte in jenen Jahren eine überragende Rolle und wurde in Kursen von E. Dicke in Überlingen und H. Teirich-Leube in Freiburg an interessierte Therapeuten und Ärzte weitergegeben. Sie verbreitete sich weit über die Grenzen der Bundesrepublik und Europas hinaus.

Ende der sechziger Jahre wurde der Höhepunkt der Bindegewebsmassage durch Methoden der aktiven Therapie wie der Komplexbewegungen und anderer Maßnahmen auf neurophysiologischer Grundlage abgelöst; und besonders in der inneren Medizin erhielt die Anwendung von Medikamenten, die in der modernen Pharmakologie entwickelt wurden und die vegetativen Vorgänge rascher beeinflußten, den Vorrang vor der zeitaufwendigeren Bindegewebsmassage. Es ist aber keineswegs ausgeschlossen, daß durch die neuerlich vermehrte Hinwendung der Medizin zu «natürlichen Heilmethoden» auch der Bindegewebsmassage wieder mehr Bedeutung zukommt. Bei dystrophen Zuständen im Weichteilbereich, wo eine gezielte medikamentöse Behandlung kaum möglich und eine aktive Übungsbehandlung noch nicht angezeigt ist, hat die Bindegewebsmassage ihre Bedeutung nie verloren und ist nach wie vor eine unübertroffene Maßnahme.

Wenn heute von der Bindegewebsmassage nach Dicke und der nach Teirich-Leube die Rede ist, so wird hier der Unterschied zweier profilierter Persönlichkeiten gesehen, die ein und dasselbe jeweils ihrer Art entsprechend ausführten und interpretierten. Beide haben mit derselben Technik gearbeitet, und beide erreichten in der Therapie dasselbe. Teirich-Leube war es vergönnt, an der Methode weiterarbeiten zu können und die Techniken zu präzisieren entsprechend einer oberen und einer tiefen Verschiebeschicht. E. Dicke hat diesen Unterschied zwar praktiziert, aber noch nicht so beschrieben. Frau Dicke hat auch später nicht mehr ausdrücklich das Schneidegefühl erwähnt, wohl weil sie vielfach auch mit unterschwelligem Zugreiz zu befriedigenden Behandlungsergebnissen kam. Teirich-Leube sah allein das «Ritzen» oder «Schneiden» als Zeichen richtig angewandter Technik und regelrechter Reaktion an und wertete es als spezifisches Kriterium der Bindegewebsmassage. Sie erkannte aber darüber hinaus auch die Anwendung des «flächigen Verschiebens» an – als flächige Technik und später als flächige Bindegewebsmassage bezeichnet – sowie die sog. Unterhautmassage (beide arbeiten mit unterschwelligem Zugreiz) im Rahmen der Bindegewebsmassage. Die flächige Bindegewebsmassage ist im Buch «Grundriß der Bindegewebsmassage» bereits beschrieben; die Arbeit mit der sog. Unterhautmassage ergab sich erst später.

So verdeutlichen sich für uns heute die unterschiedlichen Techniken nicht allein im Zusammenhang mit den Verschiebeschichten, sondern wesentlich auch durch den Grad der Zonenausprägung.

Für den geschulten Therapeuten, der im Umgang mit den Körpergeweben erfahren ist, ergeben sich gewiß manche der Techniken «von selbst», eben in der Weise, wie sie einst «gefunden» wurden.

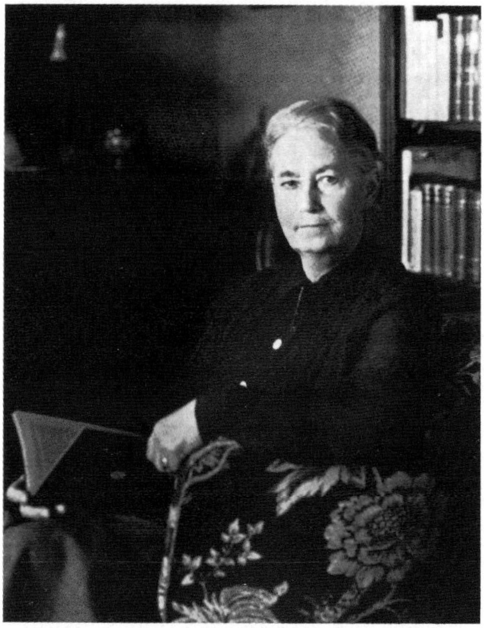

Abb. 1: Elisabeth Dicke

Elisabeth Dicke wurde als Tochter des Fabrikanten Bernhard Amann am 10.3.84 in Lenep geboren. Nach Absolvierung der höheren Mädchenschule schloß sie ihre Bildung, vor allem in sprachlicher Hinsicht, in Pensionaten in der Schweiz und in England ab. 1904 heiratete sie Hans Dicke. Ihre einzige Tochter wurde ihr leider wieder genommen.

Seit früher Jugend zeigte sie großes Interesse an allem, was mit der ärztlichen Wissenschaft zusammenhing. Sie ging nach Berlin zu Dr. Kirchberg und Professor Klapp und absolvierte dort mit großem Erfolg ihr krankengymnastisches Examen. In ihrer Heimat, in Wuppertal-Barmen, baute sie ihre Praxis auf. Güte und Hilfsbereitschaft, gepaart mit seltener Begabung für ihren Beruf, brachten ihr viel Anerkennung und Erfolg.

1942 verlegte sie ihren Wohnsitz nach Überlingen am Bodensee, wo sie bis zum Sommer 1952 Ausbildungskurse in ihrer Methode hielt und am 11.8.1952 dort verstarb.

Vorliegender biographischer Abriß ist dem Buch «Bindegewebsmassage» von E. Dicke, H. Schliack, A. Wolff entnommen.

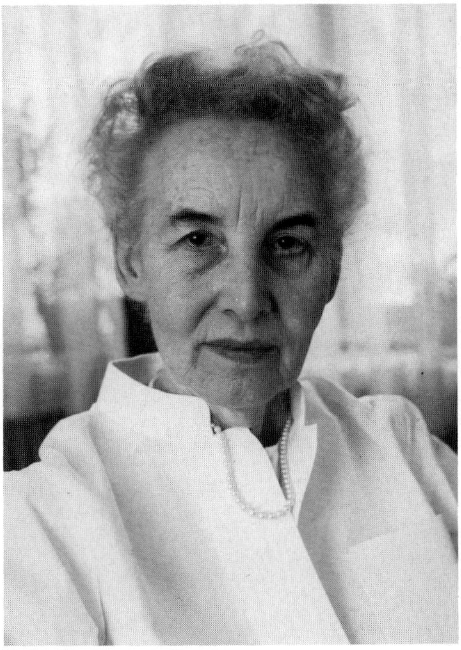

Abb. 2: Dr. med. Hede Teirich-Leube

Hede Teirich-Leube wurde als Tochter des Rechtsanwaltes Robert Leube am 22.3.1903 in Esslingen/Neckar geboren und wuchs mit drei jüngeren Geschwistern in Geislingen/Steige auf, wohin der Vater als Bürgermeister berufen worden war.

In Geislingen besuchte sie das Reformgymnasium und betätigte sich anschließend in der Hauswirtschaft und städtischen Verwaltung, bis sie in den Jahren 1923 bis 1925 an der «Schule für Heilgymnastik und Massage» der Berliner Universitätsklinik z.Z. von Geheimrat August Bier ausgebildet wurde. Leiter der Schule war Dr. W. Kohlrausch. Dort war sie in den folgenden Jahren als Lehrkraft und engste Mitarbeiterin von Kohlrausch tätig.

1935 siedelte die Schule von Berlin nach Freiburg über. Sie trug jetzt die neue gesetzliche Bezeichnung «Krankengymnastikschule».

Als Prof. Kohlrausch 1941 als außerordentlicher Ordinarius an das Sportärztliche Institut der Universität Straßburg berufen wurde, übernahm H. Leube die technische Leitung der Schule. Noch im selben Jahr legte sie vor dem Ministerium für Kultus und Unterricht in Karlsruhe das Begabten-Abitur ab und begann mit dem Medizinstudium, das sie 1946 mit der Note «sehr gut» im Staatsexamen abschloß. Durch die medizinische Fakultät wurde ihr daraufhin die Gesamtleitung der Schule übertragen, die sie bis zu ihrem Ruhestand 1970 ausübte.

Ihre zahlreichen Veröffentlichungen zu therapeutischen Themen haben die Krankengymnastik auch über die Landesgrenzen hinaus bereichert und das Berufsbild jener Jahre entscheidend mitgeprägt. Dr. med. Teirich-Leube starb am 8.11.1979.

I Anatomische Vorbemerkung

Zur Körperdecke gehören Oberhaut, Lederhaut, Unterhaut, Rumpf – und Extremitätenfaszie.

Durch den mechanischen Reiz der Bindegewebsmassage werden alle Schichten mit ihren Komponenten: Bindegewebe (spezifische Zellen, Interzellularsubstanz mit Grundsubstanz und Faserstrukturen), Gefäße (Blut- und Lymphkapillaren) sowie Nervenendigungen und Hautanhanggebilde (Haare, Drüsen) erreicht.

Die **Oberhaut** (*Epidermis*). Ihre tiefste Schicht ist die Keimschicht, das Stratum basale, mit zylinderförmigen Epithelzellen. Durch Teilung und Abflachung der Zellen entstehen an der Oberfläche übereinander gelagerte Hornschuppen, die allmählich abgestoßen werden. Hautdefekte können sich aus dem *Stratum basale* regenerieren. Zwischen den Epithelzellen liegen Merkelsche Nervenendigungen zur Aufnahme von Druck- und Berührungsreizen.

Die **Lederhaut** (*Corium*) ist reich an Bindegewebe. In ihr lassen sich 2 Schichten erkennen: das *Stratum papillare* und das *Stratum reticulare*. Im *Stratum papillare* bilden kollagene und elastische Fasern ein dichtes Netz, das reichlich Zellen enthält. Am Übergang vom *Stratum papillare* zum *Stratum reticulare* liegt das subpapillare Gefäßnetz mit Arteriolen und Venolen. Die Arteriolen ziehen von hier aus zur Oberfläche und bilden in den Papillen Kapillarschlingen, von denen aus die Oberhaut versorgt wird. In dieser Schicht liegen auch die freien Nervenendigungen zur Aufnahme von Kältereizen sowie schädigenden Reizen, aus deren Information das ZNS die Schmerzempfindung bewirkt. Das *Stratum reticulare* ist reich an Kollagenfasern. Sie geben der Schicht die Festigkeit und bestimmen durch ihre Anordnung die Richtung der Spaltlinien. Hier liegen die sog. Ruffinischen Körperchen, die druck- und zugempfindlich sind.

Die **Unterhaut** (*Subcutis*) ist reich an Fettgewebe, das den Körper in unterschiedlicher Dicke wie einen Mantel (Fettmantel – *Panniculus adiposus*) umgibt. Die Fettverteilung ist abhängig von Lebensalter, Geschlecht, Konstitution und Ernährung. Fettreiche Regionen sind weibliche Brustdrüsen, Bauchdecke und Gesäß; fettarm oder fettlos ist die Haut von Hals, *Penis, Skrotum, Labia minora* und Augenlidern.

Das Fettgewebe wird durch ein Netz aus kollagenen und elastischen Bindegewebsfasern gekammert. Eine Verformung der Kammern durch Druck wird durch kollagene Fasern begrenzt und nach Beendigung der Druckeinwirkung durch elastische Fasern wieder rückgängig gemacht. Bindegewebszüge zwischen Lederhaut und Muskelfaszie oder dem *Periost* durchziehen die Unterhautschicht als *Retinacula cutis*. Dabei lassen schräg verlaufende Züge einen größeren Spielraum für Verschieblichkeit zu als senkrecht verlaufende Züge. Am Übergang von Lederhaut zu Unterhaut liegt das kutane Gefäßnetz mit Arterien und Venen. Hier liegen auch die Vater-Pacinischen Lamellenkörper – Vibrationsrezeptoren – und Schweißdrüsen mit regionalen Unterschieden über den ganzen Körper verteilt. Sie dienen der Wärmeregulation und der

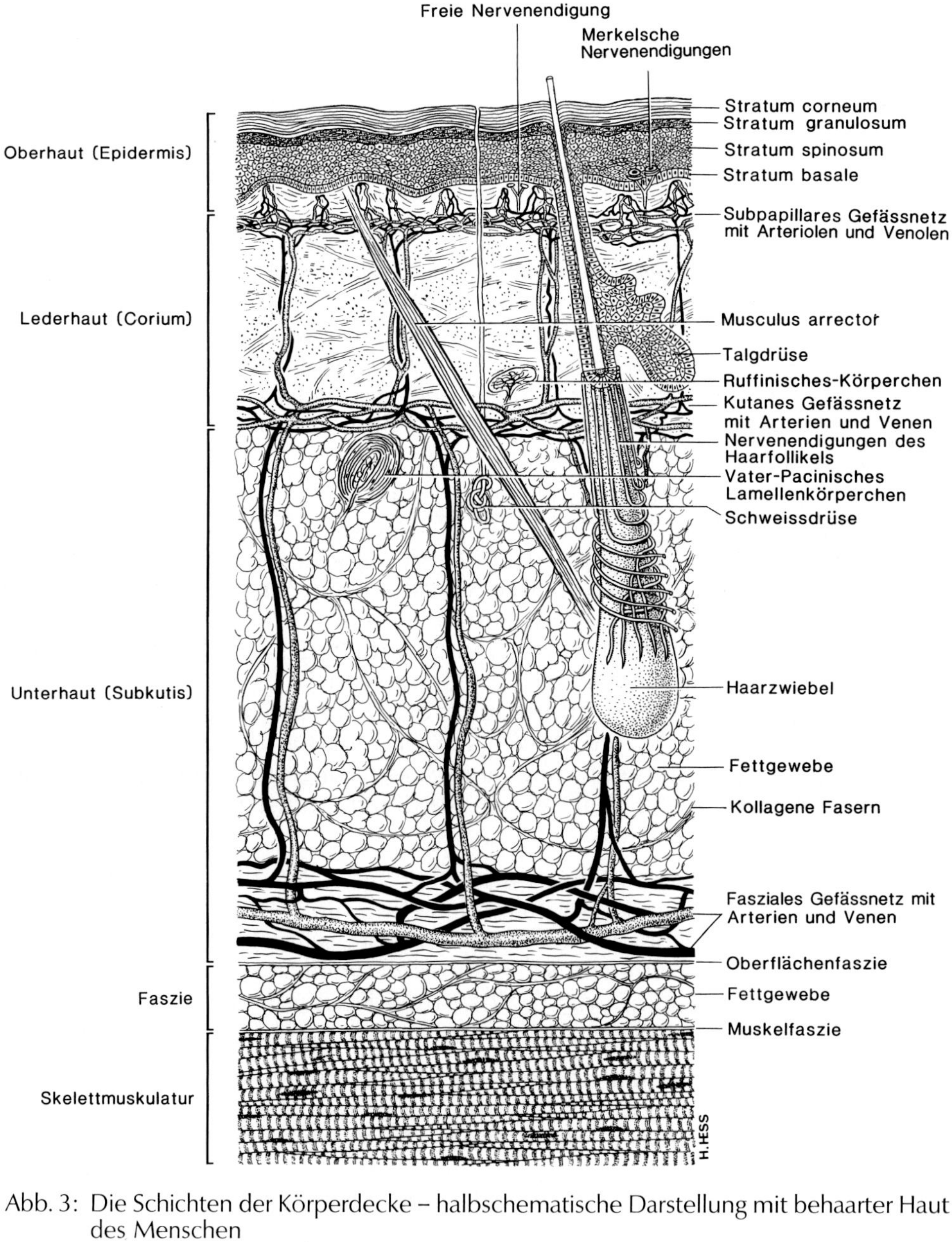

Abb. 3: Die Schichten der Körperdecke – halbschematische Darstellung mit behaarter Haut des Menschen

Ausscheidung von Schlackenstoffen. (Duftdrüsen liegen nur an bestimmten Körperstellen).

Der Reichtum an lockerem, faserigem Bindegewebe bestimmt auch zum großen Teil die Funktion der Unterhaut. Das Gewebe verbindet alle Schichten miteinander und macht sie gleichzeitig gegeneinander verschieblich. Spezifische Zellen bestimmen den örtlichen Stoffwechsel. Fettzellen können Stoffe speichern, Plasmazellen und Monozyten sind bei Abwehrreaktionen des Körpers beteiligt und bestimmen die Immunität, Fibroblasten ermöglichen die Regeneration des Stützgewebes nach Defekten.

Im Alter verdünnen sich Oberhaut, Leder- und Unterhaut. Die Anzahl der Bindegewebspapillen nimmt ab, elastische und kollagene Fasern degenerieren und werden abgebaut. Durch Flüssigkeitsverminderung nimmt der Hautturgor ab, die Haut wird faltig, läßt sich leichter von der Unterlage abheben, braucht aber lange Zeit, bis sie wieder geglättet ist. Auch die Sekretion der Talg- und Schweißdrüsen nimmt ab und versiegt schließlich ganz.

Die **Faszie** (*Binde, Hülle*) umhüllt in einem Wickelsystem Muskelfasern, Muskeln, Muskelgruppen und schließlich die Gesamtmuskulatur des Rumpfes und der Extremitäten. Sie besteht überwiegend aus straffem Bindegewebe. Gekreuzt verlaufende kollagene Fasern bilden mit elastischen Fasernetzen Bindegewebshüllen, die verformbar, aber nur begrenzt dehnbar sind. Ihre Stärke wechselt von zarten Membranen bis zu derben Platten. An der Grenze zwischen Faszie und Unterhautschicht liegt das ausgedehnte fasziale Gefäßnetz mit Arterien und Venen. Venöses Blut wird zum Teil bereits aus dem kutanen Gefäßnetz zwischen Lederhaut und Unterhaut über größere Hautvenen in die Tiefe abtransportiert. Veränderungen in der Faszie beeinträchtigen die Muskelfunktion, die Verschieblichkeit und den venösen und lymphatischen Rückstrom. Erfahrungsgemäß kann die Bindegewebsmassage solche Störungen günstig beeinflussen.

II Neuronale Grundlagen

von Prof. Dr. W. Jänig

Die Bindegewebsmassage hat zum Ziel, verschiedene Erkrankungen, die im großen und ganzen durch Störungen der Funktionen innerer Organe einerseits und durch Störungen der neuronalen Regulation der Skelettmuskulatur andererseits entstehen, zu behandeln. Etwa 10–20% aller Patienten, die zum praktischen Arzt gehen, leiden an diesen Erkrankungen, die sich meistens in sehr ungenauen und allgemeinen Symptomen äußern. Aus diesen Symptomen ist nicht so ohne weiteres sichtbar, wo die Ursachen der Leiden des Patienten liegen. Deshalb geht der *Therapie* durch Bindegewebsmassage eine sehr sorgfältige Diagnostik voraus. Diagnostik und Therapie sind also wie bei jedem ärztlichen Vorgehen zwei Aspekte der Bindegewebsmassage, die genau getrennt werden müssen.

Zur Beherrschung der Bindegewebsmassage ist das Verständnis bestimmter anatomischer und physiologischer Grundlagen des menschlichen Organismus Voraussetzung. Die Erscheinungen (Phänomene), die den diagnostischen und therapeutischen Aspekten der Bindesgewebsmassage zugrunde liegen, werden weitgehend über das zentrale Nervensystem vermittelt, haben also neuronale Grundlagen. Deshalb wird sich das folgende Kapitel besonders auf die afferente und efferente (somatomotorische und vegetative) Innervation von Eingeweiden, Skelettmuskulatur, Faszien, Sehnen, Bändern, Knochen und Haut und auf das Rückenmark als zentralnervöse Integrationsstation beschränken müssen. Funktion und Struktur supraspinaler Hirnbereiche (z.B. Hirnstamm, Hypothalamus, limbisches System und Cortex) und die Physiologie der Erfolgsorgane der somatomotorischen und vegetativen Nervenfasern werden, soweit sie zum Verständnis des vorliegenden Komplexes nicht erforderlich sind, ausgespart.

Das folgende Kapitel erfährt darüber hinaus eine weitere wichtige Einschränkung: Da die Erkrankungen, die durch die Bindegewebsmassage behandelt werden, besonders gekennzeichnet sind durch *neurovegetative Fehlregulationen* und durch *Eingeweide-* sowie *Tiefenschmerzen*, wird der Behandlung des vegetativen Nervensystems und der neuronalen Grundlagen des Schmerzes, insbesonders der Schmerzen, die von inneren Organen, Skelettmuskulatur, Bindegewebe, Knochen und Gelenken herrühren, ein besonderer Platz eingeräumt.

Aussagen über die neuronalen Mechanismen, die den diagnostischen und therapeutischen Aspekten der Bindegewebsmassage zugrunde liegen, wurden soweit wie möglich in die einzelnen Abschnitte eingearbeitet. Es muß schon hier betont werden, daß unsere Kenntnisse über diese neuronalen Mechanismen äußerst lückenhaft sind und daß viele Erklärungsversuche spekulativ sind. Wir wollen uns diese Unwissenheit immer vor Augen halten und nicht versuchen, durch zwanghafte Erklärungsversuche und nebulöse Begriffe diese Unwissenheit zu verdecken.

Einleitung

Die Informationsübertragung von den peripheren Geweben zum Zentralnervensystem (hier dem Rückenmark) erfolgt über afferente Nervenfasern (auch Afferenzen genannt) und vom Rückenmark zur Peripherie über efferente Nervenfasern (auch Efferenzen genannt). Die afferenten Nervenfasern kommen von der Haut, der Skelettmuskulatur, den Gelenken, Faszien, Sehnen und aus dem Eingeweidebereich (den Viszera). Wir nennen diese Afferenzen *somatische Afferenzen* und *viszerale Afferenzen* (Abb. 4). Die Efferenzen bestehen aus den motorischen Efferenzen zur Skelettmuskulatur und den *vegetativen Efferenzen*, die die glatte Muskulatur aller Organe, die Drüsen und das Herz innervieren (Abb. 4). Afferenzen und Efferenzen sind im Rückenmark zu Reflexkreisen verschaltet. Diese Reflexkreise stehen unter der neuronalen Kontrolle von höheren Hirnbereichen (Hirnstamm, Hypothalamus, limbisches System, Neocortex).

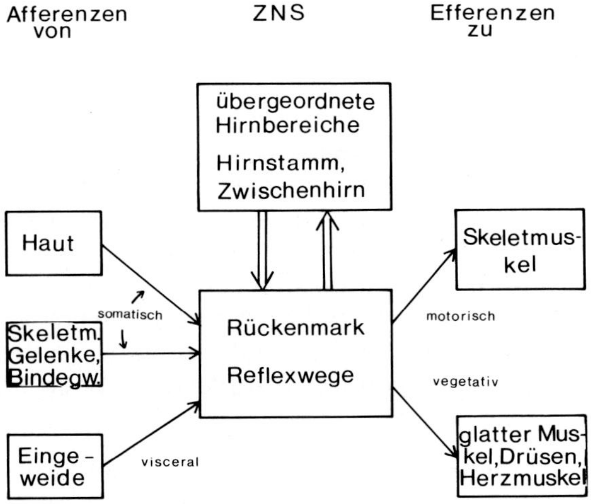

Abb. 4: Afferenzen und Efferenzen von und zu Haut, Skelettmuskel und Eingeweiden und ihre Verknüpfung über das zentrale Nervensystem.

Die afferenten und efferenten Nervenfasern (Axone) sind in der Peripherie zu kabelähnlichen Strukturen zusammengebündelt, die wir Nerven nennen. Abb. 5A zeigt einen Querschnitt durch solch einen Nerven unter Lupenvergrößerung. Der Nerv besteht aus einzelnen Bündeln. Jedes Bündel besteht aus einer Vielzahl dicker und dünner Nervenfasern (Abb. 5B-D). Diese Nervenfasern sind einerseits *myelinisiert* (markhaltig; siehe dicke und dünne myelinisierte Axone in Abb. 5C) und andererseits *unmyelinisiert* (marklos; Abb. 5D). Physiologisch unterscheiden sich dicke und dünne myelinisierte Axone und unmyelinisierte Axone durch die Fortleitungsgeschwindigkeiten der Erregungen ihrer Membranen: dicke myelinisierte Axone leiten mit etwa 30 bis 120 m/s, dünne, myelinisierte Axone mit etwa 3–30 m/s und die meisten unmyelinisierten Axone unter 1 m/s. Der obere Teil von Tab. 1 gibt einen

Tabelle 1: Durchmesser, Leitungsgeschwindigkeiten und Funktionen afferenter, somatischer und viszeraler und efferenter motorischer und vegetativer Nervenfasern (Axone) in peripheren Nerven.

	unmyelinisierte Fasern	dünne myelinisierte Fasern	dicke myelinisierte Fasern
Durchmesser etwa	$1\,\mu$	$2–5\,\mu$	$5–20\,\mu$
Leitungsgeschwindigkeit	0,5–2 m/s	3–30 m/s	30–120 m/s
Afferenzen:			
Haut	Schmerz, Temperatur (Wärme, Kälte), Kitzel, Jucken	Schmerz, Temperatur (Kälte)	Druck, Berührung, Vibration
Skelettmuskel Sehnen Faszien	Schmerz	Schmerz Kraft Zug	Muskelspindelafferenzen Sehnenorganafferenzen Gelenkmechanorezeptoren (Länge, Kraft, Zug)
Innere Organe:			
in Nerven zum Thorakolumbalmark (sympathische Nerven)	Schmerz	Schmerz	
im Nerven zum Sakralmark *(N. splanchnicus pelvinus)*	Regulation der Beckenorgane, nicht schmerzhafte Empfindungen, Schmerz		
in Nervus vagus zur Medulla oblongata	Regulation von Herz, Lunge und Magendarmtrakt, nicht schmerzhafte Empfindungen		
Efferenzen:			
Motorisch		γ-Motoaxone	α-Motoaxone
Vegetativ (sympathisch-parasympathisch)	postganglionäre präganglionäre	präganglionäre Axone	

groben Überblick über Durchmesser und Leitungsgeschwindigkeiten der Axone wieder. Wir sind jetzt auch in der Lage, den verschiedenen Gruppen von Nervenfasern verschiedene Typen von afferenten und efferenten Axonen, aufgegliedert nach ihrer Funktion, zuzuordnen. Das ist (ebenso) in Tab. 1 im Vorgriff geschehen; wir werden immer wieder darauf zurückkommen.

1. Die somato-viszerale Sensibilität

Mechanische, thermische und chemische Reize auf der Hautoberfläche, in den tiefen somatischen Strukturen (Muskulatur, Gelenke, Bänder usw.) und in den Eingeweiden werden in der Impulsaktivität afferenter Fasern verschlüsselt und auf diese Weise dem ZNS gemeldet. Im ZNS wird diese Impulsaktivität auf verschiedenen Ebenen weiter verarbeitet, um dann zu den uns wohlbekannten Empfindungen und Wahrnehmungen zu führen. Dieser Prozeß von der Verschlüsselung der Reize durch die afferenten Fasern in der Peripherie über die zentralnervöse Verarbeitung dieser Information bis zu den bewußten Empfindungen und Wahrnehmungen wird allgemein mit somatoviszeraler Sensibilität bezeichnet.

Wir teilen die somato-viszerale Oberflächensensibilität, Tiefensensibilität und viszerale Sensibilität ein. Jede dieser Modalitäten ist wiederum in Untermodalitäten eingeteilt. Nur ein kleiner Teil der Informationen, die in der Impulsaktivität der afferenten Fasern verschlüsselt sind, führt zu bewußten Sinneseindrücken und Wahrnehmungen. Diese afferente Impulsaktivität nimmt auch an der Regulation von Organen teil (z.B. Herz-Kreislauf-System, Atmung und Skelettmuskulatur) und führt auf Rückenmarksebene zur Auflösung motorischer und vegetativer Reflexe. Die Beteiligung afferenter Aktivität an Regulationen von Organen und an Reflexen läuft automatisch ab und wird uns nicht bewußt.

▷

Abb. 5: Nervenquerschnitt. A. Nervus vagus des Menschen. Nervenfaserbündel rot umrandet. Hämatoxilin-Eosin-Färbung. B, C. Ausschnitte aus Nervenfaserbündel mit dünnen und dicken myelinisierten Axonen. Semidünnschnitte, lichtmikroskopische Aufnahmen. Myelinscheiden in C rot. D. Stark vergrößerter Ausschnitt mit unmyelinisierten Axonen (rot umrandet). Elektronenmikroskopische Aufnahme. B–D. *N. ischiadicus* der Katze. Beachten Sie die Maßstäbe. (Mit freundlicher Genehmigung von Prof. Dr. K. H. Andres und Prof. Dr. Monika von Düring, Anatomie, Ruhr-Universität, Bochum).

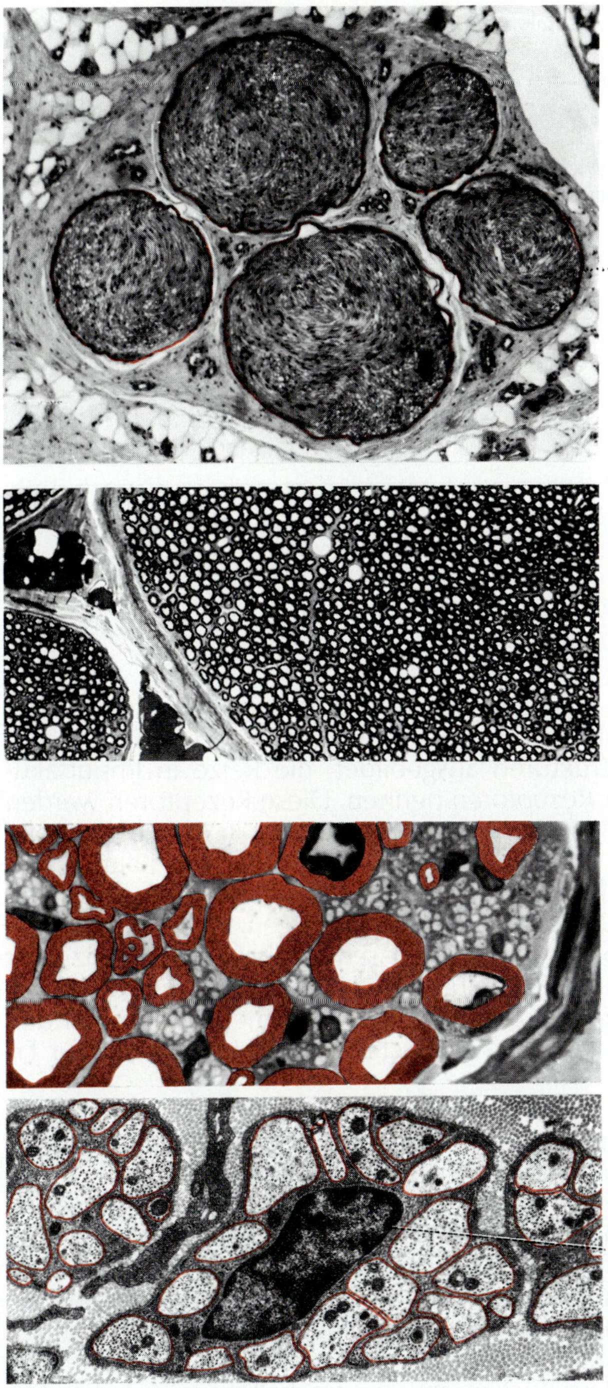

A

N. vagus
Nervenfaserbündel

100μ

B

N. ischiadicus
(Ausschnitt)

100μ

C

dünne } myelinisierte
dicke } Axone

10μ

D

unmyelinisierte Axone

Schwann'scher Zellkern

1μ

Tabelle 2: Einteilung der somato-viszeralen Sensibilität.

Somato-viszerale Sensibilität
Hautsensibilität:
Druck, Berührung, Vibration (Mechanosensibilität)
Kälte, Wärme (Thermosensibilität)
Oberflächenschmerz
Tiefensensibilität:
Stellungssinn
Kraftsinn
Bewegungssinn
Tiefenschmerz
Viszerale Sensibilität:
Organempfindungen
Eingeweideschmerz

Spezifität afferenter Fasern

Afferente Neurone, die das zentrale Nervensystem über Ereignisse auf der Körperoberfläche und im Körperinneren informieren, haben in den peripheren Geweben besondere Strukturen ausgebildet, die Reize in Impulsaktivität umwandeln und die wir *Rezeptoren* nennen. Diese Rezeptoren werden relativ selektiv nur durch bestimmte Reize erregt. Das ist in Abb. 6 exemplarisch an Hand der Aktivität von einem Druckrezeptor, einem Kaltrezeptor und einem Nozizeptor in der Haut dargestellt. Der Druckrezeptor in der Haut läßt sich nur durch Druck auf die Haut erregen, nicht aber durch eine Abkühlung der Haut oder durch einen schmerzhaften Hitzereiz. Der Kaltrezeptor läßt sich nur durch Abkühlung der Haut erregen und der Nozizeptor nur durch einen Hitzereiz, der von uns als schmerzhaft empfunden wird. Auch starke mechanische Reize, die schmerzhaft sind, führen zur Erregung dieses Rezeptors.

Die meisten afferenten Fasern aus Haut, Muskulatur und Eingeweiden reagieren spezifisch oder weitgehend spezifisch nur auf eine Reizform. Diese **Spezifität** ist am höchsten ausgeprägt für Afferenzen von der Haut und für dicke Afferenzen von der Muskulatur und den Sehnen und weniger gut oder gar nicht ausgeprägt für dünne Afferenzen von der Muskulatur und von den Eingeweiden. Sie ist die Basis dafür, daß wir von den verschiedenen Geweben die uns allen bekannten, so charakteristischen Empfindungen auslösen können (z. B. Kalt-, Warm-, Druck-, Vibrationsschmerzempfindung von der Haut). Die afferente Impulsaktivität wird im Rückenmark umgeschaltet und gelangt über mehrere Stationen zur Großhirnrinde. Am besten untersucht und bekannt sind die dicken und dünnen Hautafferenzen und die dicken Muskelafferenzen. Alle

Spezifität von Receptoren

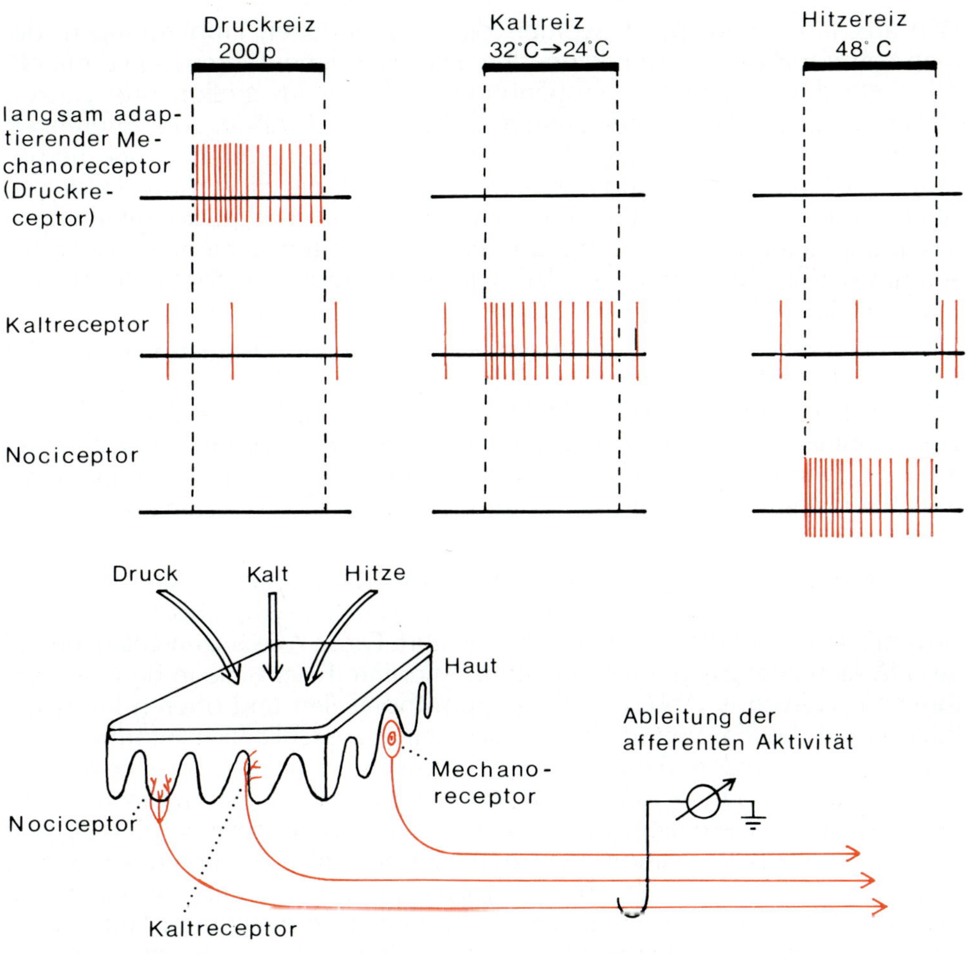

Abb. 6: Spezifität von Hautrezeptoren. Ableitung der Aktivität in je einem Axon von einem Druck- und Kaltrezeptor und einem Nozizeptor in der Haut. Reizung der Haut mit Druck, durch Abkühlung und durch Hitze (Hautoberfläche über 45 °C, schmerzhaft). Schematisiert.

anderen Afferenzen sind weniger gut untersucht. Die Eigenschaften der Afferenzen vom Bindegewebe, von den Faszien und Bändern usw. sind nahezu unbekannt. Diese Afferenzen werden wahrscheinlich durch starke mechanische Reize, wie sie bei der Bindegewebsmassage auftreten, und auch durch schmerzhafte mechanische, chemische und thermische Reize erregt.

Funktionen der Afferenzen

Wie aus Tab. 1 hervorgeht, werden die verschiedenen Empfindungen, die man von der **Haut** auslösen kann, durch verschiedene Afferenzen vermittelt, d.h. jede der aufgeführten Empfindungen kommt im großen und ganzen zustande durch die Erregung einer bestimmten Gruppe von Afferenzen (s. Abb. 6) und der entsprechenden zentralnervösen Strukturen. Druck, Berührung und Vibrationsempfindungen werden durch die dicken myelinisierten Afferenzen vermittelt, Temperatur-, Schmerz-, Kitzel- und Juckempfindungen durch die dünnen myelinisierten und unmyelinisierten Afferenzen. Wir müssen uns darüber im klaren sein, daß bei der Durchführung der Bindegewebsmassage die meisten dieser Afferenzen erregt werden (s. u.).

Die dicken myelinisierten Afferenzen von der **Skelettmuskulatur** dienen der Regulation von Länge und Kraftentwicklung der Muskulatur. Sie sind mit den dicken Afferenzen von den Gelenkkapseln und -bändern an der Auslösung des Stellungs-, Kraft- und Bewegungssinnes (Tiefensensibilität, s. Tab. 2) beteiligt. Die dünnen myelinisierten und unmyelinisierten Afferenzen von diesen Strukturen sind im wesentlichen verantwortlich für die Erzeugung des Tiefenschmerzes.

Die Afferenzen von den **inneren Organen** werden viszerale Afferenzen genannt. Wir wollen nicht von sympathischen oder parasympathischen Afferenzen sprechen, weil dies zu Verwirrungen führt. Diese Afferenzen gelangen auf zwei Wegen zum Zentralnervensystem. Afferente Fasern, die in den »sympathischen« Nerven (s. Abb. 13, Tab. 4). zum thorakalen und oberen lumbalen Rückenmark laufen, vermitteln wahrscheinlich ausschließlich Informationen von den Eingeweiden, die zum Eingeweideschmerz und zu verschiedensten Reflexen führen. Diese Afferenzen sind größtenteils dünn myelinisiert und unmyelinisiert. Afferenzen, die an der vegetativen Regulation der Organe beteiligt sind (z. B. Regulation von Frequenz und Schlagvolumen des Herzens, Regulation der Magenentleerung, Regulation der Entleerung von Blase und Dickdarm), laufen einerseits in den Vagusnerven zum unteren Hirnstamm, andererseits in den Beckennerven (Nn. splanchnici pelvini) zum sakralen Rükkenmark. In diesen Nerven finden sich auch die efferenten parasympathischen Fasern zu den inneren Organen (s. Abb. 8). Nicht schmerzhafte und schmerzhafte Empfindungen von den Beckenorganen werden vor allem über viszerale sakrale Afferenzen, aber auch durch thoraco-lumbale viszerale Afferenzen vermittelt.

Die adäquaten Reize zur Erregung der Afferenzen von Faszien, Sehnen, Bändern und Gelenkkapseln sind wahrscheinlich ausschließlich mechanisch. Dicke Afferenzen werden durch schwächere Reize und dünne Afferenzen durch starke Reize erregt. Es ist durchaus vorstellbar, daß das typische Schneidegefühl, welches beim Patienten durch den Bindegewebszug des Therapeuten beim Eintritt in die gespannte Bindegewebszone ausgelöst wird, durch Erregung dünner Afferenzen aus den Unterhautzonen und von den oberflächlichen Faszien hervorgerufen wird.

Nozizeptive Afferenzen

Reize, die gewebsschädigend sind (*Noxen*), führen normalerweise zur Erregung von dünnen myelinisierten und unmyelinisierten Afferenzen, die wir nozizeptive Afferenzen nennen. Diese Reize sind mechanischer, thermischer (>43 °C, <10 °C) Natur. Wir müssen uns darüber im klaren sein, daß Schmerz erst durch die zentralnervöse Verarbeitung der Impulse in diesen Afferenzen entsteht. Diese afferente Impulsaktivität trägt weniger zum Erkennen unserer Umwelt bei und informiert uns über Bedrohungen aus der Umwelt und aus unserem Körperinneren (Krankheiten!) und führt zu einer Vielzahl von Reflexen im vegetativen und im motorischen System (zum Problem des Schmerzes und seiner speziellen und pathologischen Ausprägungen s. Kap. 2.5).

Die Reize, die zur Erregung der nozizeptiven Afferenzen und damit zu Schmerzempfindungen führen, sind von Organ zu Organ sehr verschieden. Auf der Hautoberfläche führen Nadelstiche, Kneifen und Hitzereize über 43–45 °C zur Erregung dieser Afferenzen (Abb. 7A). Nozizeptive Hautafferenzen sind z.T. spezialisiert: Ad-Afferenzen regieren nur auf starke mechanische Reize oder starke mechanische und Hitzenreize. C-Afferenzen von der Haut sind polymodal und reagieren auf alle Reize, die Schmerz erzeugen. Die dünnen Afferenzen von der Skelettmuskulatur und den Sehnen werden durch kräftiges Kneifen, welches den sehr typischen Muskel- und Sehnenschmerz auslöst, erregt (Abb. 7B). Andere Reize, die zur Erregung dieser Afferenzen führen, sind langanhaltende Kontraktionen (bei Verspannungen) und Kontraktionen bei verminderter Blutversorgung (Ischämie) und chemische Reize. Die adäquaten Reize im Bereich der Eingeweide, die zu Schmerzen führen und damit zur Erregung viszeraler nozizeptive Afferenzen, sind Dehnung und spastische Kontraktionen von Hohlorganen (Abb. 7C) Sauerstoffunterversorgung und chemische Reize. Auf diese Weise sind die Schmerzen bei Magendarmerkrankungen, bei Verschluß des Gallenganges (Gallenkolik) und des Harnleiters (Nierenkolik) durch Steine und bei Mangeldurchblutung der Herzwand durch Verengung der Herzkranzgefäße (Angina pectoris) zu erklären.

2. Efferente motorische und vegetative Systeme

Motorische Fasern

Die Skelettmuskulatur besteht aus Muskelfasern, mit denen wir Arbeit leisten und Kraft entwickeln (extrafusale Muskelfasern), und Muskelspindeln (intrafusale Muskelfasern). Die Fasern der Arbeitsmuskulatur werden von dicken α-Motoaxonen innerviert, deren Zellkörper im Vorderhorn des Rückenmarks liegen (motorische Vorderhornzellen in Abb. 14A). Ein α-Motoaxon mag dabei bis zu 500 Muskelfasern versorgen. Erregung eines *α-Motoneurons* führt deshalb zur synchronen Erregung und damit Kontraktion aller extrafusalen

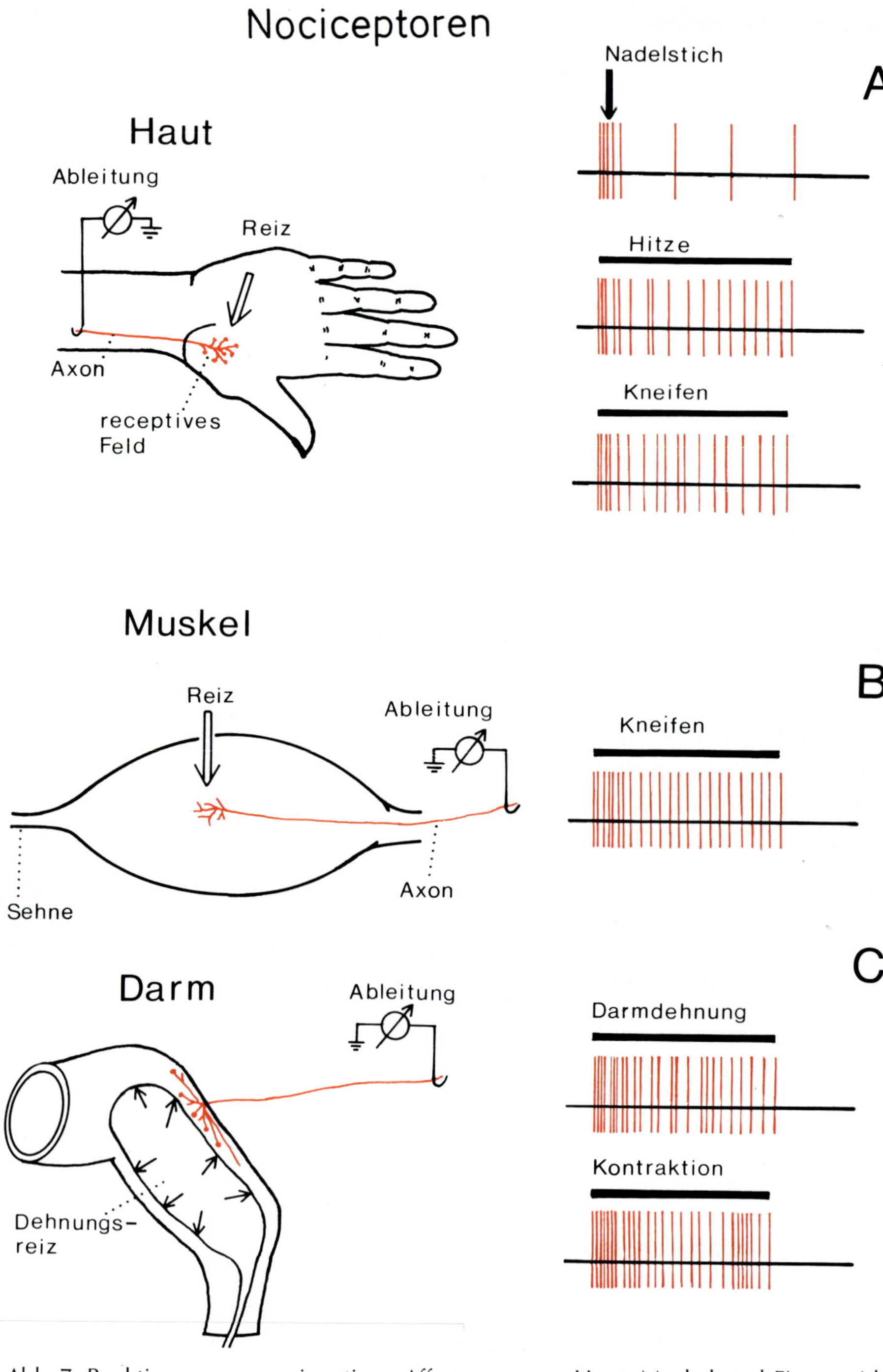

Abb. 7: Reaktionen von nozizeptiven Afferenzen von Haut, Muskel und Eingeweiden auf adäquate Reizung, die für das jeweilige Organ potentiell schädigend ist (schmerzhafte Reize). Schematisiert.

Muskelfasern, die von diesem Motoneuron innerviert werden. Das Motoneuron und die Muskelfasern, die es innerviert, wird deshalb auch *motorische Einheit* genannt. Die Muskelspindeln sind empfindliche Meßfühler, die die Länge des Muskels messen. Sie sind parallel zur Arbeitsmuskulatur angeordnet. Die Länge wird dem Rückenmark durch die Impulsaktivität in dicken afferenten (Ia-Fasern) gemeldet. Diese intrafusalen Muskelfasern werden durch dünne Motoxaone, die γ-Fasern, efferent innerviert. Die Zellkörper dieser γ-Fasern liegen auch im Vorderhorn des Rückenmarks (*γ-Motoneurone*). Erregung dieser γ-Motoaxone führt zur Verstellung der Meßempfindlichkeit der Muskelspindeln. Dieses empfindliche Längenmeßgerät zusammen mit der Messung der Kraft durch die Sehnenorgane (s. Abb. 15 C) befähigt das zentrale Nervensystem in jeder Situation, Muskelkraft und Muskellänge optimal einzustellen.

Peripheres vegetatives Nervensystem

Das vegetative Nervensystem ist weitgehend der willkürlichen Kontrolle entzogen und regelt die Anpassung der inneren Organe und Organsysteme bei Anforderungen, die an den Organismus bei Belastungen gestellt werden; die Wirkungen des vegetativen Nervensystems sind gewissermaßen *auf das innere Milieu des Organismus gerichtet.* So ist es z.B. wesentlich beteiligt an der Regulation des arteriellen Blutdruckes, der Durchblutung verschiedener Organe und der Regulation der Körpertemperatur. Im folgenden soll nur das periphere vegetative Nervensystem beschrieben werden.

Aufbau des peripheren Nervensystems

Das periphere vegetative Nervensystem besteht aus drei Teilen: dem *Sympathikus,* dem *Parasympathikus* und dem *Darmnervensystem.* Das Darmnervensystem ist das eigentliche vegetative (autonome) Nervensystem, da es auch unabhängig von zentralnervösen Einflüssen funktioniert. Hier sollen nur Sympathikus und Parasympathikus besprochen werden. Der Sympathikus entspringt dem Brustrückenmark und dem oberen Lendenmark (s. Abb. 8) und der Parasympathikus dem Hirnstamm und dem Kreuzmark (Abb. 8). Die Bauelemente des peripheren vegetativen Nervensystems sind die *präganglionären* und *postganglionären Neurone.* Die präganglionären Neurone haben ihre Zellkörper in Rückenmark und Hirnstamm. Ihre Axone verlassen diese Gehirnteile und übertragen außerhalb des ZNS ihre Aktivität auf postganglionäre Neurone. Die Zellkörper der postganglionären Neurone liegen in den *vegetativen Ganglien*; die postganglionären Axone innervieren die verschiedenen Organe und Organsysteme. Die vegetativen Ganglien des *Sympathikus* liegen einerseits links und rechts neben der Wirbelsäule und bilden die Grenzstränge (paravertebrale Ganglien; Abb. 8) und andererseits im Bauchraum (prävertebrale Ganglien; *unpaare Ganglien*). Die vegetativen Ganglien des *Parasympathikus* befinden sich in der Nähe der Organe oder in den Organwänden.

Die Übertragung der neuronalen Aktivität von den prä- auf die postganglionären Neurone und von den postganglionären Neuronen auf die Organe ist chemisch. Bei Erregung der präganglionären Neurone kommt es in den Ganglien zur Freisetzung einer Überträgersubstanz aus deren Axonen; diese Substanz diffundiert zu den Zellkörpern der postganglionären Neurone und führt zu deren Erregung. Dasselbe geschieht bei der Übertragung von postganglio-

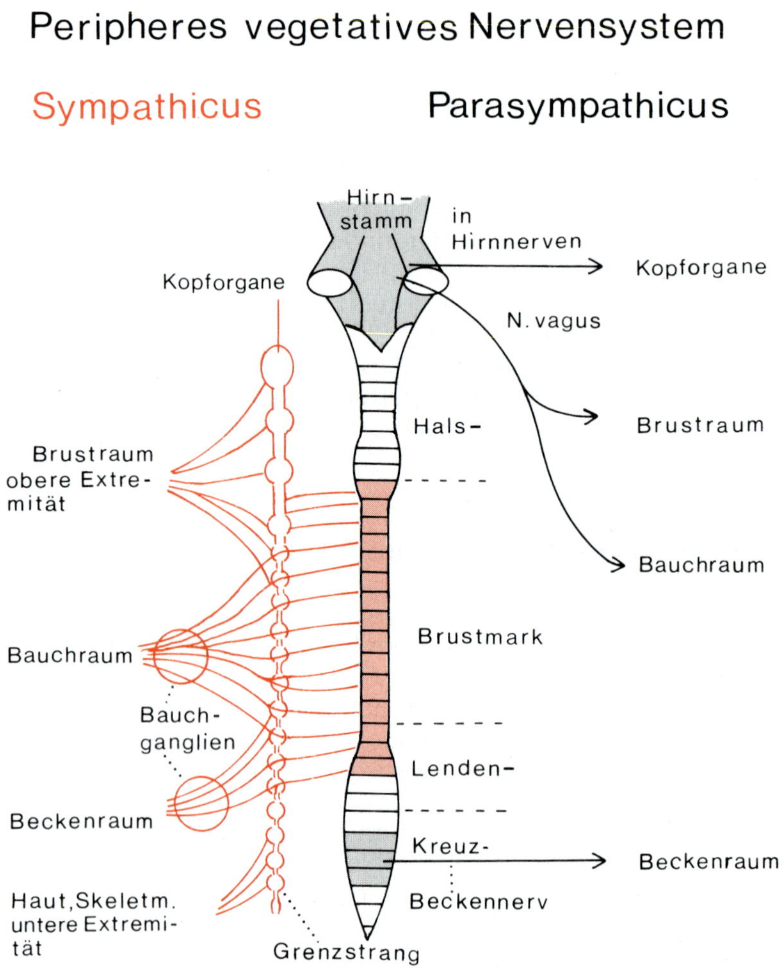

Abb. 8: Aufbau des peripheren vegetativen Nervensystems. Ursprung des sympathischen *(Sympathikus)* und parasympathischen *(Parasympathikus)* peripheren vegetativen Nervensystems aus Rückenmark und Hirnstamm. Synapsen in peripheren vegetativen Ganglien nicht eingezeichnet.

nären Axonen auf die Erfolgsorgane. Man nennt diese Übertragung synaptische Übertragung und diese Verbindungen von Neuron zu Neuron und von Neuron zu Erfolgsorgan *Synapsen* (mehr s. S. 32 und Abb. 14). Die Überträgersubstanz von allen präganglionären Axonen auf postganglionäre Neurone ist *Acetylcholin* (Abb. 9A). Die Überträgersubstanz von den parasympathischen postganglionären Neuronen auf die Erfolgsorgane ist ebenso Acetylcholin und von den sympathischen postganglionären Neuronen auf die Erfolgsorgane (mit einigen Ausnahmen, z.B. Schweißdrüsen) *Noradrenalin* (Abb. 9B). Schweißdrüsen werden von cholinergen postganglionären sympathischen Neuronen innerviert.

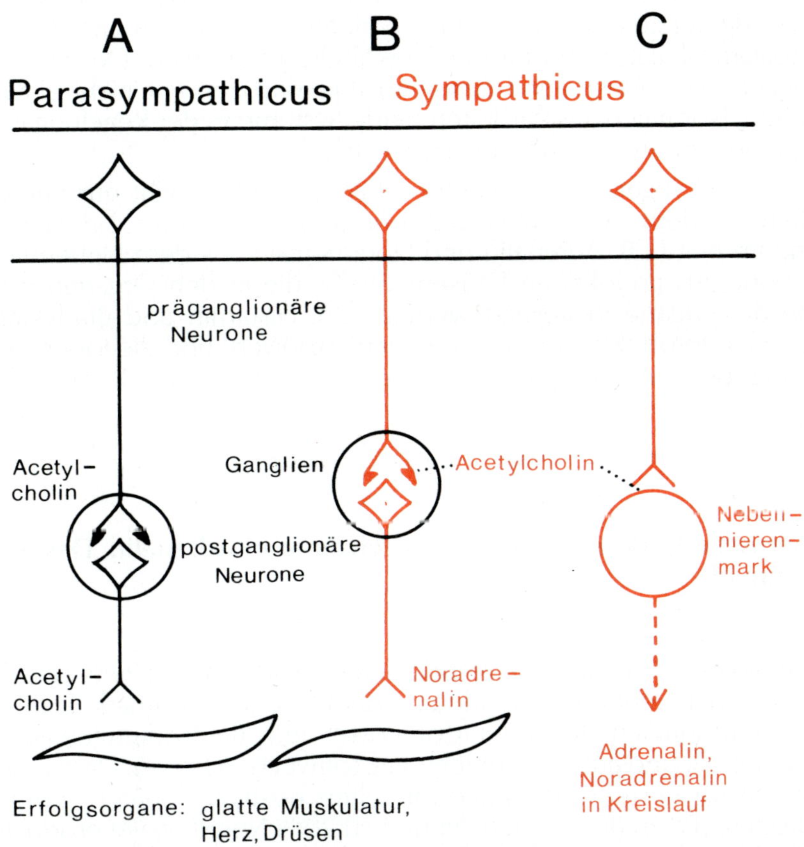

Abb. 9: Überträgerstoffe und synaptische Organisation des peripheren vegetativen Nervensystems.

Erfolgsorgane und Wirkungen des vegetativen Nervensystems

Das vegetative Nervensystem innerviert die sogenannte glatte Muskulatur der Organe, das Herz und die Drüsen. Die glatte Muskulatur befähigt die vegetativ innervierten Organe, sich zu kontrahieren und zu erschlaffen. Sie ist weniger spezialisiert und differenziert als die Skelettmuskulatur und zeigt eine außerordentliche Vielfalt von Organ zu Organ. Darüber hinaus kann sie in vielen Organen ihre Funktion auch ohne neuronale Kontrolle durch das zentrale Nervensystem ausüben (z. B. im Magen-Darm-Trakt, Ureter, Harnblase, Uterus).

Die Wirkungen von *Sympathikus* und *Parasympathikus* auf die wichtigsten Organe können Sie aus Tab. 3 ersehen. Sie erkennen sofort, daß bei vielen Organen diese Wirkungen entgegengesetzt *(antagonistisch)* sind. So kommt es z. B. bei Erregung des *Sympathikus* zum Herz zur Erhöhung der Herzfrequenz und bei Erregung des *Parasympathikus* zur Erniedrigung der Herzfrequenz usw. Einige Organe werden nur durch ein System beeinflußt. Wir wollen uns das letztere besonders für die Blutgefäße (Arterien und Venen), für die Haarbalgmuskulatur und für die Schweißdrüsen merken. Den Antagonismus zwischen *Sympathikus* und *Parasympathikus* wollen wir nicht allzu wörtlich nehmen. Normalerweise arbeiten beide Systeme in der Regelung der Organfunktionen zusammen und ergänzen sich.

Die meisten vegetativ innervierten Organe werden nicht nur neuronal kontrolliert, sondern stehen auch unter *humoraler Kontrolle*. Zirkulierende Hormone im Blut (z. B. Adrenalin und Noradrenalin aus dem Nebennierenmark; Hormone aus endokrinen Drüsen), Stoffe, die in den Organen oder in der Nähe der Organe freigesetzt werden (z. B. Histamin und Bradykinin), Stoffwechselendprodukte und der Säuregrad (pH-Wert) und die Ionenzusammensetzung des umgebenden Gewebes bestimmen die Reaktionen dieser Organe.

Systemische Wirkungen von Noradrenalin und Adrenalin. Das Nebennierenmark

Oberhalb der Niere liegt die Nebenniere. Sie besteht aus zwei verschiedenen Organen: der Nebennierenrinde und dem Nebennierenmark. Die Nebennierenrinde produziert Hormone (Corticosteroide), die Wirkungen auf den Elektrolythaushalt und auf den Kohlehydratstoffwechsel haben. Das Nebennierenmark (NNM) besteht aus umgewandelten postganglionären sympathischen Neuronen, die zu 80% *Adrenalin* und zu 20% *Noradrenalin* produzieren und in die Blutbahn ausschütten. Diese Nebennierenmarkzellen werden durch präganglionäre Axone, die aus dem Brustrückenmark kommen, innerviert. Erregung dieser präganglionären Axone führt zur Ausschüttung von Adrenalin und Noradrenalin (Abb. 9C).

Das Adrenalin und Noradrenalin aus dem NNM wirken auf die Organe etwa in der gleichen Weise wie die sympathischen postganglionären adrenergen Fasern (s. Tab. 3). Darüber hinaus wirken sie vor allem als Stoffwechselhormone und führen zur Erhöhung von Glukose und freien Fettsäuren im Blut, d.h. zur Bereitstellung von energiereichen Stoffen für die Verbrennung. Die Erhöhung der Ausschüttung von Adrenalin und Noradrenalin geschieht besonders in Notfallsituationen, wie z.B. bei Blutverlust, Unterkühlung oder Verbrennung, und unter emotionalen Belastungen, d.h. in allen Streß-Situationen. Auch Patienten, die zum ersten Mal mit einem Therapeuten konfrontiert werden, sind häufig in solch einer Streß-Situation.

Tabelle 3: Wirkungen von Sympathikus und Parasympathikus auf die Erfolgsorgane.

Organe	*Sympathikus*	*Parasympathikus*
Herz	Erhöhung von Herzfrequenz von Schlagvolumen	Erniedrigung von Herzfrequenz
Blutgefäße (Venen, Arterien)	Vasokonstriktion	Ø
Magen-Darm-Trakt:		
Längs-, Ringmuskulatur	Abnahme der Motilität (Erschlaffung)	Zunahme der Motilität (Kontraktion)
Sphinkteren	Kontraktion	Erschlaffung
Harnblase	Erschlaffung	Kontraktion
Tracheal-/Bronchialmuskulatur	Erschlaffung	Kontraktion
Auge:		
M. dilatator pupillae	Pupillenerweiterung	Ø
M. sphincter pupillae	Ø	Pupillenverengung
M. ciliaris	Ø	Anpassung der Brechkraft der Linse (Nahakkommodation)
Haarbalgmuskulatur	Piloarrektion (Aufrichten der Haare)	Ø
Schweißdrüsen	Schweißsekretion (cholinerg innerviert!)	Ø
Speicheldrüsen	unklar, Ø	Speichelsekretion
Speicheldrüsen	unklar, Ø	Tränensekretion

3. Räumliche Ordnung der Innervation von Afferenzen und Efferenzen

Hinterwurzeln (afferent) und Vorderwurzeln (efferent) des Rückenmarks vereinigen sich zu den Spinalnerven (Abb. 17A). Es gibt 8 zervikale, 12 thorakale, 5 lumbale und 5 sakrale Spinalnerven. Jeder Spinalnerv innerviert ein umschriebenes Hautgebiet, bestimmte Skelettmuskeln oder Teile von Skelettmuskeln und bestimmte Bereiche von Knochen, Bändern und Faszien. Wir bezeichnen diese Körperbereiche, die von einem Spinalnerven innerviert werden, *Dermatom*, *Myotom* und *Sklerotom*. Eigentlich bezeichnen diese Begriffe entwicklungsgeschichtlich die segmental angeordneten Anlagen, aus denen Haut und Anhangsgebilde, Muskulatur und Knochen sowie Bänder usw. entstehen. Diese segmentale Organisation ist bei Säugern durch die Entwicklung der Extremitäten nur noch zum Teil erkennbar.

Haut. Hautnerven haben wohlumschriebene Innervationsgebiete, die wenig überlappen (Abb. 10A). Die Hautnerven erhalten ihre afferenten Fasern meistens aus mehreren Hinterwurzeln. Deshalb sind die Innervationsgebiete von Hinterwurzeln in der Haut nie mit denen der peripheren Hautnerven identisch und zeigen starke Überlappungen mit den Innervationsgebieten der benachbarten Hinterwurzeln. Wir nennen das Innervationsgebiet einer Hinterwurzel in der Haut *Dermatom*.

Abb. 10A zeigt schematisch die Innervationsgebiete von drei Hautnerven (a, b, c). Die Innervationsgebiete überlappen kaum (s. umrandete Felder). Die Afferenzen jedes Hautnerven gehören zu mehr als einem Spinalnerven. Die rot schraffierten Felder in Abb. 10A zeigen die Innervationsgebiete der drei Spinalnerven 1, 2 und 3. Wegen der Umverteilung der Afferenzen dieser Spinalnerven überlappen diese Innervationsgebiete. Die Größe dieser Innervationsgebiete (Dermatome) und damit auch der Grad ihrer Überlappung ist größer für Afferenzen, die durch nicht-schmerzhafte Reizung erregt werden, als für nozizeptive Afferenzen. Wegen der starken Überlappung der Dermatome kommt es deshalb bei Durchtrennung einer Hinterwurzel nur zu geringen sensorischen Ausfällen.

Abb. 10B, C zeigen die Anordnung der Dermatome auf der Körperoberfläche des Menschen. Die Überlappungen der Dermatome wurden der Einfachheit halber nicht eingezeichnet.

Muskulatur. Jeder Spinalnerv versorgt die Skelettmuskulatur, die ursprünglich aus dem *Myotom* desselben Segmentes entstanden ist. Diese Myotome sind nur noch am Rumpf erkennbar (Interkostalmuskulatur; Bauchwandmuskulatur, s. Segmentation der vorderen Bauchwand bei gut durchtrainierten Sportlern).

Durch die Entwicklung von Hals-, Schultergürtel-, Beckengürtel- und Extremitätenmuskulatur kommt es zur Verschmelzung von Myotomen. Das hat zur Folge, daß die meisten Muskeln von mehr als einem Spinalnerven (afferent und motorisch) versorgt werden und daß einzelne Myotome nur noch bedingt erkennbar sind. *Damit sind natürlich Dermatome und Myotome keineswegs mehr deckungsgleich.* So werden z. B. die Muskeln des Schultergürtels, wel-

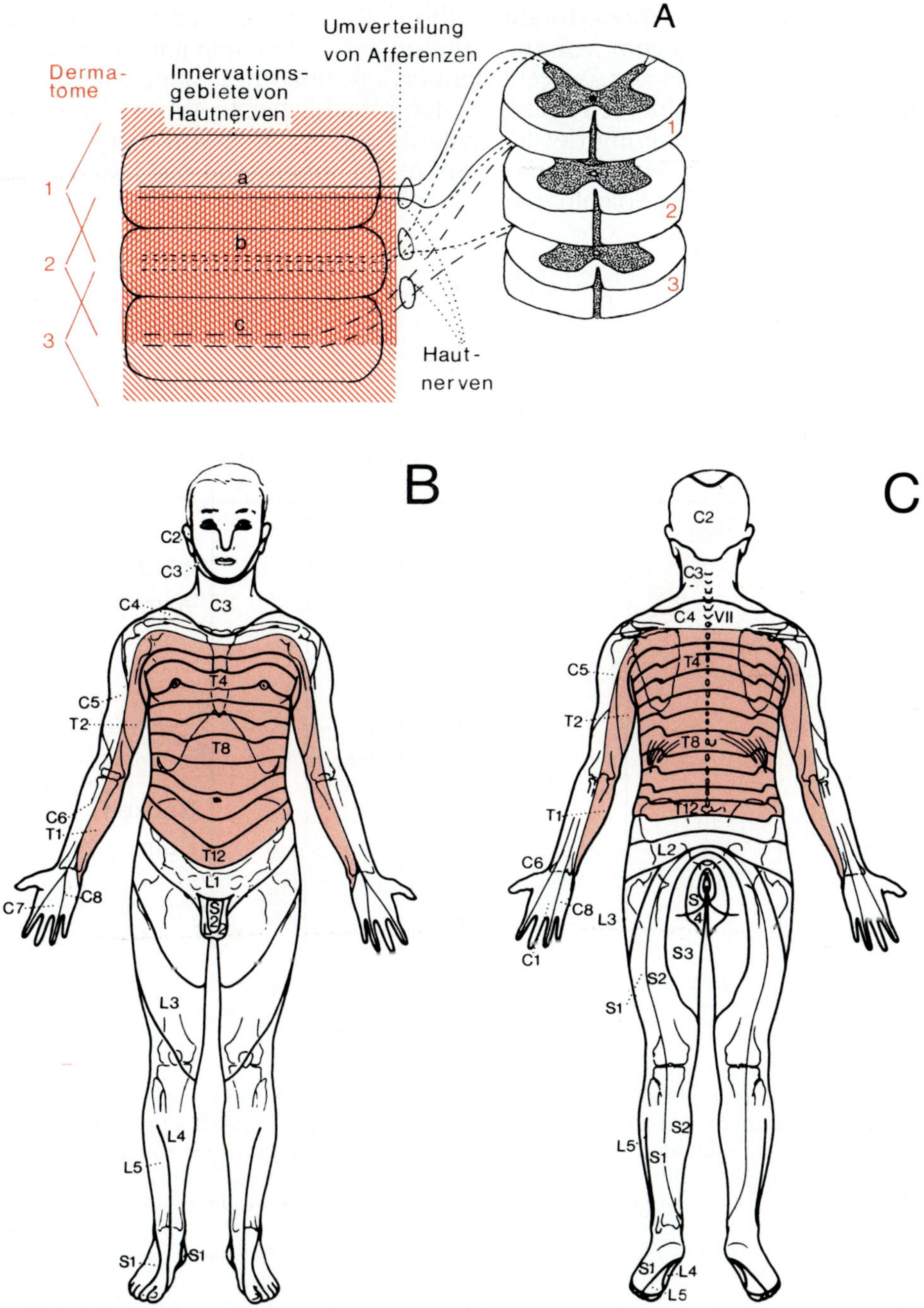

Abb. 10: Organisation der Dermatome auf der Körperoberfläche. A. Innervationsgebiete von Hautnerven a, b und c und von Hinterwurzeln 1, 2 und 3 (Dermatome rot). Beachten Sie die Überlappungen der Dermatome. B, C. Dermatome. Die Überlappung der Dermatome ist nicht eingezeichnet. [Nach Hansen und Schliack (in 4)].

che die segmental gegliederte autochthone Rückenmuskulatur und Interkostalmuskulatur überlagern, von den unteren zervikalen Spinalnerven versorgt. Der N. phrenicus, der das Zwerchfell innerviert, bekommt seine Zuflüsse aus den zervikalen Spinalnerven C3 bis C5 (hauptsächlich C4). Abb. 11 beschreibt summarisch den Ursprung der Innervation der Muskeln von Schultergürtel, Armen, Rumpf, Beckengürtel und Beinen. Sie sehen, daß fast alle Muskeln durch zwei und mehr Spinalnerven innerviert werden.

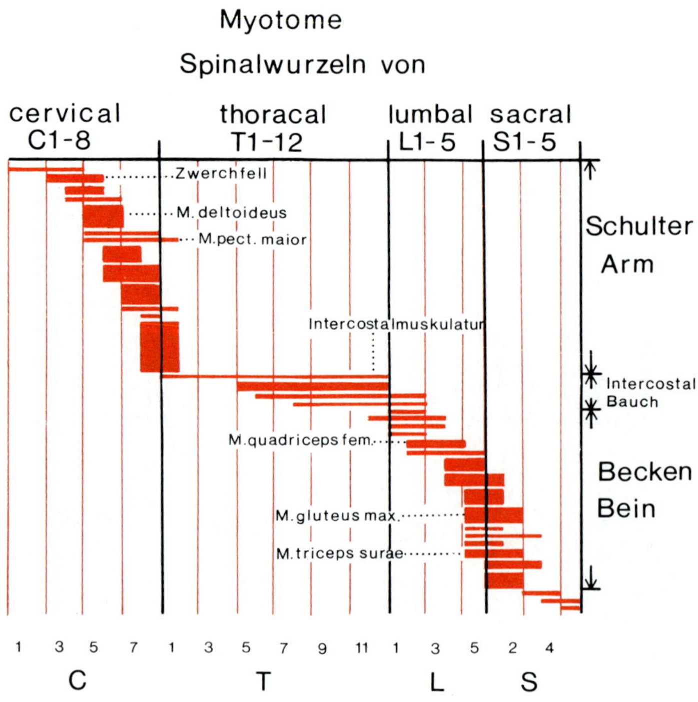

Abb. 11: Afferente und efferente Versorgung der Muskeln von Schulter, Arm, Rumpf, Becken und Beinen durch die Spinalnerven. Jeder waagerechte Balken bezeichnet einen oder mehrere Muskeln. Sie erkennen, daß die meisten Skelettmuskeln zu mehr als einem Myotom gehören. Die autochthone Rückenmuskulatur wurde nicht berücksichtigt. (Nach Schiebler, T. H. (Hrsg.): Lehrbuch der gesamten Anatomie des Menschen. Springer-Verlag, 1977).

Knochen. Auch die sensorische Innervation der Knochen und Bänder *(Sklerotome)* durch die Hinterwurzeln stimmt nicht oder nur sehr vage mit den Dermatomen überein. In Abb. 12 ist die afferente Versorgung von Knochen (Periost), Bändern und Gelenkkapseln der Extremitäten und des Schulter- und Beckengürtels aufgeführt.

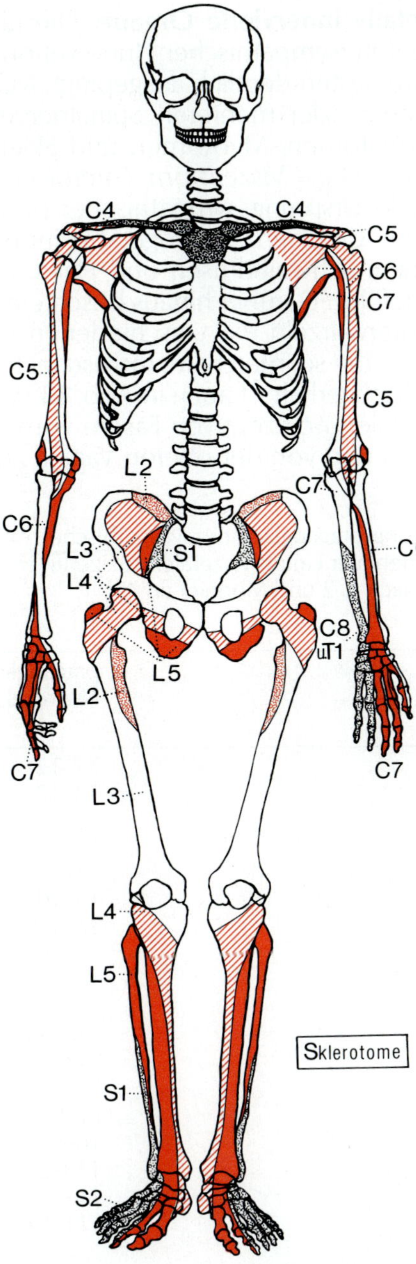

Abb. 12: Organisation der Sklerotome. [Nach Dejerine (aus 5)].

Innere Organe, vegetativ innervierte Organe. Die räumliche Ordnung der afferenten und efferenten (sympathischen) Innervation innerer Organe durch Spinalnerven ist am wenigsten deutlich ausgeprägt. Man nennt die viszeralen Bereiche, die von einem oder mehreren Spinalnerven versorgt werden, in Analogie zu den Dermatomen, Myotomen und Sklerotomen, manchmal – wenn auch nicht ganz richtig – *Viszerotom, Enterotom* oder *Splanchnikotom*. In Tab. 4 ist der spinale Ursprung sympathischer präganglionärer Fasern zu verschiedenen inneren Organen, zu vegetativ innervierten Organen des Kopfes und zu Gefäßen, Schweißdrüsen und Haarbalgmuskulatur von Kopf und Extremitäten aufgeführt. Darüber hinaus beschreibt die Tabelle, über wieviele und welche Hinterwurzeln die verschiedenen Organe durch viszerale afferente spinale Fasern, die schmerzhafte (noxische) Reize verschlüsseln, versorgt werden. Dieser Sachverhalt ist auch in Abb. 13 dargestellt. Es soll betont werden, daß die viszeralen nozizeptiven Fasern vom Enddarm, vom Blasenboden, von der Urethra und von der oberen Vagina zum Teil in den Becken-

Tabelle 4: Spinaler Ursprung präganglionärer sympathischer Axone zu den Organen und Organsystemen und segmentaler Eintritt viszeraler nozizeptiver Afferenzen ins Rückenmark (+ unilateral innerviert). [Nach 1, 2 und Monnier (in 4)].

Organ Organsystem	präganglionäre Neurone	viszerale nozizeptive Afferenzen
Auge+	T1–T2	∅
Speiseröhre	T2–T7	T2–T7, N. vagus
Luftröhre	T2–T7	T2–T7, N. vagus
Herz	T1–T4 (5)	T1–T4 (5)
Aorta (Thorax)	T1–T5	T1–T5
Leber, Gallenblase	T5–T9	T5–T9
Pankreas	T6–T10	T6–T10
Magen	T6–T9 (10)	T6–T9
Duodenum	T6–T11	T6–T8
Jejunum, Ileum	T6–T11	T9–T11
Blinddarm (Fortsatz)+	T10–T12	T10–T12
Colon asc., transv.+	T11–L1	T12–L1
Colon desc.+	L1–L2	L1–L2
Sigmoid, Rectum	L1–L2	S2–S4
Nebennierenmark+	T6–L2	
Niere+	T10–L2	T11–L1
Ureter+	T11–L2	T11–L2
Blase	T11–L2	T11–L1
Harnröhre		S2–S4
Uterus, Tuben, Ovar	T10–L1	T6–L1
Vagina		S2–S4
Hoden, Samenleiter, Prostata	L1–L2	T10–L1
Gefäße, Schweißdrüsen, Haarbalgmuskulatur:		
Kopf und Hals	T1–T2 (–T4)	∅
obere Extremitäten	T2–T8	∅
untere Extremitäten	T10–L2	∅

Verlauf visceraler nociceptiver Afferenzen

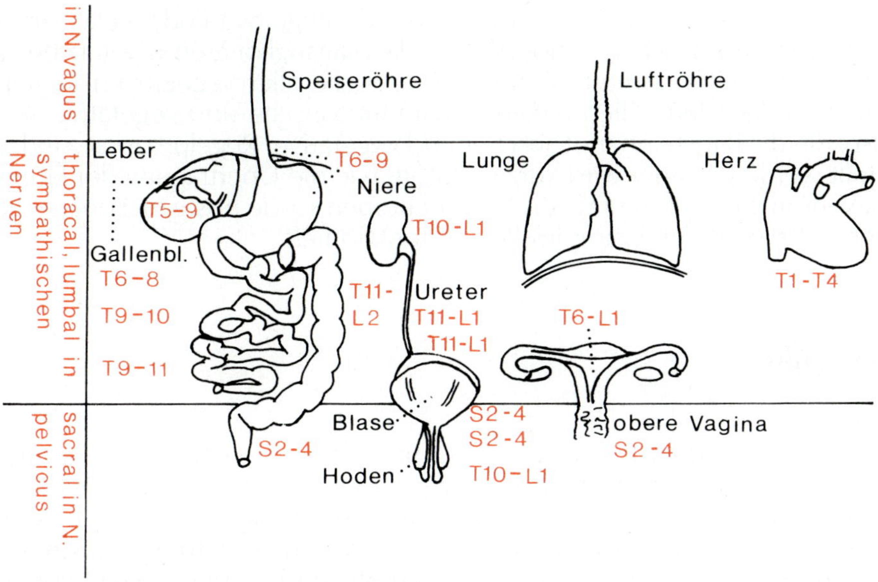

Abb. 13: Eintritt viszeraler nozizeptiver Afferenzen in das Rückenmark. Beachten Sie, daß die nozizeptiven Afferenzen von den Beckenorganen, die unterhalb der unteren horizontalen Linie in der Abbildung eingezeichnet sind, sowohl das Lumbalmark über sympathische Nerven als auch das Sakralmark über die *Nn. splanchnici pelvini* erreichen. [Nach White (aus 5) und Brodal (1)].

nerven zum Sakralmark (S 2–4) laufen. Die viszeralen nozizeptiven Fasern vom Hoden laufen zum unteren Thorakalmark und oberen Lumbalmark. Die nozizeptiven Fasern von Luft- und Speiseröhre laufen wahrscheinlich zum Teil im *Nervus vagus.*

Obwohl immer wieder behauptet, scheint es keine afferenten Fasern von den Extremitäten zu geben, die über die sympathischen Nerven zum Rückenmark ziehen. Darüber hinaus folgt die Innervation von Haut und Muskulatur der Extremitäten durch sympathische postganglionäre Fasern nicht den Grenzen der Dermatome und Myotome.

4. Spinale Reflexkreise

Das Rückenmark enthält eine Vielzahl von neuronalen Verschaltungen zwischen afferenten Fasern, Interneuronen und Motoneuronen sowie präganglionären Neuronen. Auf diese Reflexkreise wirken höhere Bereiche des zentralen Nervensystems ein. Man muß sich vorstellen, daß diese Reflexkreise von den höheren Bereichen des zentralen Nervensystems benutzt werden zur Ausführung von motorischen und vegetativen Programmen. Dabei sind die Motoneurone in den Vorderhörnern die integrative Endstrecke zur Ausführung aller motorischen Aktionen, und die präganglionären vegetativen Neurone in den Seitenhörnern sind die Endstrecke aller vegetativen Regelprozesse. Im folgenden sollen einige spinale motorische und vegetative Reflexkreise, die die Bausteine motorischer und vegetativer Regelprozesse sind, dargestellt werden. Vorher wird kurz erläutert, wie die Übertragung der Erregung von Neuron zu Neuron und von Motoneuronen sowie postganglionären Neuronen auf die Erfolgsorgane im Prinzip funktioniert.

Die Synapse

Die Übertragung der Aktivität von Neuron auf Neuron und von Neuronen auf die Erfolgsorgane (z.B. Skelettmuskelfaser, Herz, Drüsen) ist chemisch. Den Ort dieser *chemischen Übertragung* nennen wir *Synapse*. Das ist in Abb. 14 beispielhaft an einem Motoneuron, welches den Skelettmuskel innerviert, erläutert. Auf der Membran des Motoneurons endet eine Vielzahl von Axo-

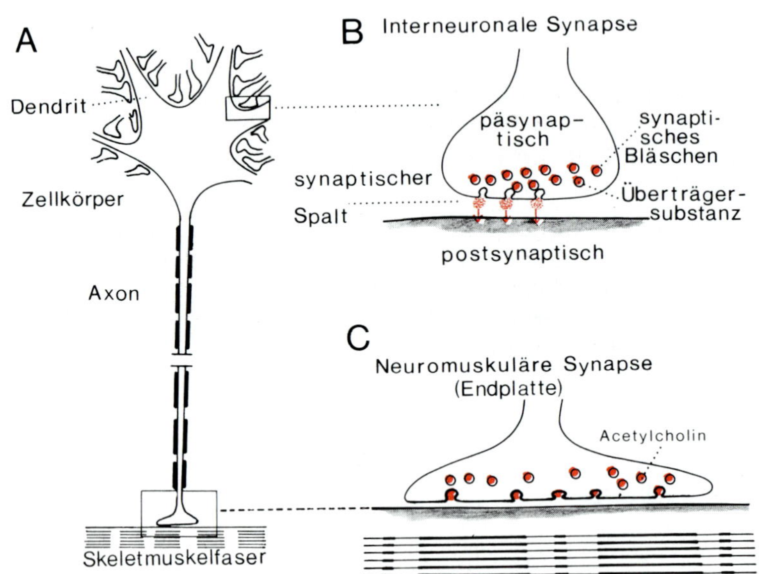

Abb. 14: Synaptische Übertragung von Neuron zu Neuron (Motoneuron) und vom Axon auf das Erfolgsorgan (Skelettmuskel).

nen anderer Neurone und bildet Synapsen. Erregung dieser Axone führt zur Ausschüttung einer *Überträgersubstanz* aus den präsynaptischen Endigungen der Axone in den synaptischen Spalt (Abb. 14B). Diese Überträgersubstanz diffundiert dann durch den synaptischen Spalt zur postsynaptischen Membran und reagiert dort mit besonderen Membranstrukturen. Das führt zur Erregung oder zur Hemmung des postsynaptisch liegenden Neurons. Eine Synapse ist also eine Struktur zwischen zwei Neuronen, die ein präsynaptisches elektrisches Signal in ein chemisches Signal umwandelt; aus diesem chemischen Signal entsteht dann auf der postsynaptischen Seite wieder ein elektrisches Signal.

Die synaptische Übertragung von Neuron zu Neuron kann sowohl erregend als auch hemmend sein. Die Neurone integrieren eine Vielzahl synaptischer Einflüsse von anderen Neuronen und übertragen dann die Aktivität auf nachgeschaltete Neurone oder auf die Erfolgsorgane. Die Übertragung von Axonen auf die Erfolgsorgane ist ebenso chemisch. Stellvertretend für diese synaptische Übertragung ist in Abb. 14C die *neuromuskuläre Endplatte* abgebildet. Im peripheren vegetativen Nervensystem sind die Orte der Übertragung von postganglionären Axonen auf die Zellen der Erfolgsorgane meist nicht so differenziert wie die neuromuskuläre Endplatte. Diese Übertragung ist (mit einigen Ausnahmen im peripheren vegetativen Nervensystem) immer erregend. Die Überträgersubstanzen im peripheren vegetativen Nervensystem sind – wie Sie schon gelernt haben – Noradrenalin und Acetylcholin (s. Abb. 9) und an der neuromuskulären Endplatte Acetylcholin.

Motorische Reflexe

Die Skelettmuskulatur des Körpers dient der *Haltefunktion* und der *Bewegungsfunktion*. Beide Aufgaben wirken natürlich immer zusammen; es ist jedoch leicht einzusehen, daß verschiedene Muskeln und Muskelgruppen in unterschiedlichem Ausmaße an diesen beiden Funktionen beteiligt sind. So hat die Muskulatur der oberen Extremitäten überwiegend Bewegungsfunktion und die autochthone Rückenmuskulatur überwiegend Haltefunktion. Um diese Funktionen auszuführen, braucht das Zentralnervensystem laufend Informationen über die Länge der Muskulatur, die Spannungsentwicklung der Muskulatur und die Stellung der Gelenke. Diese Information erhält es durch die Afferenzen von den Muskelspindeln (Länge), von den Sehnenorganen (Spannung) und von den Gelenkkapseln und -bändern (s. Tab. 1). Das Rückenmark enthält die Reflexwege, über die das ZNS Länge und Kontraktionskraft von Muskeln regelt. Es handelt sich um elementare spinale Haltungs- und Bewegungsprogramme.

Monosynaptischer Dehnungsreflexbogen. Das Grundelement für die Regelung der Länge eines Skelettmuskels ist der monosynaptische Dehnungsreflexbogen. Kurze Dehnung eines Muskels an einem Gelenk führt zur Erregung der Afferenzen von den *Muskelspindeln*; diese Afferenzen erregen *monosyn-*

aptisch die α-Motoneurone, die denselben Muskel innervieren, und α-Motoneurone, die Muskeln innervieren, die in der gleichen Art und Weise wirken wie der gedehnte Muskel (Abb. 15A, Reflexweg 1). Der Muskel kontrahiert sich daraufhin, und die alte Länge wird wiederhergestellt. In Abb. 15A ist dieser Reflexbogen für die Innervation eines Streckers dargestellt. Die Motoneurone der Beuger, die am selben Gelenk angreifen und *antagonistisch* zum Strecker wirken, werden über ein Zwischenneuron gleichzeitig gehemmt (Reflexweg 2 in Abb. 15A). Entsprechende antagonistisch organisierte Reflexwege existieren von den Muskelspindelafferenzen des Beugers zu den Motoneuronen von Beuger und Strecker (s. Reflexwege 3 und 4 in Abb. 15A).

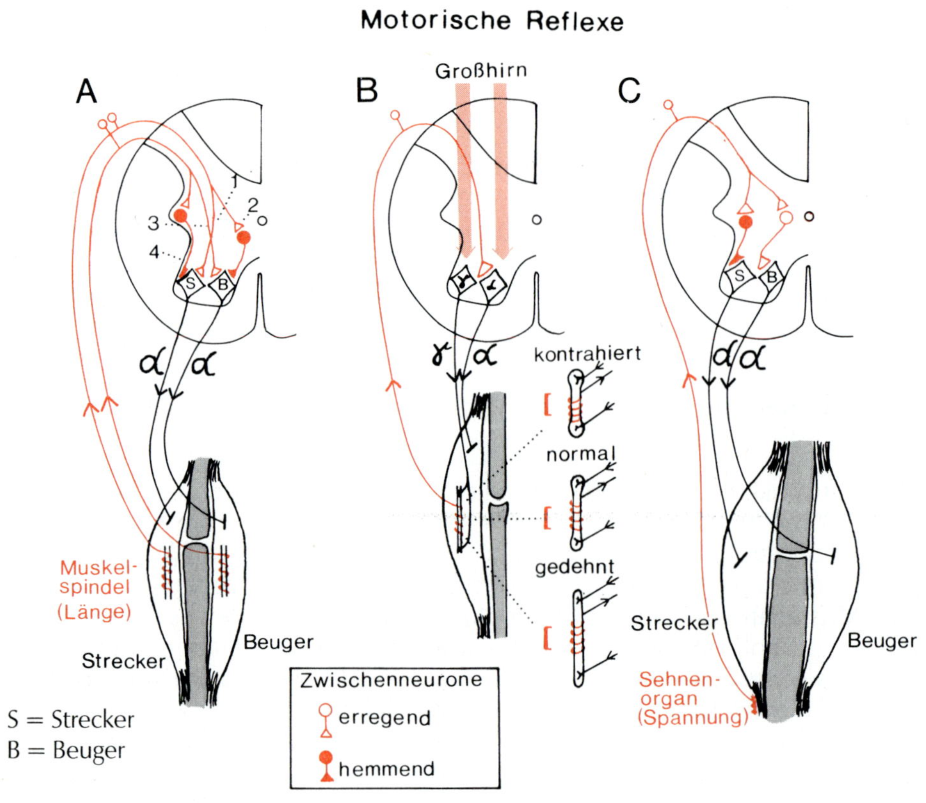

Abb. 15: Spinale motorische Reflexe zur Regulation von Länge und Spannung der Skelettmuskulatur. A. Monosynaptische Reflexwege für einen Beuger und einen Strecker (Reflexweg 1 und 3) und die entsprechenden Reflexwege zur Hemmung der Antagonisten (Reflexwege 2 und 4). B. Verstellung der Meßempfindlichkeit der Muskelspindelafferenz (rot) durch Aktivierung der γ-Motoaxone zu den Muskelspindeln. Einsatzbilder: der Meßbereich der Muskelspindelafferenz bleibt gleich (rote Klammern) bei kontrahierten und erschlafften Muskeln. B. Reflexwege zur disynaptischen Hemmung eines Streckers und disynaptischen Erregung des Antagonisten (Beuger) von den Afferenzen der Sehnenorgane des Streckers.

Aufgaben der γ-Motoneurone. Ein Skelettmuskel kann sehr verschiedene Längen einnehmen. Um bei diesen verschiedenen Längen auch noch in der Lage zu sein, auf Längenkonstanz zu regeln, hat die Natur die *γ-Motoneurone* erfunden. Über diese Motoneurone kann die Muskulatur der Muskelspindel aktiviert werden und der Empfindlichkeitsbereich für die Längenmessung durch die Muskelspindelafferenz verändert werden. Stellen Sie sich vor, daß ein Skelettmuskel gedehnt oder verkürzt ist. In beiden Zuständen werden Länge und Längenänderungen gemessen, um den Muskel zuverlässig im gedehnten oder verkürzten Zustand zu halten. Dieses kann nur geschehen, wenn sich der Meßbereich der Muskelspindelafferenz nicht verändert. Das Zentralnervensystem (Hirnstamm und Cortex) verhindert die Erschlaffung der Muskelspindel im kontrahierten Zustand der extrafusalen Muskulatur durch Zunahme der Aktivität in den γ-Motoneuronen und im gedehnten Zustand durch Abnahme der Aktivität in den γ-Motoneuronen. Das heißt, α- und γ-Motoneurone werden von supraspinalen Hirnstrukturen *gleichzeitig* aktiviert (s. rote Pfeile in Abb. 15B). Auf diese Weise wird der Meßbereich der Muskelspindelafferenz konstant gehalten, einerlei, ob die extrafusale Muskulatur gedehnt oder kontrahiert ist. Abb. 15b illustriert schematisch, daß sich das rezeptive Element der Muskelspindel, von dem die Muskelspindelafferenz entspringt (s. rote Klammer), in seiner Länge nicht ändert, obwohl der Muskel kontrahiert, in Normallage oder gedehnt ist. Dieses bewerkstelligt das Zentralnervensystem durch gleichzeitige und genau abgestimmte Aktivierung der α- und γ-Motoneurone. Alleinige Erregung der γ-Motoneurone führt zur *indirekten* Aktivierung der extrafusalen Muskulatur (γ-Motoneurone → intrafusale Muskulatur → Muskelspindelafferenzen → α-Motoneurone → extrafusale Muskulatur). Diese indirekte Aktivierung der Skelettmuskulatur über die γ-Motoneurone kann bei der Entstehung und Aufrechterhaltung von Muskelverspannungen eine Rolle spielen (s. S. 43ff).

Regelung der Spannung. Ein anderes Grundelement der Regelung der Skelettmuskulatur ist die Regelung der Spannung (Kraft), die der Muskel entwikkelt. Das geschieht über die *Sehnenorgane*. Aktivierung der Afferenzen von diesen Sehnenorganen führt zur Hemmung der Motoneurone, deren Aktivierung zur Reizung der Sehnenorgane führt, und zur Erregung der Motoneurone zum Antagonisten. Hemmung und Erregung werden über Interneurone vermittelt. Abb. 15C stellt die Reflexbögen für diesen Vorgang dar. Diese Reflexe sind als Regelkreise zur Regelung der Muskelkraft, aber auch als Schutzreflexe, um Skelettmuskulatur und Sehnen vor Überdehnung zu schützen, aufzufassen.

Flexorreflex (Beugereflex). Natürlich lassen sich die Motoneurone auf spinaler Ebene auch durch andere Afferenzen erregen und hemmen. Diese Verbindungen zwischen Afferenzen und Motoneuronen sind praktisch immer mehrsynaptisch *(polysynaptisch)*, d.h. zwischen Afferenzen und Efferenzen liegen mehrere Zwischenneurone. Ein wichtiger Reflex ist der Beugereflex (Flexorreflex), der ausgelöst wird durch Reizung von Hautafferenzen der ipsilateralen (gleichseitigen) Extremität, ganz besonders von den dünnen Afferenzen. Die Motoneurone zu den Beugern werden erregt und die Motoneurone der Strekker gehemmt (Abb. 16 links). An der kontralateralen Extremität beobachteten

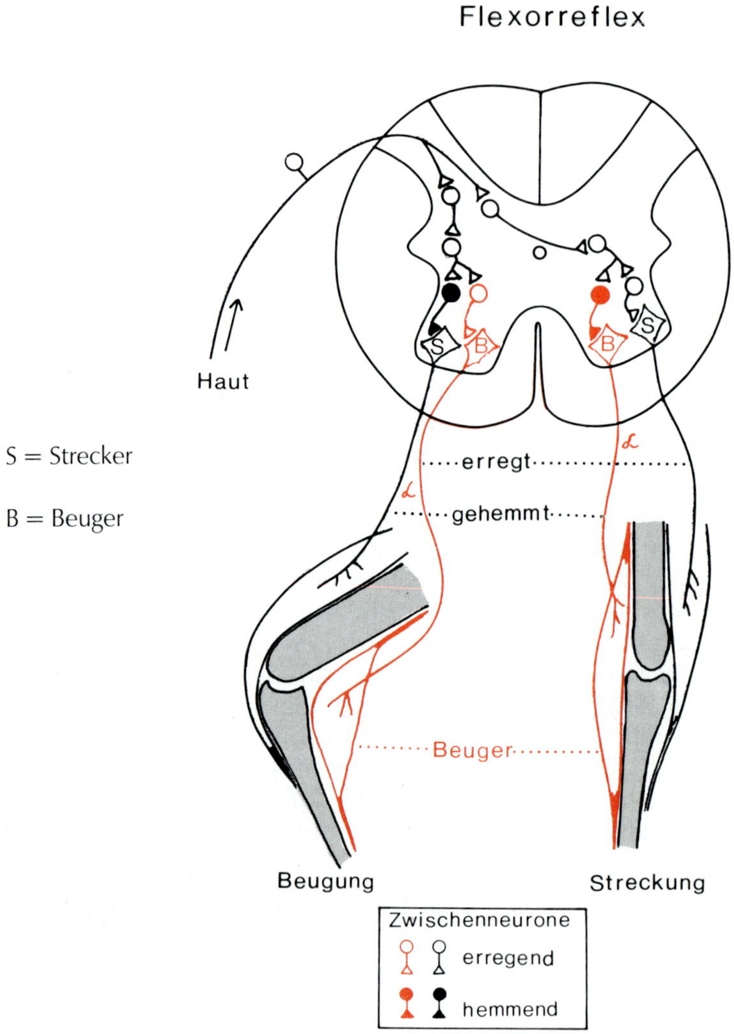

Abb. 16: Reflexbogen für den ipsilateralen Beugereflex (Flexorreflex, links) und den gekreuzten Streckreflex bei schmerzhafter Reizung der Haut der ipsilateralen Extremität. Die Reflexwege sind polysynaptisch.

wir das Umgekehrte: Streckung der Extremität durch Aktivierung der Strecker *(gekreuzter Streckreflex)* und Hemmung der Beugermotoneurone (Abb. 16 rechts). Diese polysynaptischen Reflexe sind Schutzreflexe. Sie werden vor allem durch Reizung nozizeptiver Afferenzen von der Haut, aber auch vom Muskel und von Sehnen, Bändern und Gelenken ausgelöst.

Die neuronale Regelung von Länge und Spannung der Skelettmuskulatur ist sehr komplex. α-Motoneurone, γ-Motoneurone und die verschiedenen Arten von Zwischenneuronen (Abb. 15, 16) werden durch absteigende Bahnen von Hirnstamm und Cortex kontrolliert. Sie können sich vorstellen, daß diese komplizierte «Neuronen-Maschine» leicht gestört werden kann, so daß es zu Fehlregulationen der Muskulatur kommt (Verspannung). Sie können sich auch vorstellen, daß die Bindegewebsmassage zur Aktivierung verschiedener Afferenzen führt, die diese motorischen Reflexkreise beeinflußt.

Vegetative Reflexe

Die neuronale Organisation der durch das Rückenmark vermittelten vegetativen Reflexe ist weitgehend unbekannt. Wir wissen aber aus sorgfältigen klinischen Beobachtungen am Menschen, daß eine Vielzahl von Reflexwegen zwischen Haut, Muskulatur und inneren Organen existieren muß, an denen das vegetative Nervensystem beteiligt ist.

Abb. 17A zeigt, wie diese vegetativen spinalen Reflexbögen im Prinzip aufgebaut sind. Die Afferenzen kommen von inneren Organen und somatischen Strukturen. Im Rückenmark liegt mindestens ein Zwischenneuron zwischen Afferenzen und präganglionären Neuronen im lateralen Horn, d. h. wir haben mindestens drei Synapsen zwischen Afferenzen und vegetativen Erfolgsorganen: zwei im Rückenmark und eine in den peripheren vegetativen Ganglien. Da die Afferenzen von den inneren Organen und von den somatischen Strukturen immer in bestimmte Hinterwurzeln eintreten und die präganglionären Axone zu den Organen aus bestimmten Vorderwurzeln austreten (s. Tab. 4), haben die vegetativen Reflexe eine *räumliche segmentale Organisation*. Dabei laufen die Reflexwege jedoch meist über mehrere benachbarte Rückenmarkssegmente.

In Abb. 17B sind einige Reflexwege dargestellt. Bei krankhaften Prozessen im Bereich der inneren Organe (z. B. Magen-Darm-Trakt, Gallenblase, Niere, Herz) kann es zur Erregung viszeraler nozizeptiver Afferenzen kommen. Die Reizung dieser Afferenzen kann zur reflektorischen Erregung oder Hemmung von präganglionären sympathischen Neuronen und Motoneuronen führen, die bevorzugt in den Rückenmarkssegmenten liegen, in die die Afferenzen eintreten (Abb. 17B). Auf diese Weise kommt es z. B. über *intestino-intestinale Reflexe* zur Ruhigstellung des Darmes (vgl. Tab. 3). Die Erregung von Motoneuronen führt zur Abwehrspannung bestimmter Rumpfmuskeln (*viszero-somatische Reflexe*). Die reflektorische Hemmung oder Erregung sympathischer Vasokonstriktorneurone zur Haut erzeugt eine Erweiterung oder Verengung der Hautgefäße in den entsprechenden Dermatomen (*viszero-kutane Reflexe*). Das äußert sich infolge veränderter Perfusion der Haut mit Blut in einer warmen erröteten Haut oder einer kalten blassen Haut. Darüber hinaus kann man manchmal infolge reflektorischer Erregung der präganglionären sympathischen Neurone zur Haarbalgmuskulatur und zu den Schweißdrüsen Piloerrektion und Schweißproduktion beobachten.

Vegetative Reflexe

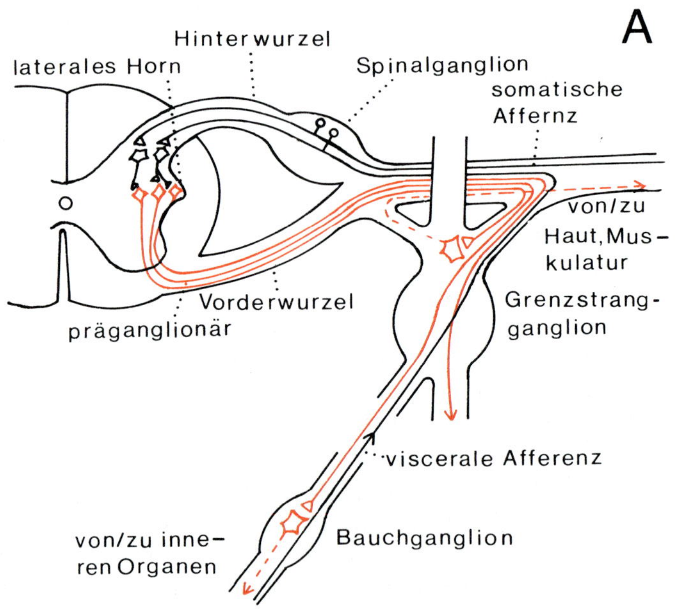

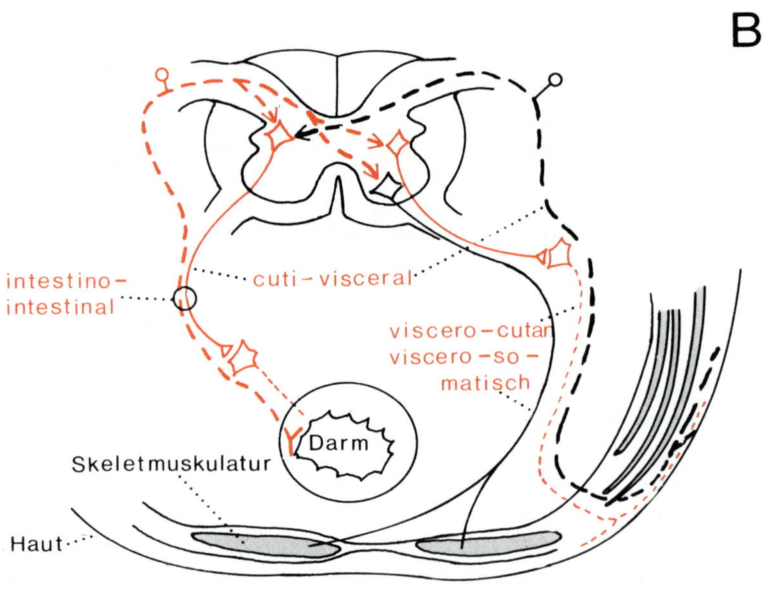

Abb. 17: A. Aufbau des vegetativen spinalen Reflexbogens. (Nach Ranson und Clark: The Anatomy of the Nervous System, Saunders, 1959). B. Segmental-spinale Reflexe zwischen inneren Organen, Haut und Skelettmuskulatur. Die Reflexwege sind polysynaptisch. Zwischenneurone im Rückenmark wurden nicht eingezeichnet.

Man ist auch in der Lage, die Eingeweide von der Haut aus ruhigzustellen. Erregung von Hautafferenzen in den entsprechenden Dermatomen durch thermische und/oder mechanische Reize führt zur Erregung sympathischer prä- und postganglionärer Neurone zum Darm und damit zur Ruhigstellung des Darmes *(kuti-viszeraler Reflex)*. Es ist wahrscheinlich, daß diese oder ähnliche spinalen Reflexwege bei der therapeutischen Anwendung der Bindegewebsmassage eine wichtige Rolle spielen. Reizung der Afferenzen in der Haut und in den darunterliegenden Geweben beeinflußt die inneren Organe reflektorisch.

Es gibt, wie gesagt, eine Vielzahl segmental-spinaler vegetativer Reflexe, die z.T. spezifisch für einzelne Organe sind, so z.B. für das Herz *(kardio-kardial)*, für die Niere *(reno-renal)*, für die Harnblase und den Enddarm *(Entleerungsreflexe)*. Es ist wahrscheinlich, daß auch diese vegetativen spinalen Reflexwege als Grundbausteine von höheren Hirnzentren (z.B. im Hirnstamm und im Hypothalamus) benutzt werden bei der Regulation der Organfunktionen. Es ist ebenso wahrscheinlich, daß alle diese Reflexwege und ihre Verknüpfung mit dem motorischen System bei den diagnostischen und therapeutischen Aspekten der Bindegewebsmassage eine wichtige Rolle spielen.

Daß die Beeinflussung innerer Organe und der Skelettmuskulatur durch Bindegewebsmassage tatsächlich über das Rückenmark vermittelt wird, zeigt der Erfolg dieser Behandlungsmethode bei *Querschnittsgelähmten*. Diese Patienten zeigen bei Erkrankungen oder Störungen innerer Organe typische Bindegewebszonen in Bereichen der Körperoberfläche, die von Spinalnerven unterhalb der Druchtrennungsstelle des Rückenmarkes innerviert werden. Behandlung dieser Bindegewebszonen führt häufig, wenn auch etwas verzögert, zum Erfolg. Sie dürfen aber nicht vergessen, daß die Bindegewebsmassage auch Einfluß auf «vegetative Zentren» in supraspinalen Hirnbereichen (Hirnstamm, Hypothalamus) hat. Denken Sie nur daran, daß der Patient häufig 1–2 Stunden nach der Behandlung von Müdigkeit und Schlafbedürfnis überwältigt wird. Wir müssen uns vorstellen, daß diese Beeinflussung supraspinaler Hirnbereiche wiederum zur Modifikation spinaler Reflexkreise von supraspinal führt.

5. Schmerz: Physiologie und Pathophysiologie

Viele, wenn nicht die meisten Patienten, die mit der Methode der Bindegewebsmassage behandelt werden, leiden unter Schmerzen vielfältigster Ursachen. Aus diesem Grunde ist es notwendig, die Grundlagen des Schmerzes zu verstehen.

Der Schmerzsinn ist unter anderem auch eine *Sinnesmodalität* wie die Mechanosensibilität, der Temperatursinn oder der Kraftsinn. Sie sollten sich immer darüber im klaren sein, daß Sie unterscheiden müssen zwischen den *Empfindungen und Wahrnehmungen*, die ein gewebsschädigender Reiz auslöst, und den begleitenden *Affekten und Emotionen*. So erträgt z.B. der eine die schmerzhafte Behandlung durch den Zahnarzt mit Gleichmut ohne besondere vegetative Reaktionen, während der andere schwer unter ihr leidet und sich danach zu Bett legen muß. Diese affektive Komponente ist außerdem bei verschiedenen Schmerzen in unterschiedlichem Maße ausgeprägt: ein Hautschmerz wird bei weitem nicht so unangenehm empfunden wie ein Eingeweideschmerz. Ein chronischer, langanhaltender Schmerz (Kopfschmerz, Gelenkschmerz bei Rheuma, pathologische Schmerzen zentraler Ursachen, Schmerzen nach Nervenverletzungen) kann als so unangenehm empfunden werden, daß es zur Verkrüppelung der Persönlichkeit kommt. Besonders diese affektive Komponente des Schmerzes führt viele Patienten zum Arzt.

Weiterhin muß bedacht werden, daß ein gewebsschädigender Reiz *(Noxe)* zur Erregung von Afferenzen führt (s. Abb. 7) und daß erst die zentralnervöse Verarbeitung dieser Erregung das Phänomen Schmerz auslöst. Der Begriff Schmerz ist also im Grunde an die Existenz des Bewußtseins gebunden. Wir sollten dies im Auge behalten, wenn begrifflich ungenau von «Schmerzafferenzen», «Schmerzreflexen» usw. gesprochen wird. Daß dies keine akademische Haarspalterei ist, wird Ihnen spätestens in der Praxis klar, wenn Sie Patienten behandeln, bei denen Reize, die normalerweise nicht schmerzhaft sind, Schmerzen hervorrufen können.

Einteilung der Schmerzen

Der physiologische Schmerz wird nach seinem Entstehungsort in verschiedene Schmerzarten eingeteilt. Diese Einteilung ist gerechtfertigt, weil die verschiedenen Schmerzarten unterschiedlichen Charakter haben (s. Abb. 18).

Wir unterscheiden zunächst den somatischen Schmerz vom viszeralen Schmerz (Eingeweideschmerz). Der somatische Schmerz besteht aus dem *Oberflächenschmerz* und dem *Tiefenschmerz*. Der Oberflächenschmerz ist identisch mit dem Hautschmerz und ist wegen der hohen Repräsentation der Hautoberfläche im Großhirn gut lokalisierbar. Dieser Schmerz soll hier nicht weiter besprochen werden. Der somatische *Tiefenschmerz* rührt von Muskeln, Knochen, Gelenken, Bändern und Bindegewebe; er ist weniger gut lokalisierbar und wird häufig auf die Körperoberfläche übertragen (s. u.). Der *Eingeweideschmerz* hat eine diffuse Lokalisation und wird auf die Körperoberfläche übertragen. Daneben gibt es pathologische Schmerzzustände, die durch krankhafte Prozesse an peripheren Nerven (z. B. Traumen mit Nervenläsionen; periphere sensorische Neuropathien [z. B. bei Diabetes mellitus]), durch chronische Entzündungen oder durch Läsionen im Zentralnervensystem selbst verursacht werden können (Abb. 19).

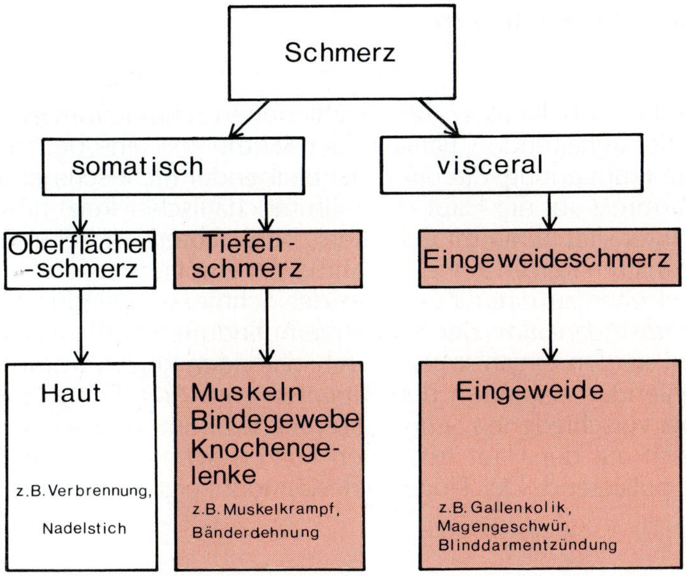

Abb. 18: Einteilung der Schmerzformen. (Nach 7,8).

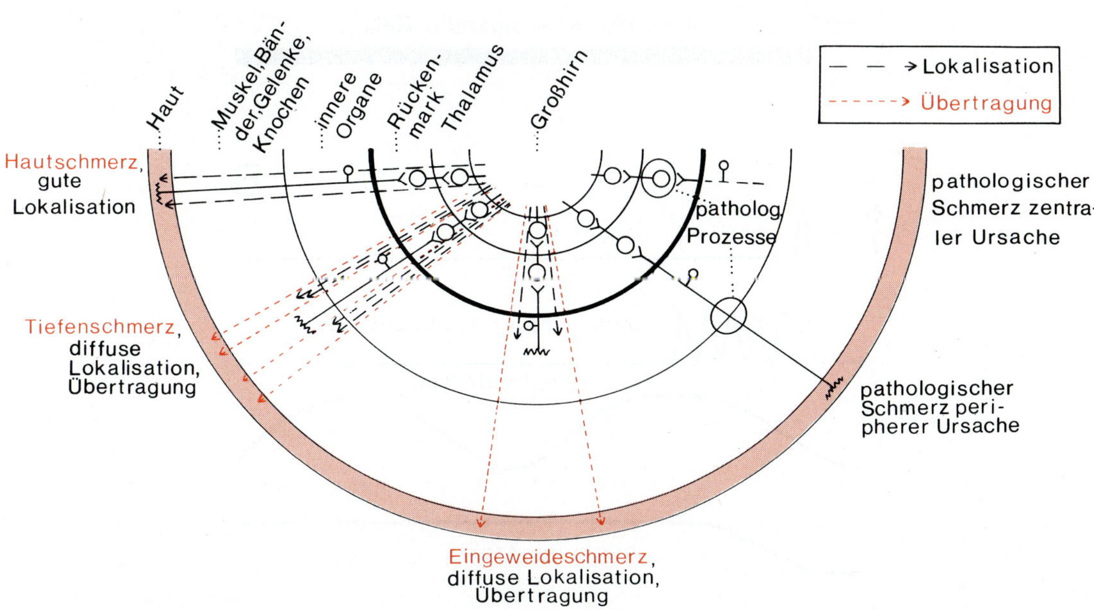

Abb. 19: Schematische Darstellung der Lokalisation und Übertragung (rot) von Schmerz, ausgelöst von verschiedenen Geweben. [Nach Ruch (in 5)].

Zeitdimension der Schmerzen

Außer Intensität und Charakter der verschiedenen Schmerzformen spielen die Dauer und der anhaltende Charakter der Schmerzen eine besondere Rolle. Während die Empfindung, die ein gleichbleibender nicht-schmerzhafter Reiz (z. B. ein Warmreiz auf die Haut oder ein mechanischer Reiz) hervorruft, allmählich an Intensität abnimmt (adaptiert), beobachten wir bei gleichbleibenden schmerzhaften Reizen keine Abnahme der Empfindungsstärke. Es kommt im Gegenteil eher zu einer Zunahme der Schmerzempfindung (Abb. 20A). Diese *fehlende Adaptation* der Schmerzempfindung ist biologisch durchaus sinnvoll, weil sie den Organismus vor schädigenden Reizen warnt. Außerdem führt die fehlende Adaptation den Patienten zum Arzt. Der Zeit-Intensitätsverlauf ist bei verschiedenen Schmerzformen sehr unterschiedlich (Abb. 20B). Ein Nadelstich auf der Haut ruft einen kurzen Schmerz hervor. Der Zahnschmerz ist pulsierend. Der Eingeweideschmerz zeigt einen langsam pulsie-

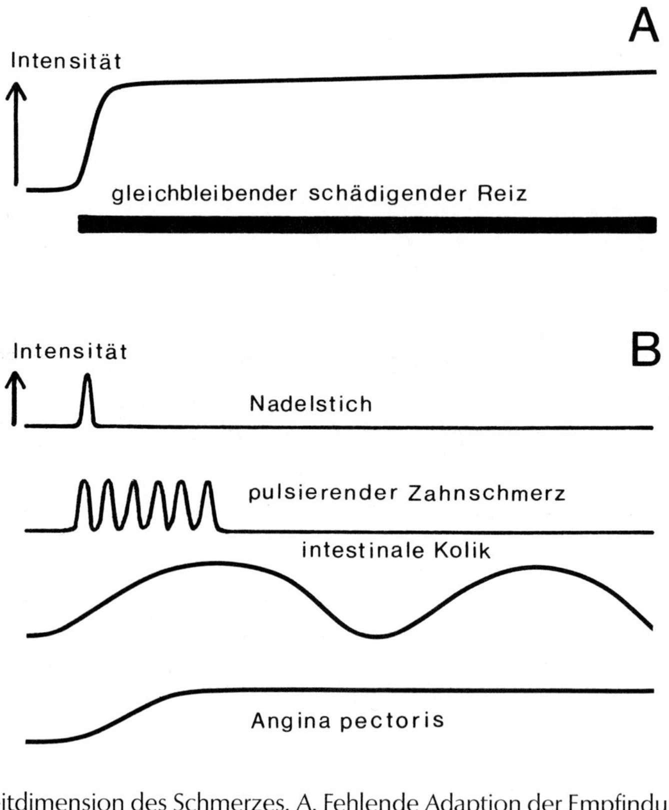

Abb. 20: Zeitdimension des Schmerzes. A. Fehlende Adaption der Empfindung. B. Zeitlicher Verlauf verschiedener Schmerzformen. Ordinatenskalen: Intensität der Empfindungen. [Nach Lewis (3)].

renden (kolikartigen) Verlauf. Der *Angina-pectoris-Schmerz* hat einen langanhaltenden Charakter. Dieser langanhaltende Charakter gilt auch für pathologische Schmerzen, die zentralnervöse Ursachen haben.

Somatischer Tiefenschmerz

Der somatische Tiefenschmerz, der seinen Ursprung in der *Skelettmuskulatur*, den *Sehnen, Bändern, Faszien* und *Gelenkkapseln* hat, hat einen dumpfen, anhaltenden und bohrenden Charakter. Dieser Schmerz tritt besonders bei anhaltenden nicht-rhythmischen Kontraktionen der Skelettmuskulatur auf. Jeder kennt die Situationen, in denen die Schmerzen in Nackenmuskulatur, Schultergürtelmuskulatur und Rückenmuskulatur entstehen: beim Schreibmaschineschreiben, beim schnellen angestrengten Autofahren, beim Arbeiten mit den Händen in gebückter Stellung usw. über längere Zeit. Es kommt typischerweise zu *Verspannungen* und auch Überempfindlichkeit bestimmter Muskelgruppen; diese Symptome verschwinden nur langsam wieder oder können zu einem Dauerzustand werden.

Der Tiefenschmerz von der Muskulatur, den Faszien, Bändern und Gelenken wird durch Erregung *dünner myelinisierter und unmyelinisierter Afferenzen* ausgelöst (s. Tab. 1, Abb. 7). Die Mechanismen, die zur Erregung dieser Afferenzen führen, sind wenig bekannt. Sicherlich spielen langanhaltende (tonische) Muskelkontraktionen eine Rolle. Diese Muskelkontraktionen mögen sekundär zur Verminderung der Durchblutung der Muskulatur (Ischämie) führen. Es ist jedoch wahrscheinlich, daß nicht die eintretende Sauerstoffminderversorgung die Fasern erregt. Man nimmt vielmehr an, daß im Muskel während der tonischen Kontraktionen eine Substanz freigesetzt wird, die konzentrationsabhängig die Erregung der Afferenzen fördert und bei Abnahme der Durchblutung nicht in genügendem Maße ausgewaschen wird. Auf diese Weise könnte man sich auch die Schmerzen erklären, die bei Claudicatio intermittens auftreten (intermittierendes Hinken bei schwerer Arteriosklerose der Beinarterien).

Schmerzübertragung von tiefen Strukturen, Triggerpunkte (Maximalpunkte)

Ein häufig beobachtetes, für Diagnostik und Therapie wichtiges Phänomen ist das Auftreten isolierter Verhärtungen in einzelnen Muskeln. Diese Verhärtungen sind knoten-, spindel- oder bandförmig. Sie können schmerzhaft sein und sind auf Palpation immer der Ausgangspunkt von Schmerzen. Solche lokalen schmerzhaften Muskelverhärtungen sind der Ausgangspunkt für übertragene Schmerzen in Bereichen der Haut (*Dermatom*), der Muskulatur (*Myotom*) und der Faszien sowie des Skelettes (*Sklerotom*), die von demselben Spinalnerven innerviert werden wie der Muskel mit der Verhärtung. Das Problem des übertragenen Schmerzes und seiner begleitenden vegetativen Reaktion wird im nächsten Abschnitt besprochen. Die Zone, in die der Schmerz übertragen wird, zeigt *Hyperästhesie, Spontanschmerz* und *Hyperalgesie auf Druck und Berührung*. In anderen Muskeln mögen *Sekundärverspannungen* entstehen.

Man nennt solche Muskelverhärtungen Triggerpunkte («trigger points»), Irritationszentrum, Maximalpunkte, Reizzentrum, Störfeld (alle Begriffe sind synonym). Muskelverspannungen und Muskelverhärtungen entstehen wahrscheinlich *reflektorisch*. Ausgangspunkte können erkrankte innere Organe sein (s. viszero-somatischer Reflex in Abb. 17B). Dabei sind diejenigen Muskeln betroffen, die von denselben Spinalnerven innerviert werden wie die betroffenen inneren Organe. Ausgangspunkte können auch zentralnervöse Prozesse sein, etwa bei Patienten, die unter Angstzuständen leiden. Bei diesen Patienten kommt es zu nichtkoordinierten neuronalen Fehlregulationen der Muskulatur.

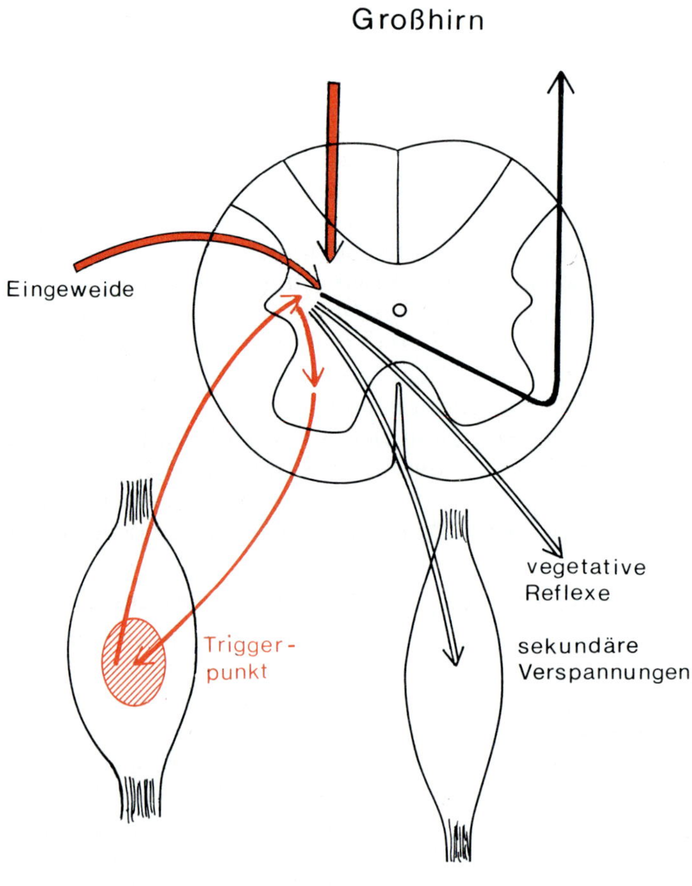

Abb. 21: Schema zur Entstehung von Muskelverspannungen und der dabei auftretenden Sekundärphänomene.

Auf welche Weise die tonischen Muskelkontraktionen, die z.T. zu unerträglichen chronischen Schmerzen führen, aufrechterhalten werden, ist unbekannt. Es ist denkbar, daß sie auf dem Umwege über die *γ-Motoneurone* zustande kommen. Reflektorische oder zentralnervöse Erregung der γ-Motoneurone aktiviert die Muskulatur der Muskelspindeln; dies wieder hat eine Aktivierung der Muskelspindelafferenzen zur Folge (Abb. 15B). Die Muskelspindelafferenzen aktivieren die α-Motoneurone monosynaptisch (Abb. 15A) und führen zur Kontraktion der Skelettmuskulatur. Die Erregung von γ-Motoneuronen wird wiederum aufrechterhalten durch Aktivierung der nozizeptiven Afferenzen von Muskel, Bändern und Sehnen. Das ganze Geschehen mag dabei wie ein sich selbst erhaltender Prozeß, ein «circulus vitiosus», ablaufen. Aufgabe der Therapie wäre es, diesen Prozeß zu durchbrechen. Abb. 21 faßt die Entstehung chronischer Tiefenschmerzen bei Muskelverspannungen in einem hypothetischen Schema zusammen.

Eingeweideschmerz (viszeraler Schmerz)

Der Eingeweideschmerz ist klinisch von außerordentlicher Bedeutung und wird von den Organen, die in Abb. 13 aufgeführt sind, hervorgerufen (s. auch Tab. 4). Dieser Schmerz ist dumpf, schlecht lokalisierbar, sehr stark affektiv beladen und ähnelt dem Tiefenschmerz. Unsere Kenntnisse über den Eingeweideschmerz stammen weitgehend aus klinischen Beobachtungen und Untersuchungen am Menschen. Über die (peripheren und zentralen) neuronalen Mechanismen, die ihm zugrunde liegen, ist bisher wenig bekannt.

Wir müssen beim Eingeweideschmerz folgende Komponenten unterscheiden:
1) der eigentliche viszerale Schmerz (Organschmerz),
2) der übertragene viszerale Schmerz,
3) der Schmerz, der über das parietale Peritoneum auslösbar ist,
4) der übertragene parietale Schmerz (s. Tab. 5).

Der eigentliche viszerale Schmerz wird durch Erregung von spinalen viszeralen Afferenzen, die von den Organen oder deren Mesenterien kommen, ausgelöst (s. Abb. 13). Daß es sich bei diesem Schmerz nicht um einen übertragenen Schmerz oder um einen Schmerz, der über das parietale Peritoneum zustande kommt, handelt, zeigen Untersuchungen am Menschen: starke Dehnung des gesunden Dickdarms mit einem Ballon erzeugt diesen schlecht lokalisierbaren Schmerz. Die viszeralen nozizeptiven Afferenzen, die im Mesenterialansatz und Mesenterium des Colons liegen, werden durch solch einen Dehnungsreiz erregt. Bei entzündeten inneren Organen (z.B. bei voll entwikkelter Entzündung des Blinddarmes) kommt es durch Kontakt zur Reizung des parietalen Peritoneums. Dies führt zur Erregung somatischer Afferenzen vom parietalen Peritoneum oder von Strukturen unterhalb des Peritoneums. Die Erregung dieser Afferenzen löst den parietalen Schmerz aus.

Tabelle 5: Schmerz bei Erkrankung innerer Organe. (Nach 3).

	Ursprung	Lokalisation	Charakteristika
viszeraler Organschmerz	Viszera (Afferenzen laufen in Eingeweidenerven zum Thorakal-, oben Lumbal- und Sakralmark	Viszera	schlecht lokalisierbar, dumpf
übertragener viszeraler Schmerz		segmental (Headsche Zonen, Muskelzonen)	Hyperalgesie, Hyperästhesie, berührungs- und druckempfindlich (oberflächlich, tief)
parietaler Schmerz	parietales Peritoneum oder darunterliegendes Gewebe	lokal	ungenau lokalisierbar (ähnlich Tiefenschmerz)
übertragener parietaler Schmerz	(somatische Innervation)	segmental (Headsche Zonen, Muskelzonen)	Hyperalgesie, Hyperästhesie, Berührungs- und Druckempfindlichkeit (oberflächlich, tief)

Übertragener viszeraler Schmerz

Schmerzhafte Reizung innerer Organe ruft nicht nur den direkten viszeralen Schmerz hervor, sondern auch Schmerzen, die in somatischen Oberflächen- (Haut) und Tiefenstrukturen (Muskulatur) empfunden werden. Diese Schmerzen werden *übertragene Schmerzen* genannt. Sie treten in den räumlich vom befallenen inneren Organ entfernten Bereichen der Körperwand auf, die von denselben Spinalnerven innerviert werden wie das innere Organ, d.h. die Schmerzen treten in den entsprechenden *Dermatomen*, *Myotomen* und *Sklerotomen* auf. Sie treten entweder spontan auf oder können durch Berührung, leichten Druck und leichtes Kneifen hervorgerufen werden. Die übertragenen Schmerzen in der Haut und in der Skelettmuskulatur können manuell relativ gut lokalisiert werden. Es besteht eine feste Zuordnung zwischen den Dermatomen (und Myotomen), in denen diese Schmerzen auftreten, und den einzelnen inneren Organen. Tab. 6 gibt darüber für die Haut Auskunft. Wir bezeichnen diese Hautzonen nach dem englischen Neurologen Head *Headsche Zonen*.

Die Skelettmuskeln sind druckempfindlich *(Druckhyperalgesie)*, und die Haut ist berührungsempfindlich *(Berührungshyperalgesie)*. In den Headschen Zonen beobachtet man darüber hinaus reflektorisch ausgelöste *vegetative Symptome*. Die Gefäße sind entweder konstringiert oder dilatiert (entsprechend ist die Headsche Zone entweder wärmer oder kälter als ihre Umgebung; s. Abb. 17B und S. 37). Häufig wird Piloerrektion (Aufrichten der Haare), seltener Schweißsekretion in den Headschen Zonen beobachtet. Beide vegetativen reflektorischen Phänomene treten unabhängig voneinander auf. Im Myotom mag reflektorisch eine Muskelverspannung auftreten (reflektorische Erregung von Motoneuronen; s. Abb. 21).

Die Tab. 6 gibt darüber hinaus Auskunft über weitere klinisch wichtige Phänomene, die bei Erkrankung innerer Organe auftreten können. Die Headschen Zonen treten für viele Organe *unilateral* auf. In den *Zervikalzonen* C3 und C4 treten häufig Spontanschmerz, Hyperalgesie und tiefe Druckhyperalgesie auf. Dieser übertragene Schmerz wird durch *Reizung des parietalen Peritoneums* unterhalb des Zwerchfells, welches vom *N. phrenicus* innerviert wird, erzeugt. Der N. phrenicus kommt aus den mittleren Zervikalsegmenten (s. Abb. 11). Es handelt sich hier also um einen parietalen übertragenen Schmerz (s. Tab. 5).

Tabelle 6: Hyperalgetische Hautzonen (Headsche Zonen) bei Erkrankung innerer Organe. Beachten Sie, daß auch hyperalgetische Hautzonen im Bereich der Dermatome C3 und C4 existieren. Diese Zonen kommen vermutlich durch Reizung des parietalen Peritoneums unterhalb des Zwerchfells selbst zustande. Das Zwerchfell wird durch die *Nn. phrenici*, die aus C3–C5 kommen, innerviert. Beachten Sie ebenso die Uni- und Bilateralität der Hautzonen (l = links, r = rechts). [Nach Hansen (in 4)].

	zervikal						thorakal												lumbal			
	3	4	5	6	7	8	1	2	3	4	5	6	7	8	9	10	11	12	1	2	3	Seite
Herz, Perikard	+	+				+	+	+	+	+	+	+	+	+								l
Pleura	+	+						+	+	+	+	+	+	+	+	+	+	+				r/l
Bronchien	+	+							+	+	+	+	+	+	+							r/l
Speiseröhre	?	?									+	+										
Magen	+	+									+	+	+	+	+							l
Duodenum	+	+										+	+	+	+	+						r
Jejunum, Ileum	+ ?	+ ?												+	+	+						l/r
Pankreas	+	+											+	**+**	+							l
Leber, Gallenblase	+	+										+	+	**+**	**+**	+						r
Blinddarm (Fortsatz)	+	+														+	+	+				r
Colon asc., transv.	+	+													+	+	**+**	+	+			r
Colon desc., Sigmoid	+	+													+	+	+	+	+			l
Rectum	+	+													+	+	+	+	+			l
Niere	+	+													+	+	+	+	+	+		r/l
Ureter	+	+													+	+	+	+	+	+	+	r/l
Ovar, Tuben																	+	+	+			r/l

Neuronaler Mechanismus des übertragenen Schmerzes

Der in die Dermatome (und wohl auch Myotome) übertragene viszerale Schmerz kann mit folgendem Modell erklärt werden (s. Abb. 22). Im Hinterhorn des Rückenmarks liegen Neurone, die durch Afferenzen der Haut und Afferenzen der inneren Organe aktiviert werden. Dabei mögen sie nur aktiviert werden von Hautafferenzen (Weg a) oder nur von viszeralen Afferenzen (Weg c) oder von beiden Typen von Afferenzen (roter Weg b). Weg c informiert den Cortex über schädigende Reize im Eingeweidebereich, Weg a über schädigende Reize auf der Hautoberfläche. Für die Wege a und b gibt es genügend experimentelle Belege, während Weg c bisher nicht nachgewiesen werden konnte.
Wenn Weg b aktiviert wird, «weiß» der Cortex im Prinzip nicht, ob der schädigende Reiz in der Haut oder im Eingeweidebereich ist, weil sowohl Haut- als auch Eingeweideafferenzen auf die Sekundärneurone im Rückenmark konvergieren. Da nun die Körperoberfläche eine hohe Repräsentation im Cortex hat, was ihn befähigt, Hautreize genau zu lokalisieren, während die Eingeweide eine niedrige Repräsentation im Cortex haben (wir sind uns dieser Eingeweide normalerweise nicht bewußt), überträgt der Cortex Eingeweideschmerzen bei Aktivierung von Weg b in Abb. 22 in die Körperoberfläche *(Konvergenz-Projektions-Theorie)*. Es wird vermutet, daß kontinuierliche Reizung spinaler viszeraler Afferenzen von entzündeten oder anderweitig krankhaft veränderten viszeralen Organen die Erregbarkeit von Rückenmarksneuronen im Weg b (Abb. 22) erhöht (zentrale Sensibilisierung). Diese Neurone werden jetzt bei Reizung der Hautafferenzen im entsprechenden Dermatom stärker erregt.

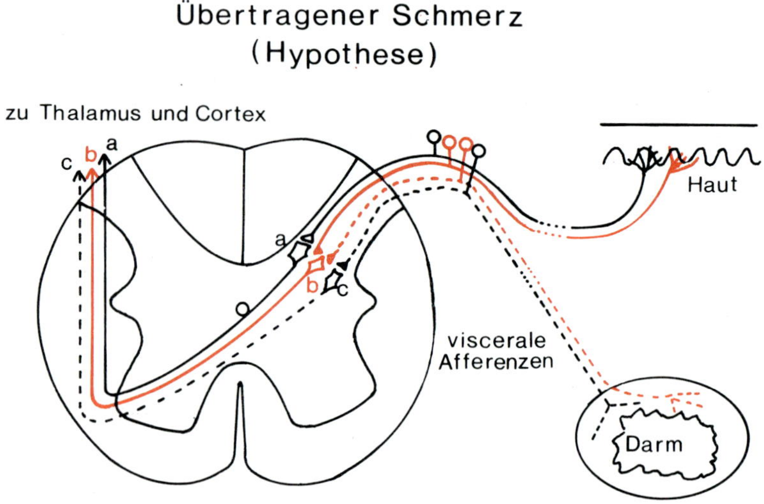

Abb. 22: Schema zur Erklärung des übertragenen Schmerzes von den inneren Organen auf die Körperfläche (Konvergenz-Projektions-Theorie). Aktivierung von Weg a: Hautschmerz. Aktivierung von Weg c: viszeraler Schmerz. Aktivierung von Weg b: in die Haut übertragener viszeraler Schmerz. [Nach Ruch (in 5)].

Bindegewebszonen

Die Bindegewebszonen, die bei Erkrankungen und Störungen innerer Organe sichtbar und tastbar werden (s. hierzu ausführliche Beschreibung dieser Zonen in Kap. 3, f.f.), sind in ihrer Lage weitgehend identisch mit den Headschen Zonen. Diese Bindegewebszonen zeichnen sich durch Gewebseinziehungen aus, die wahrscheinlich durch eine erhöhte Verhaftung zwischen Bindegewebe und den darunterliegenden tiefen Strukturen (Körperfaszien) zustande kommen. Die Verhaftungen diagnostiziert der Therapeut als verminderte Verschiebbarkeit in der Tiefenschicht. Sie sind wahrscheinlich auch verantwortlich für das scharfe Schneidegefühl, welches beim Patienten bei Anwendung der Tiefentechnik durch den Bindegewebszug hervorgerufen wird. Dieser Zug führt möglicherweise zur Erregung mechanosensibler Afferenzen aus Faszien, Bändern und Bindegewebe. Kaudal und kranial werden die Bindegewebszonen durch bandartige Gewebsquellungen begrenzt. Es ist denkbar, daß diese Veränderungen, die bei Erkrankungen und Störungen innerer Organe auftreten und die Bindegewebszonen sichtbar und tastbar machen, reflektorisch über die sympathische (Vasokonstriktor-?) Innervation dieses Gewebespaltes erzeugt werden. Ob diese Veränderungen mittelbar über eine Veränderung der Durchblutung oder unmittelbar durch neuronale Beeinflussung des Bindegewebes und der Permeabilitäten der Kapillarwände zustande kommen, wissen wir nicht.

Literatur

BRODAL, A.: Neurological anatomy in relation to clinical medicine. 3. Auflage. Oxford University Press. New York, Oxford, 1981

JOHNSON, R.H., SPALDING, J.M.K.. Disorders of the autonomic nervous system. Blackwell Scientific Publications. Oxford, London, Edinburgh, Melbourne, 1974

LEWIS, T.: Pain. The Macmillan Company. New York, 1942

RUCH, T., PATTON, H.D. (Hrsg.): Physiology and biophysics. The brain and neural function. 20. Auflage. W.B. Saunders Company. Philadelphia, London, Toronto, 1979

SCHMIDT, R.F. (Hrsg.): Grundriß der Neurophysiologie. 5. Auflage. Heidelberger Taschenbücher Band 96. Springer-Verlag. Berlin, Heidelberg, New York, 1983

SCHMIDT, R.F. (Hrsg.): Grundriß der Sinnesphysiologie. 5. Auflage. Heidelberger Taschenbücher Band 136. Springer-Verlag. Berlin, Heidelberg, New York, 1985

SCHMIDT, R.F., THEWS, G. (Hrsg.): Physiologie des Menschen. 24. Auflage. Springer-Verlag. Berlin, Heidelberg, New York, 1990

III Bindegewebszonen

1. Definition

Bindegewebszonen (BgZ) sind Areale der Haut und der Unterhaut, in denen typische Veränderungen bei Funktionsstörungen und/oder Erkrankungen innerer Organsysteme sowie bei Gelenk- und weichteilrheumatischen Erkrankungen auftreten können.

Wir sehen die Bindegewebszonen entsprechend den Headschen Zonen der Haut und den Muskelzonen nach Mackenzie und Kohlrausch als Reflexzonen an. Die sensible Innervation der BgZ kommt aus den gleichen Rückenmarkssegmenten wie die der inneren Organe. Am Rumpf gilt die spinal-segmentale Organisation wahrscheinlich auch für die efferente sympathische Innervation. Die Zuordnung der Extremitäten ist ebenso segmental, aber für die efferente sympathische Innervation ist eine segmentale Anordnung nicht nachweisbar.

Die Zuordnung der BgZ zum erkrankten Gebiet ist im Rumpfbereich durch die übersichtliche Anordnung der Dermatome deshalb gegenüber der komplizierteren Anordnung im Bereich der Extremitäten begünstigt.

a) Die Ursache einer Bindegewebszone ist bis heute nicht nachgewiesen. Bühring hat im Zusammenhang mit der BgZ 1983 das pathophysiologische Prinzip einer Reflexdystrophie diskutiert.

b) Der Ausdehnungsbereich der BgZ
In bezug auf die Tiefe können die Unterhaut in ganzer Dicke und zusätzlich die angrenzenden Bereiche der Haut und der oberflächlichen Körperfaszie beteiligt sein. Die flächige Ausbreitung entspricht den Hautsegmenten, den Dermatomen – nicht in jedem Fall entsprechen sie den Headschen Zonen. Es können ein oder mehrere Segmente oder auch nur ein Segmentabschnitt betroffen sein. Hin und wieder besteht auch in einer Zone ein sog. Maximalpunkt[1], vergleichbar einem «trigger point», der gelegentlich selbst zum Ausgangsort weiterer Störungen werden kann. Wir verstehen unter einem Maximalpunkt einen umschriebenen Punkt, der innerhalb der erhöht gespannten Unterhautregion eine weitere Spannungssteigerung tasten läßt. Wir kennen solche Punkte im Zusammenhang mit der Niere (s. S. 253), der Blase (s. S. 256), dem Leber-Gallensystem (s. S. 243) u. a. Patienten empfinden an diesen Punkten Stechen, Kribbeln, Jucken und müssen sich scheuern und kratzen. Vielfach ist es auch ein «rheumatischer» Schmerz. Wenn gleichzeitig Hyperalgesie und

[1] Nachgewiesen sind Maximalpunkte in Haut und Muskulatur. Dicke und Teirich-Leube beobachteten sie auch in der Unterhaut.

Hyperästhesie der Haut bestehen, lösen geringste Reize durch Kälte, Wärme oder Berührung Schmerzen aus. Auf den Dehnungsreiz durch BgM reagiert ein Maximalpunkt höchst empfindlich mit gesteigertem Schneidegefühl und muß gegebenenfalls längere Zeit ausgespart bleiben. Bis zum Abklingen braucht er in der Regel längere Zeit als die übrige Bindegewebszone. Aber auch die allgemeine BgZ kann mit zunehmender Veränderung der örtlichen Trophik zum Ausgangsort kutan-viszeraler Irritationen werden und somit einen Circulus vitiosus unterhalten.

c) Das Erscheinungsbild der BgZ ist gekennzeichnet durch Elastizitätsverlust des Gewebes. Wir beurteilen Veränderungen von:
- Konsistenz (Grad der Festigkeit)
- Volumen
- Verschieblichkeit
- Schmerzempfindung

– Konsistenz

Der Grad der Gewebsfestigkeit kann vermehrt oder vermindert sein. Bei **vermehrter Festigkeit** fühlt sich das Gewebe unelastisch an. Es ist wie eine derbe, kompakte Masse, die in sich selbst nicht beweglich ist und sich nur en bloc verschieben läßt. Der Finger kann nur wenig oder gar nicht eindringen, und entsprechend schwer ist es als Falte zu fassen.
Bei **verminderter Festigkeit** (Spannungsverlust) fühlt sich das Gewebe weich und schlaff an und bietet dem eindringenden Finger nur geringen Widerstand.

– Volumen

Das veränderte Gewebsvolumen ist vielfach bereits sichtbar, weil es das individuelle Bild des Körperoberflächenreliefs in eindrucksvoller Weise verändern kann. Es kann vermehrt oder vermindert sein.
Vermindertes Volumen ist als Einziehung, vermehrtes Volumen als Quellung zu erkennen (Abb. 23).

Bei **Einziehungen** scheint das Gewebe fest an die Unterlage angesogen zu sein. Nach Teirich-Leube sind die Einziehungen die den Organen, Gefäßen und Nerven direkt zugeordneten Reflexzonen, und sie bezeichnet sie als «Zonen erster Ordnung». Einziehungen können bandförmig, punktförmig und flächig sein.

Bei **Quellungen** erscheint das Gewebe vermehrt, aufgequollen, verdickt. Sie werden als «Zonen zweiter Ordnung» bezeichnet, die erst als Folge einer Einziehung an deren Rändern entstehen.[2] Sie können oberhalb, unterhalb, rechts oder links neben der Einziehung liegen oder auch an mehreren Seiten gleichzeitig.

Es wird angenommen, daß spezifische Stoffwechselveränderungen im Bereich der Reflexzone eine Entquellung der Grundsubstanz bewirken und somit eine Einziehung entsteht. Randgebiete, die die verdrängte Flüssigkeit aufnehmen, lassen eine Quellung entstehen. Diese Quellungen sind nicht mechanisch zu beeinflussen, etwa durch ausdrückende Massage usw., sie werden nur mit

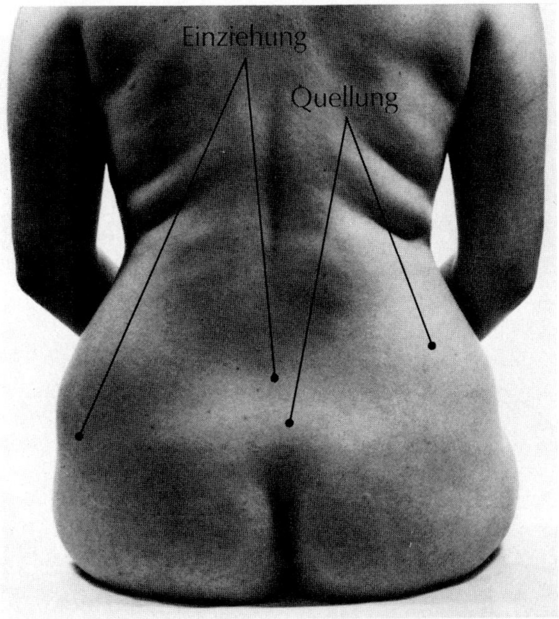

Abb. 23: Durch «Einziehung» und «Quellung» geprägtes Körperoberflächenrelief des weiblichen Rückens

dem Nachlassen der Spannung und der Einziehung geringer. Bei Patienten mit pyknischem Körperbau und prall gespanntem Unterhautgewebe sind Quellungen oft auffallender als Einziehungen. Da sie aber immer im Zusammenhang mit Einziehungen entstehen, müssen diese zur regelrechten Gewebsbeurteilung gesucht werden.

– Verschieblichkeit

Die tangentiale Verschieblichkeit der Unterhaut ist abhängig von ihrer Verhaftung mit den benachbarten Schichten; vermehrte Verhaftung erschwert die Verschieblichkeit – der Weg bis an die Verschiebegrenze ist gering – oder macht sie unmöglich, und das Gewebe ist nur mühsam oder gar nicht als Falte zu fassen. Verringerte Verhaftung läßt einen längeren Weg der tangentialen Verschieblichkeit zu, und das Gewebe läßt sich mühelos als Falte fassen und

---

[2] Bei Teirich-Leube heißt es: «Wünsche hat in seiner Arbeit ‹Über ein Allgemeinsymptom bei Infektionen, zugleich eine Untersuchung reflektorischer Krankheitszeichen› die verschiedenen Tastqualitäten der Bindegewebszonen in der oberen Verschiebeschicht und bei ihrem Übergehen in die tieferen Schichten untersucht und die Befunde als ‹akute weiche Schwellung› – ‹chronische derbe Schwellung › – ‹Bindegewebsschwund› – ‹Übergangsform› (Zeichen der chronischen Schwellung in den oberen, der akuten Schwellung in den tiefen Schichten) und ‹Rezidivformen› (Umkehr der Übergangsform) gefunden. Für die krankengymnastische Behandlung in der Klinik sind diese Befunde interessant bei der Frage, wann der Zeitpunkt für die Bindegewebsmassage gekommen ist. Das von Wünsche mit ‹Bindegewebsschwund› gekennzeichnete Tastgefühl dürfte der Spannungserhöhung in der tiefen Verschiebeschicht entsprechen.»

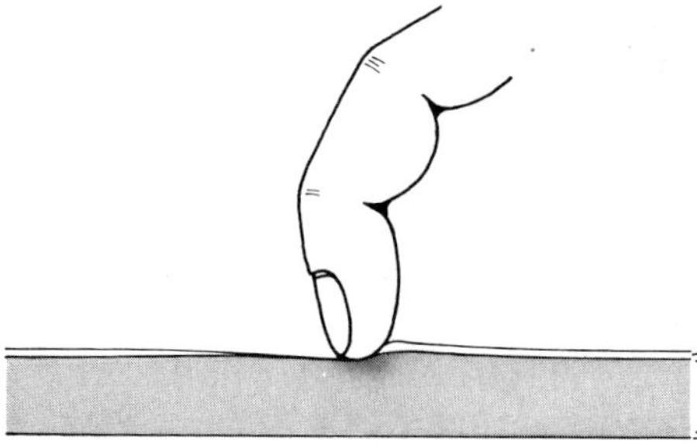

Abb. 24a: Zug in der oberen Verschiebeschicht zwischen Lederhaut und Unterhaut – halbschematische Darstellung

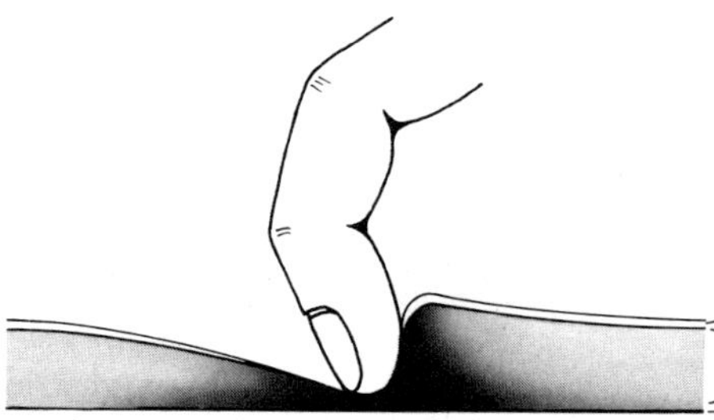

Abb. 24b: Zug in der tiefen Verschiebeschicht zwischen Unterhaut und Faszie – halbschematische Darstellung

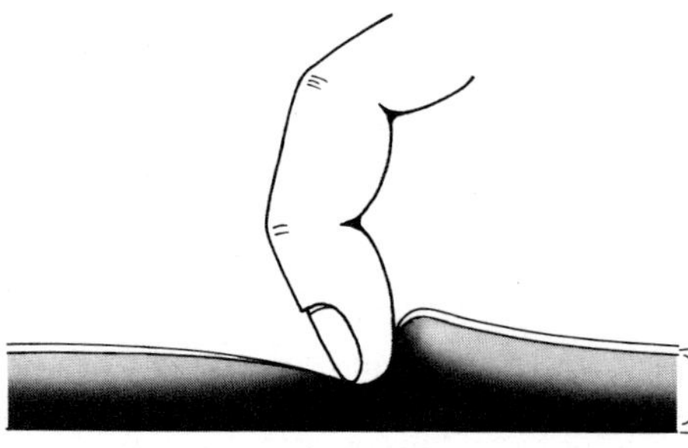

Abb. 24c: Zug in einer sog. «Zwischenschicht» (falsch!) – halbschematische Darstellung

weit von der Unterlage abheben. BgZ betreffen zwar die Unterhaut im ganzen, sie wirken sich aber am deutlichsten in den Verschiebeschichten aus, so daß diese für Diagnostik und Therapie von besonderer Bedeutung sind. Das Verschieben ist möglich:

- Zwischen Lederhaut und Unterhaut (der oberen Verschiebeschicht) (Abb. 24a); Veränderungen in dieser Schicht bezeichnen wir als *hautnahe BgZ*.
- Zwischen Unterhaut und Faszie (in der tiefen Verschiebeschicht) (Abb. 24b); Veränderungen in dieser Schicht bezeichnen wir als *fasziennahe BgZ*.
- An Faszien- und Muskelrändern – hier ist die gestörte Verschieblichkeit meistens mit einem Muskelhypertonus vergesellschaftet.

Hin und wieder bildet sich innerhalb der Unterhaut selbst eine Verschiebeschicht aus, wenn das Gewebe in der Tiefe so kompakt verändert ist, daß zwischen Unterhaut und Faszie kein Verschieben mehr möglich ist und der

Finger die Tiefe nicht erreicht. Teirich-Leube spricht in diesem Falle von einer **«Zwischenschicht»** (Abb. 24c). In ihr muß der Zugreiz der Bindegewebsmassage vermieden werden, weil er erfahrungsgemäß leicht vegetative Störungen und Fehlreaktionen auslöst, was an der genauen Grenze zwischen Unterhaut und Faszie kaum vorkommt.

Zur Beurteilung von Verhaftungen in den Verschiebeschichten sind bestimmte **physiologische Gegebenheiten** zu berücksichtigen.

Die *obere Verschiebeschicht* ist beim *Erwachsenen* mehr oder weniger nur angedeutet, so daß kaum ein Verschieben möglich ist. BgZ prägen sich deshalb hauptsächlich in der tiefen Verschiebeschicht aus. Nur bei *akuten Krankheiten* – wenn mehr oder weniger alle Schichten in Mitleidenschaft gezogen sind – und häufig noch geraume Zeit danach ist beim Erwachsenen die obere Verschiebeschicht beteiligt. Mit zunehmender Gesundung klingen die Zonen in dieser Schicht zuerst ab und sind nur noch in der Tiefe zwischen Unterhaut und Faszie mehr oder weniger deutlich ausgeprägt.[1] Jedes Krankheitsrezidiv läßt sie wieder in der oberen Schicht entstehen. Bei *Kindern* bis zu Beginn der Pubertät ist dagegen die tiefe Verschiebeschicht noch wenig ausgeprägt, so daß sich *BgZ nur als hautnahe Zonen* in der oberen Verschiebeschicht nachweisen lassen. Man nimmt an, daß die im Erwachsenenalter gut ausgeprägten Fettzellen die Verschieblichkeit der Unterhaut gegen die Faszie begünstigen. Im Kindesalter sind diese Strukturen noch im Werden. Das Fettgewebe ist kleinlappig und noch nicht auf Speicherung angelegt. Dadurch ist die tiefe Verschiebeschicht entsprechend geringer ausgebildet.

In der *tiefen Verschiebeschicht* ergeben sich Unterschiede im Grad der Verschieblichkeit durch:

- individuelle Prägung abhängig vom *Konstitutionstyp*. Das Gewebe des schlankwüchsigen Leptosomen ist in der Regel weich, elastisch und eher arm an Fettgewebe und relativ gut verschieblich. Das Gewebe des rundwüchsigen Pyknikers hat mehr Flüssigkeits- und Fettgehalt und ist im Vergleich weniger gut verschieblich.
- *Lebensalter.* Beim Säugling und Kleinkind ist das Körperoberflächengewebe noch sehr kompakt und nur mäßig verschieblich im Vergleich zum Erwachsenen (s. o.).
- *Geschlecht* und hormonelle Einflüsse. Schwer verschieblich ist z.B. das Gewebe junger Mädchen mit «Pubertätsspeck».
- *Lebensweise.* Übergewicht durch reichliche Nahrungsaufnahme und Bewegungsmangel können die Verschieblichkeit beeinträchtigen.
- *Körperregion.* Gute Verschieblichkeit stellen wir im Bereich des Brustkorbs fest, weniger gute am Gesäß und über dem *M. glutaeus maximus,* im Winkel zwischen Darmbeinkamm und Wirbelsäule – über dem *M. erector spinae* – sowie über Faszien- und Muskelrändern. Am geringsten ist sie im Bereich der Extremitäten und im Gesicht.

---

[1] Im Interesse ungehinderter Funktionsabläufe ist der Körper bestrebt, Störungen auszugleichen oder zu verlagern. Fasziennahe Veränderungen dringen nicht in dem Maße störend ins Bewußtsein wie hautnahe; denn keine Schicht hat so viele Rezeptoren und soviel Lokalisationsvermögen wie die Haut.

Schmerzempfindung

Während Haut- und besonders Muskelzonen häufig spontane Beschwerden machen, werden BgZ ihrem Träger erst beim Durchtasten und Behandeln bewußt; z. B. beim Abheben einer Gewebsfalte fühlt der Patient einen deutlichen Unterschied zur gesunden Seite. Das Gefühl ist dumpf oder schmerzhaft ziehend in der Tiefe. Das Gewebe reagiert empfindlicher und lebhafter auf mechanische Reize und braucht längere Zeit bis zum Abklingen von Reaktionen. Besonders bewegungsempfindlich sind nach unserer Erfahrung fasziennahe Organzonen im Rumpfbereich. Wie von Muskelzonen bekannt, sind auch sie reizbar durch:

- aktive Bewegung und Dehnlagerung benachbarter Muskeln;
- Massageformen mit ausgiebigen Bewegungen wie Verwindungen, Schüttelungen, Walkungen u. a.

Sie reagieren mit örtlicher Spannungssteigerung und Verschlimmerung bestehender Organstörungen und Beschwerden, was durch Anwendung der Bindegewebsmassage – der Unterhautfaszientechnik mit ihrer sparsamen Mechanik (s. S. 124 ff) und auch bei intensiven Muskelanspannungen (isometrischen Spannungen) – nicht der Fall ist. Der Patient fühlt bei ihrer Anwendung in der Regel das typische «Schneiden» (s. S. 88).

In der Praxis begegnet uns überwiegend das Gewebsbild nach abgeklungener akuter Krankheit oder bei chronischer Erkrankung. Der Grad der Gewebsspannung ist mehr oder weniger erhöht, das Volumen verringert (Einziehung), die Verschieblichkeit der Unterhaut besonders gegen die Faszie ist stark eingeschränkt mit unterschiedlichem Schmerzempfinden bei Manipulation (bei der Bindegewebsmassage: Schneidegefühl). Seltener finden wir den Grad der Gewebsspannung herabgesetzt, d. h. schlaffes Gewebe mit ausgesprochenem Spannungsverlust, das der Manipulation wenig Widerstand bietet, so daß eine Verschiebegrenze erst nach auffallend langem Weg erreicht wird. Veränderungen des Volumens und die Schmerzempfindung sind dabei relativ unauffällig. Wir finden dieses Bild bei Patienten in der Rekonvaleszenz nach schweren Allgemeinerkrankungen. Im Bereich von Becken und Hüften kann es im Spätwochenbett beobachtet werden, wenn die organische Rückbildung gestört oder verzögert ist. Bindegewebsmassage kann hier die Genesung wesentlich unterstützen.

Kontraindiziert ist jede Manipulation im akuten Krankheitszustand. Hier finden wir den Grad der Gewebsfestigkeit herabgesetzt, das Volumen vermehrt (Quellung), die Verschieblichkeit in der oberen und unteren Verschiebeschicht mehr oder weniger gestört und die Schmerzempfindung bei Manipulation deutlich gesteigert.

Es kann durchaus sein, daß unterschiedliche Befunde gleichzeitig miteinander auftreten. Das Gewebe kann in der Schulter-Nackenregion z. B. fest und kaum verschieblich sein, während es am Rücken oder im Kreuzbein-Hüftbereich auffallend schlaff und der Gewebswiderstand herabgesetzt ist. Wir sahen auch bereits, daß Einziehungen und Quellungen vergesellschaftet auftreten. Ebenso kann innerhalb eines Segmentes die obere Verschiebeschicht stark verhaftet sein, während die tiefe Verschiebeschicht dem schlaffen Bild entspricht oder umgekehrt.

Christel Heidemann beurteilt in ihrem Buch «Meridiantherapie»[1] Zonen mit erhöhter oder verringerter Spannung und die entsprechend veränderte Verschieblichkeit gleichwertig. Ihr therapeutischer Ansatz liegt im Bereich von vermindert gespanntem Gewebe und nicht wie bei Dicke, Teirich-Leube und anderen Autoren im Bereich der erhöht gespannten Regionen oder deren Randgebiete.

2. Die Bedeutung der Bindegewebszonen

Bindegewebszonen haben diagnostische und therapeutische Bedeutung.

a) Diagnostische Bedeutung

Sie besteht im Hinweis auf den Ort der Erkrankung bzw. Störung. Im Unterschied dazu steht der klinische Befund, der über die Art der Erkrankung etwas aussagt, was der Bindegewebsbefund nicht vermag. Die BgZ drückt allenfalls noch die Intensität der Erkrankung aus; aber auch nicht in jedem Falle entspricht der Grad der Gewebsveränderung dem der Erkrankung.

BgZ lassen sich nachweisen:

- In direktem Zusammenhang mit akuten Erkrankungen und/oder funktionellen Störungen innerer Organsysteme und Gefäße. Sie liegen in den organzugehörigen Segmenten oder Segmentabschnitten (z.B. lassen sich bei Störungen des Leber-Gallensystems die entsprechenden Leber-Gallenzonen nachweisen).
- Im Zusammenhang mit Wirbelsäulen-, Gelenk- und weichteilrheumatischen Erkrankungen (z.B. Frakturen, Myalgien, Narben), überwiegend an den Extremitäten.
- In organzugehörigen Segmenten, ohne daß das betreffende Organ nachweisbar erkrankt ist. So läßt sich z.B. eine Leber-Gallenzone nachweisen ohne die geringsten Störungen des Leber-Gallensystems.

Teirich-Leube bezeichnete solche Zonen als **«klinisch stumme»** BgZ. Sie schreibt dazu: «Der Bindegewebstastbefund muß hier als Ausdruck der Disposition, der besonderen Ansprechbarkeit des Körpers für Störungen und Erkrankungen eben dieses Organs aufgefaßt werden. Wie die leptosome und pyknische Konstitution erfahrungsgemäß eine Neigung zu bestimmten Störungen und Beschwerden haben, lassen die BgZ eine entsprechende Anlage der

[1] Das Buch «Meridiantherapie» trägt den Untertitel «Die Wiederherstellung der Ordnung lebendiger Prozesse». Es befaßt sich mit der Energielehre der chinesischen Medizin und beschreibt unter anderem die Möglichkeit, Techniken der Bindegewebsmassage im Bereich der chinesischen Meridiane anzuwenden.

inneren Organe und des Gefäßsystems erkennen.» Sie deuten damit gewissermaßen auf einen Ort geringeren Widerstandes hin, der unter ungünstigen Bedingungen (Streß u.a.) zu Beschwerden Anlaß geben kann, aber bei gleichmäßiger, angemessener Lebensführung völlig störungsfrei bleibt. Klinisch stumme Zonen finden sich vorwiegend bei jungen Menschen, die noch keinerlei Streßsituationen ausgesetzt waren. Entsprechende Organstörungen müssen von ihnen verneint werden, werden aber nicht selten in der Familienanamnese spontan angegeben. Inwieweit früher durchgemachte Erkrankungen eine BgZ geprägt haben, wie Teirich-Leube annahm, oder ob hier von Anfang an eine klinisch stumme Zone – im Sinne konstitutioneller Prägung der Unterhaut – vorhanden war, ist zur Zeit noch fraglich. Bisherige Beobachtungen lassen letzteres vermuten.

Auf der Grundlage dieser Auffassung der BgZ ist es verständlich, wenn bei Erkrankungen und Beschwerden nicht nur die jeweiligen zum derzeitigen Krankheitsgeschehen gehörenden BgZ, sondern weitere und u. U. sogar stärker ausgeprägte, aber klinisch stumme Zonen festgestellt werden können.

Folgende Möglichkeiten sind zu beobachten:
- die zu dem jeweiligen Krankheitsbild gehörigen Zonen sind in erwarteter Weise vorhanden und andere BgZ sind nicht festzustellen;
- die zu dem jeweiligen Krankheitsbild gehörigen Zonen sind in erwarteter Weise vorhanden, zusätzlich sind klinisch stumme Zonen festzustellen;
- die zu dem jeweiligen Krankheitsbild gehörigen Zonen sind nur angedeutet vorhanden, während die zusätzlich festgestellten klinisch stummen Zonen sehr deutlich sicht- und tastbar sind;
- bei klinisch gesunden Menschen finden sich häufig BgZ, ohne daß Beschwerden angegeben werden könnten – also klinisch stumme Zonen.

b) Therapeutische Bedeutung

Die therapeutische Bedeutung der BgM besteht in der Möglichkeit, vegetative Regulationsmechanismen zu beeinflussen, die auf innere Organsysteme, Gefäße und Nerven und die Gewebe der Körperdecke und des Bewegungsapparates einwirken können. Die BgM hat einen gewissen «Normalisierungseffekt» auf Organfunktionen und die periphere Gewebsspannung. Letztere ist besonders dann für die Behandlung von Bedeutung, wenn die BgZ Ursache kuti-viszeraler Reaktionen ist und einen Circulus vitiosus unterhält.

Im einzelnen läßt sich folgendes feststellen:
- Eine Anregung der örtlichen und allgemeinen Durchblutung. Dieser Punkt tritt immer zuerst und auch am deutlichsten in Erscheinung, er fehlt bei kaum einer Behandlung.
- Schmerzminderung oder vollständige Schmerzfreiheit bei schmerzhaften funktionellen Störungen.
- Normalisierung der Organfunktionen in bezug auf die Vasomotorik, vegetative Motilität und Sekretion.
- Ein Ausgleich der Gewebselastizität. Das betrifft in erster Linie die Kompo-

nente der Verschieblichkeit, während eine Normalisierung der Konsistenz und des Volumens im Sinne von Einziehungen und Quellungen nur sehr begrenzt zu erwarten ist.

Bei Gewebsverhaftungen und gestörter Verschieblichkeit der Schichten gegeneinander in tangentialer Richtung erreicht die BgM eine eindeutige Verbesserung. Auch schlaffes Gewebe kann bis zu einem gewissen Grad beeinflußt werden, es wird straffer, eine relative Zunahme des *Turgors* ist möglich. Gewebskonsistenz und Volumen sind am ehesten zu beeinflussen, wenn sie durch kurzdauernde akute Erkrankungen verändert wurden. Bei rezidivierenden und chronischen Erkrankungen ist die örtliche Trophik in der Regel so verändert und manifest, daß eine Beeinflussung durch BgM nicht oder kaum möglich ist. Dasselbe gilt, wenn Konsistenz und Volumen im Sinne einer klinisch stummen Zone verändert sind.
Es war die Vorstellung in den Anfängen der Methode, daß eine Bindegewebszone sich wie eine Headsche Zone verhalten würde, die mit der Erkrankung bzw. Störung entsteht und mit der Genesung früher oder später abklingt und vollständig verschwindet. Doch die Erfahrung hatte gezeigt, daß manche Gewebsveränderungen bei der Genesung und selbst bei absoluter Beschwerdefreiheit unverändert bestehen blieben. Diese Tatsache erst veranlaßte Teirich-Leube dazu, von einer «stummen» Zone zu sprechen.

- Eine Verbesserung der Gelenkfunktion bei Störungen mit Bewegungseinschränkungen. Selbst wenn die Bewegungsbehinderung nicht im Vordergrund der Behandlung steht, ist ihre Beeinflussung sehr oft ein positives Begleitresultat. Die Bewegung wird müheloser, beschwerdefreier, und ihr Ausmaß kann sich etwas vergrößern.

Im Rahmen der Behandlung kommt den «klinisch stummen» BgZ eine besondere Bedeutung zu, wenn sie mit anderen Zonen, die im direkten Zusammenhang mit dem akuten Krankheitsgeschehen stehen, gleichzeitig vorhanden sind. Sie können die akuten Störungen und die akute BgZ beeinflussen und müssen deshalb unbedingt mit in die Behandlung einbezogen werden. Es ist darum verständlich, daß es für die Anwendung einer BgM kein festes Schema geben kann und darf, sondern der Therapeut muß sich ständig am individuellen Bild des Patienten und seiner wechselnden Reaktionen – selbst innerhalb einer Behandlung – orientieren.

3. Untersuchung des Gewebes auf Bindegewebszonen

BgZ werden ermittelt durch **Sehen** und **Tasten**. Störungen und Erkrankungen innerer Organsysteme beeinflussen die Körperdecke besonders im Rumpfbereich, so daß BgZ hier am ausgeprägtesten sind. Dabei lassen sie sich leichter dorsal als ventral feststellen, so daß die Untersuchung vorrangig am Rücken durchgeführt wird.

Lagerung des Patienten

Zur Untersuchung muß der Patient bis übers Gesäß entkleidet sein und aufrecht sitzen ohne übertriebene Rückenstreckung. Der Kopf ist geradeaus gerichtet, die Füße stehen mit ganzer Sohle auf fester Unterlage (Fußboden, Schemel). Hüft- und Kniegelenke sind annähernd rechtwinklig. Der Schultergürtel ruht auf dem Brustkorb, die Oberarme hängen seitlich am Rumpf, und die Hände liegen locker auf den Oberschenkeln (Abb. 25). Der Untersucher sitzt hinter dem Patienten auf gleicher Höhe oder etwas tiefer – wenn die Beckenregion beurteilt wird – im günstigen Abstand vom Patienten so, daß er ohne umständlichen Stellungswechsel lediglich durch geringe Gewichtsverlagerung alle Rumpfbereiche geschickt erreichen kann.

Zur Untersuchung der vorderen Rumpfseite und der Extremitäten liegt der Patient bequem auf dem Rücken mit etwas erhöhtem Kopfteil und hat die Arme entspannt neben dem Rumpf (Abb. 26).

Die zu beurteilenden Körperteile müssen günstig beleuchtet sein. Kälteempfindliche Patienten sollen soweit wie möglich zugedeckt bleiben und beim Behandeln im Sitzen vorne bekleidet sein. Es empfiehlt sich eine Raumtemperatur von 25–26 °C.

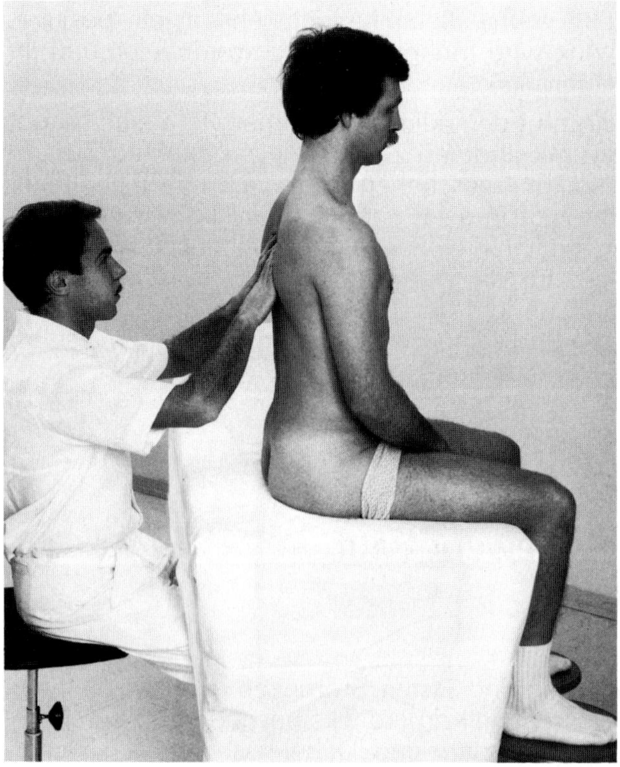

Abb. 25: Untersuchung dorsal am Rumpf

a) Das Sehen (Inspektion) der Bindegewebszonen
Es ist in erster Linie das veränderte Volumen – Einziehung oder Quellung, die dem Untersucher ins Auge fallen und gewisse Hinweise auf Gewebsveränderungen geben. Das gilt allerdings nur für fasziennahe BgZ. Hautnahe Zonen verändern allenfalls Hautfärbung, Hautglanz, Venenzeichnung u.ä., nicht aber das Volumen.

Verändertes Gewebsvolumen ist in der Regel:
- gut sichtbar schon bei geringer Spannungserhöhung über Gesäß, Hüften, Kreuzbein, auf dem Brustkorb, zwischen und auf den Schulterblättern;
- weniger gut sichtbar im Paravertebralbereich;
- nur in Ausnahmefällen sichtbar an der vorderen Rumpfwand und an den Extremitäten.

Die sichtbaren Veränderungen in den unteren dorsalen Brustkorbabschnitten sind in jedem Falle erst durch Tasten zuverlässig zu beurteilen. Sie sind u.U. mitverursacht durch asymmetrische Entwicklung der Körperseiten. Beim Erwachsenen sind sie oft verstärkt durch:
- Rechts-Linkshändigkeit. Mit dem jeweiligen Arm entwickelt sich auch die Rückenmuskulatur kräftiger und beeinflußt das Oberflächenrelief.
- Gewohnheitsmäßige Tätigkeit, z.B. durch Sitz- und Schreibhaltung. Sie prägen die Wirbelsäulenhaltung und damit die Rückenmuskulatur und das Relief.
- Leichte Fehlhaltung der Wirbelsäule, die für die Gesundheit belanglos ist und ihrem Träger oft gar nicht bewußt wird.

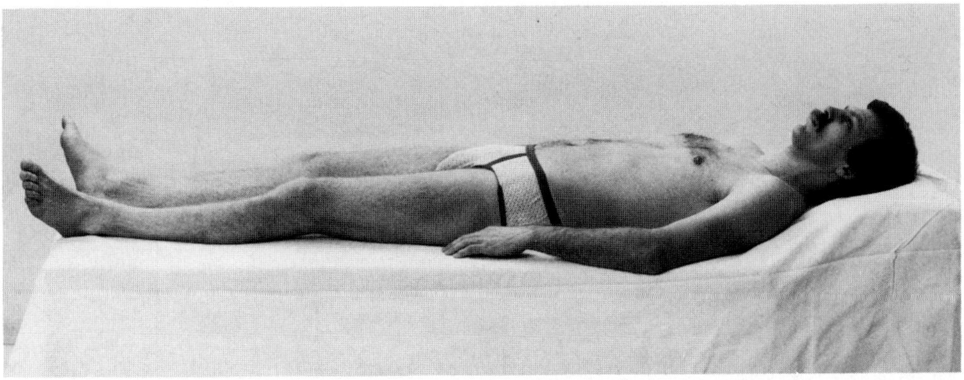

Abb. 26: Rückenlage zur Untersuchung ventral am Rumpf und an den Extremitäten

Schema der gut sichtbaren Bindegewebszonen und die häufigsten Begleitbeschwerden

Es sind die BgZ dargestellt, die erfahrungsgemäß immer gut sichtbar sind. Sie sind nach ihrer Organbeziehung bezeichnet.

Arterielle Gefäßzone der Beine: Breitflächige und schnurartige Einziehung im

Bereich des Gesäßes. Bei stark ausgeprägten Zonen scheint der Patient nur noch auf den analfaltennahen Abschnitten zu sitzen. Bei einseitiger Erkrankung sind die Zonen einseitig vorhanden (Abb. 27).

Begleitbeschwerden: Die betroffene Hautregion fühlt sich kalt an, ist grau oder livid verfärbt und äußerst schmerzhaft bei Bewegung oder bereits in Ruhe.

Blasenzone: Etwa fünfmarkstückgroße Einziehung am oberen Ende der Analfalte (Abb. 28).

Begleitbeschwerden: Reizempfindlichkeit der Blase bei Abkühlung, häufiges Wasserlassen bei kalten Füßen oder seelischer Erregung (Examen u. ä.), kalte Füße beim Zubettgehen u. U. kalt bis zu den Knien.

Dickdarmzone: Ein 5–8 cm breites, eingezogenes Band, das beidseitig vom mittleren Drittel des Kreuzbeins nach schräg außen unten verläuft (Abb. 29).

Begleitbeschwerden: Neigung zu Verstopfung, bei Frauen besonders vor der Periode, auf Reisen, bei Erwartungsspannung, Wechsel von Tag- zu Nachtschicht und umgekehrt bei bestimmten Berufen, Diätumstellung u. ä. (die Zone ist immer beidseitig).

Venen-Lymphzone: Ein etwa 5 cm breites, eingezogenes Band, vom mittleren Drittel des Kreuzbeins parallel zu den Darmbeinkämmen über dem *M. glutaeus medius* nach vorn verlaufend (Abb. 30).

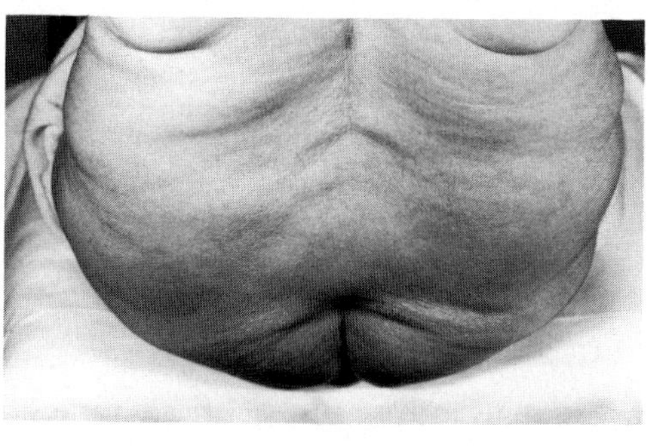

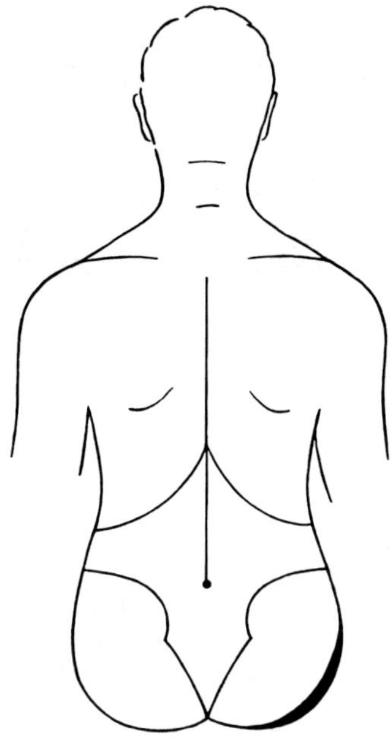

Abb. 27: Rückenbild und schematische Darstellung der arteriellen Gefäßzone der Beine, rechts

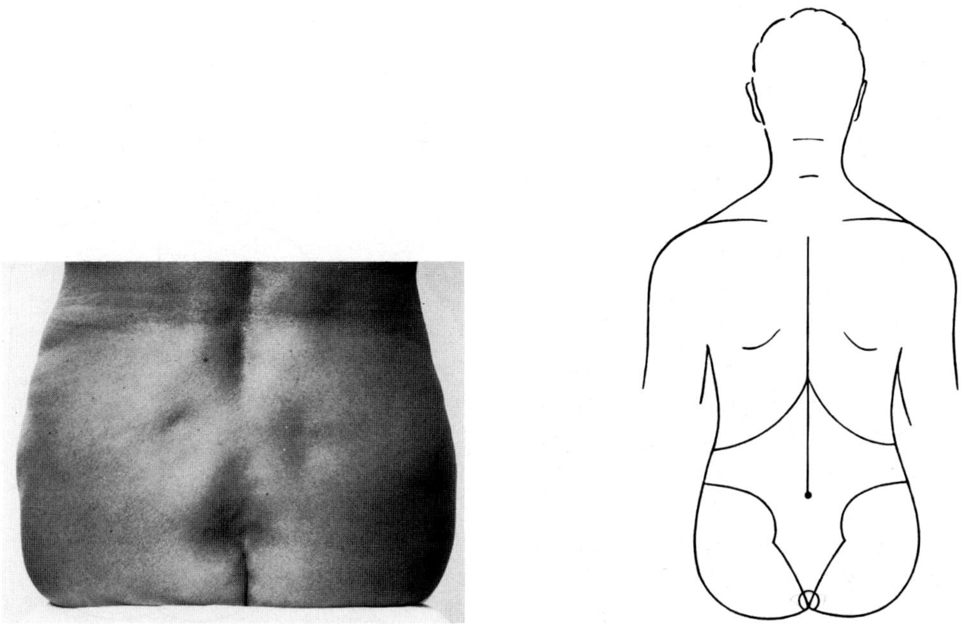

Abb. 28: Rückenbild und schematische Darstellung der Blasenzone

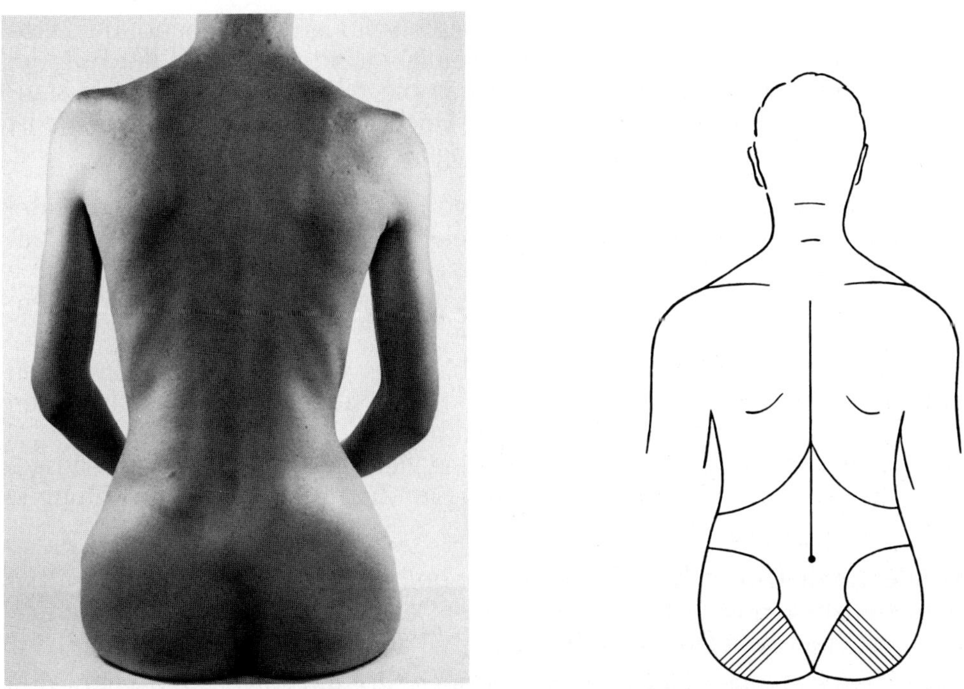

Abb. 29: Rückenbild und schematische Darstellung der Dickdarmzone bei Obstipation

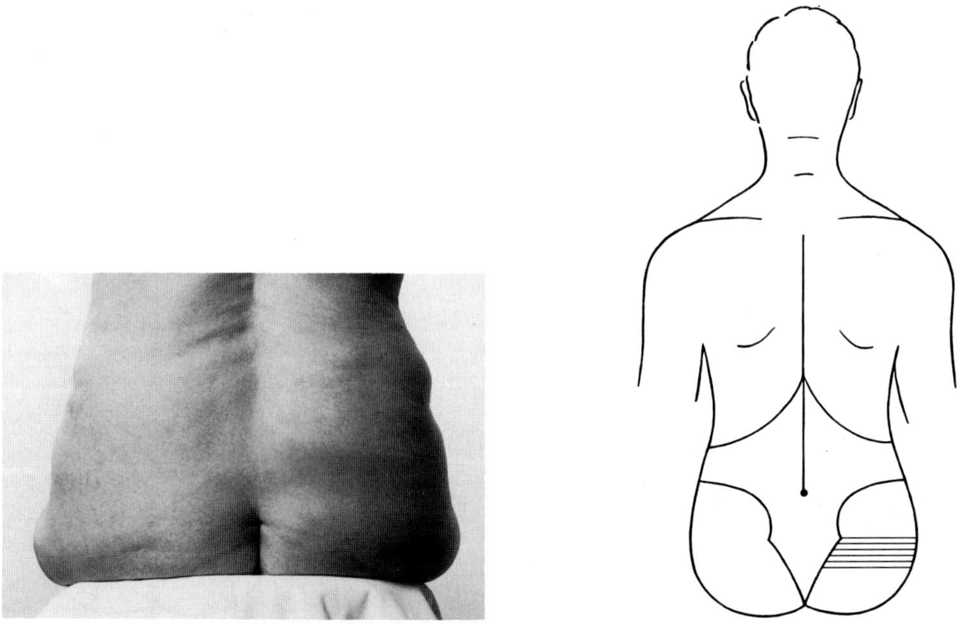

Abb. 30: Rückenbild und schematische Darstellung der Venen-Lymphzone rechts

Begleitbeschwerden: Neigung zu Knöchelschwellungen am Abend, bei Hitze der statischer Überlastung, bei Frauen häufig vor oder während der Periode; schwere, müde Beine, Fuß- und Wadenkrämpfe, nächtliche Parästhesien, statische Beschwerden nach Frakturen und Weichteilverletzungen. (Die Zone ist jeweils auf der erkrankten Seite ausgeprägt).

Kleine Genitalzone (*Menseszone*): Flächige Einziehung auf dem oberen Drittel des Kreuzbeins in Höhe der Sakroiliakalgelenke (Abb. 31). Hormonelle Kontrazeptiva (Pille, Minipille, Dreimonatsspritze u.a.) bewirken eine Aufquellung des Gewebes. Die Zonen sind darum nicht mehr eindeutig sichtbar, in jedem Falle aber tastbar.

Begleitbeschwerden: Schmerzhafte Regelblutung, verkürzte Intervalle zwischen den Monatsblutungen – Dysmenorrhoe –, Rücken- und Unterleibsschmerzen während der Menstruation, Zwischenblutungen.
Am männlichen Rücken ist die Einziehung vielfach in gleicher Weise ausgeprägt. Nach unseren Erfahrungen steht sie im Zusammenhang mit Störungen und Erkrankungen der Hoden.

Große Genitalzone *(Hypomenorrhoezone):* Großflächige Einziehung über dem Kreuzbein und dem dorsalen Teil der Darmbeinkämme. Sie erweckt den Eindruck einer Reliefarmut (Abb. 32).

Begleitbeschwerden: Neigung zu verlängerten Intervallen zwischen den Monatsblutungen und zu verlängerter Blutungsdauer (4–6 Tage), Neigung zu

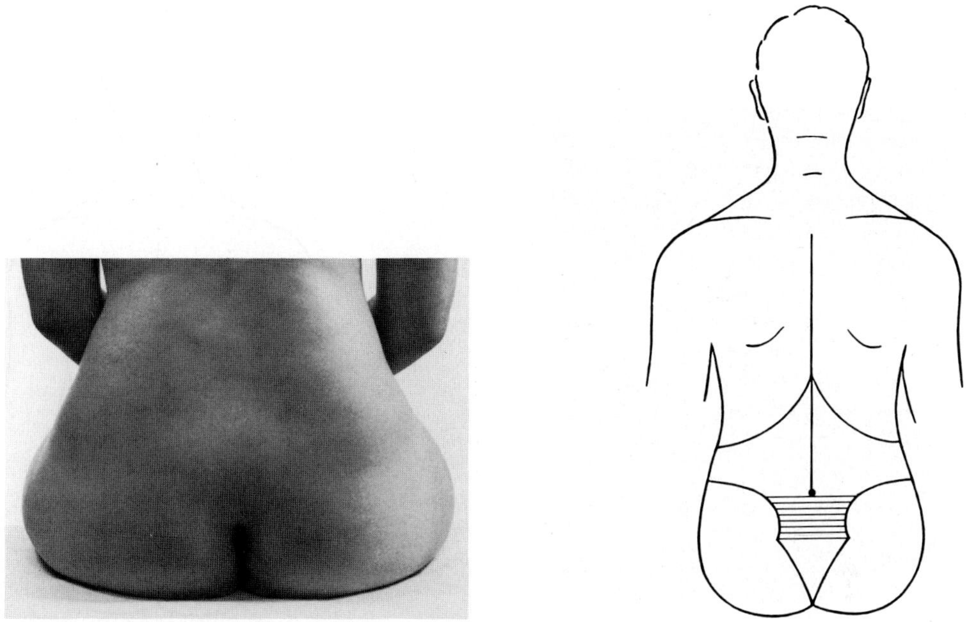

Abb. 31: Rückenbild und schematische Darstellung der kleinen Genitalzone

sekundärer Armenorrhoe bei ungewohnter physischer oder auch psychischer Überlastung. (Die Zone ist besonders ausgeprägt bei verspäteter Menarche und infantilem Genitale).

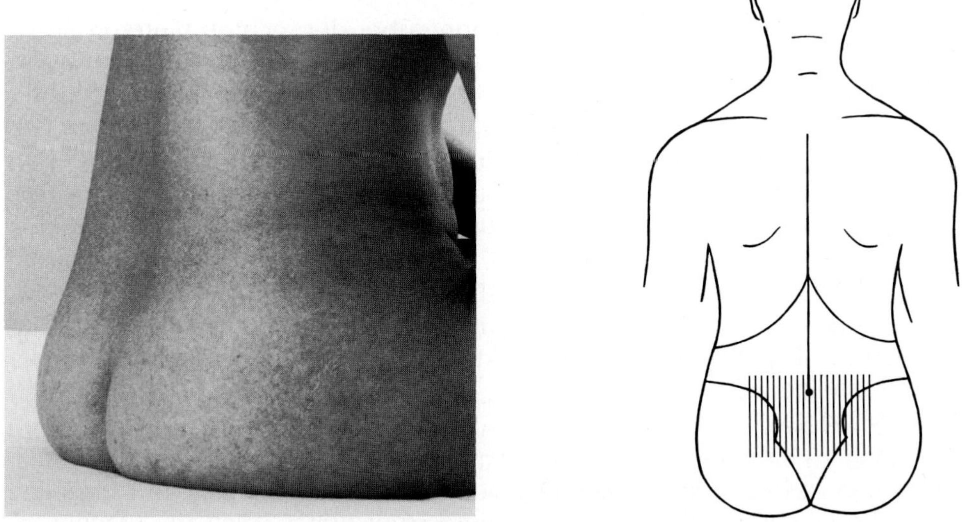

Abb. 32: Rückenbild und schematische Darstellung der großen Genitalzone

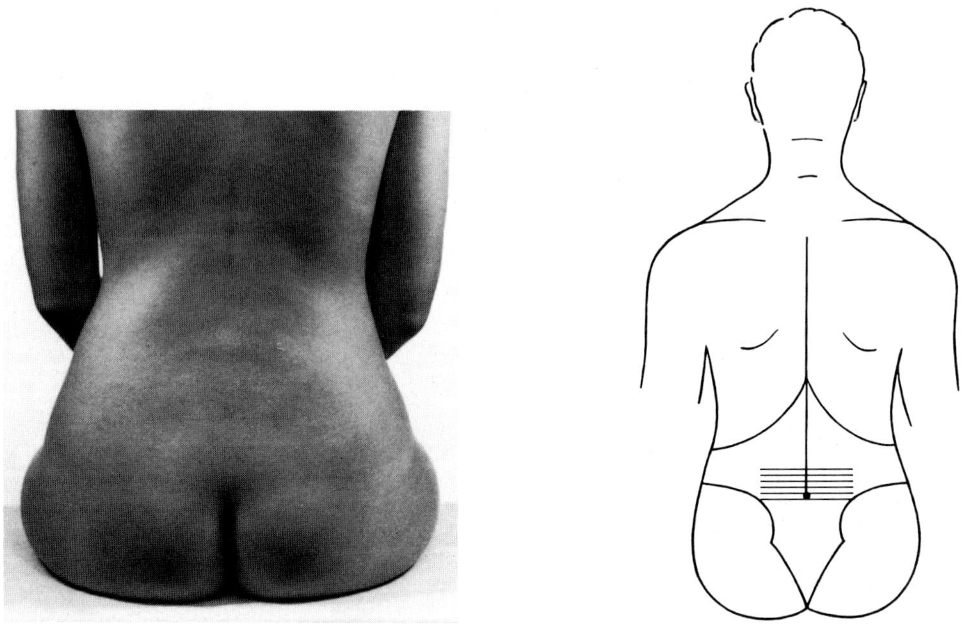

Abb. 33: Rückenbild und schematische Darstellung der Dünndarmzone

Dünndarmzone: Flächige Einziehung oberhalb des Kreuzbeins direkt über der kleinen Genitalzone (Abb. 33).

Begleitbeschwerden: Neigung zu Durchfällen oder beschleunigter Verdauung bei Diätfehlern oder seelischer Belastung (Examensangst u. ä.).

Leber-Gallenzone: Breitflächige Einziehung über der rechten hinteren Brustkorbseite, besonders auffällig zwischen unterem Schulterblattwinkel und Wirbelsäule und auf dem seitlichen Rippenrand (Abb. 34).

Begleitbeschwerden: Abneigung gegen fette Speisen, u. U. bereits beim Gedanken daran, Abneigung gegen Hülsenfrüchte, Bevorzugung von Butter als Speisefett. Patienten geben oft an, daß sie nicht gerne morgens zeitig frühstücken, sondern lieber später am Vormittag, auch Kaffee wird nicht gut vertragen. Bei und nach Hepatitis mit funktionellen Leberstörungen klagen die Patienten über Völlegefühl und Druck im rechten Oberbauch nach dem Essen.

Magenzone: Breitflächige Einziehung über der linken hinteren Brustkorbseite und dem linken Schulterblatt – punktförmige Einziehung lateral unter der Spina scapulae links (Abb. 35).

Begleitbeschwerden: Magendruckgefühl und Schmerzen nüchtern, nach dem Essen, bei zu hastigem Essen und zu kalten Speisen, bei seelischer Belastung. (Die Zone ist besonders ausgeprägt bei Gastritis, Magenulkus, funktionellen Magenbeschwerden aller Art, Hyper- und Hypazidität, auch bei Magensenkung, sofern sie Beschwerden macht).

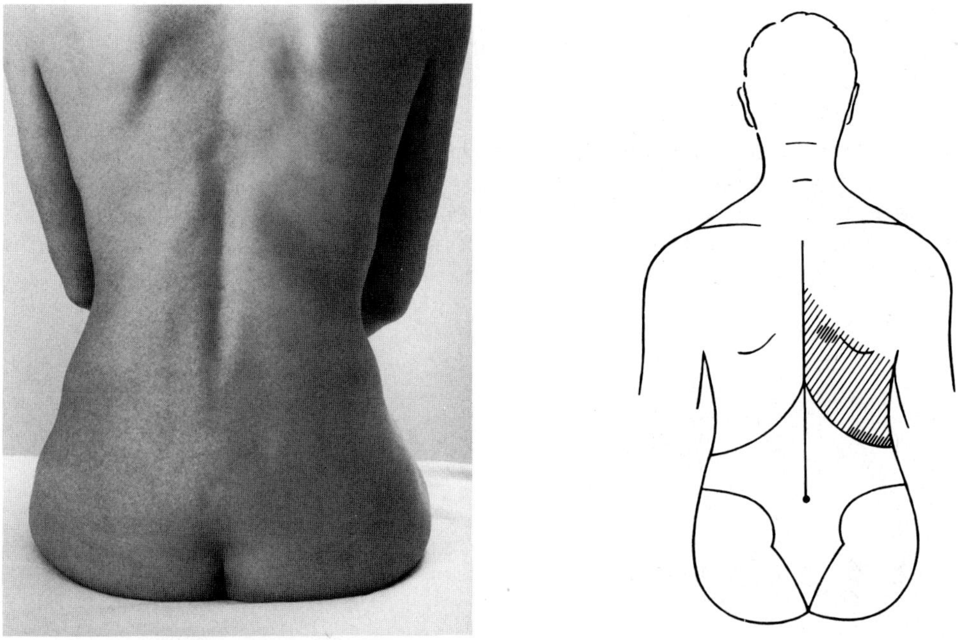

Abb. 34: Rückenbild und schematische Darstellung der Leber-Gallenzonen

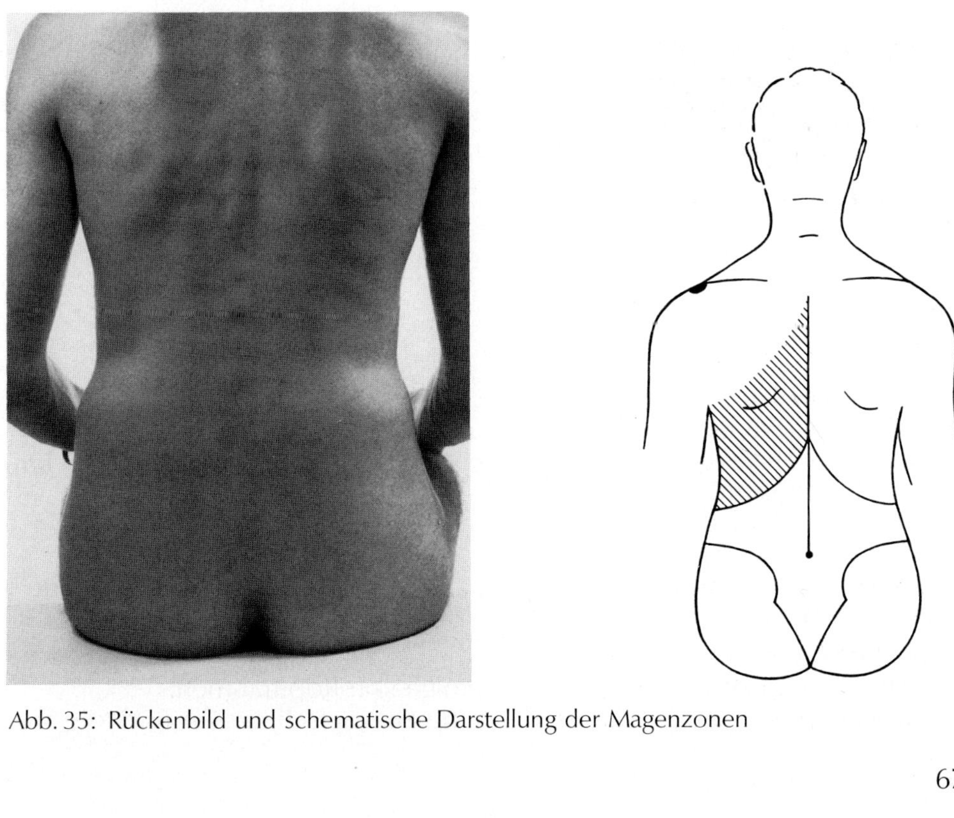

Abb. 35: Rückenbild und schematische Darstellung der Magenzonen

Herzzone: Breitflächige Einziehung über der linken hinteren Brustkorbseite – bandförmige Einziehung über dem unteren Schulterblattwinkel bis zur Achselhöhle verlaufend. Die Zone deckt sich weitgehend mit der Magenzone (Abb. 36).

Begleitbeschwerden: Stechen über dem Herzen, besonders beim Treppensteigen und auf ansteigenden Wegen, Herzunruhe, Herzklopfen und Atembeklemmungen bei längerem Liegen auf der linken Seite; als Schlaflage wird die rechte Seite bevorzugt. (Besonders ausgeprägt sind die Zonen bei Koronarinsuffizienz und Herzmuskelerkrankungen).

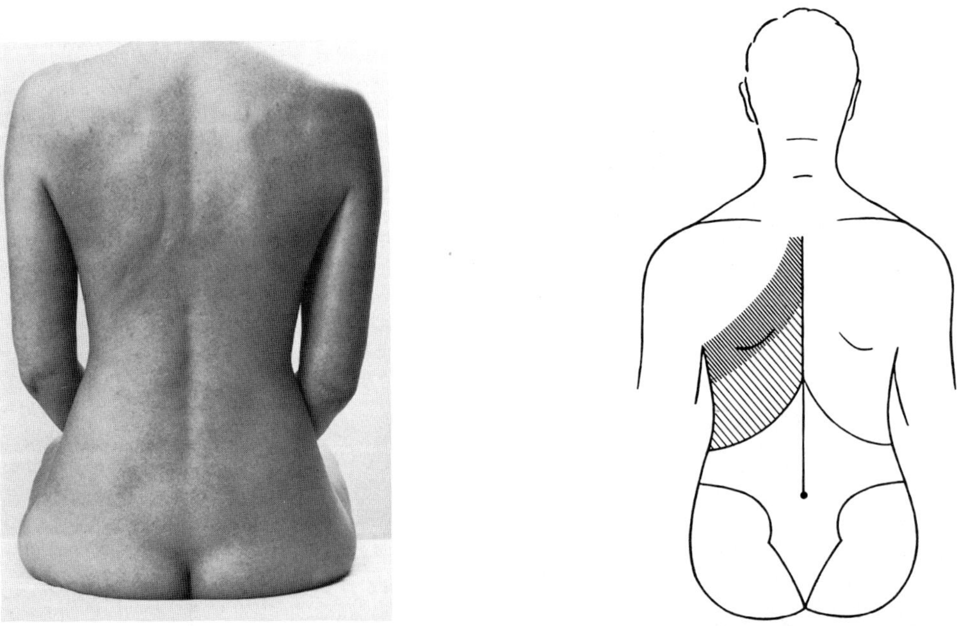

Abb. 36: Rückenbild und schematische Darstellung der Herzzone

Kopfzonen:
- Ringförmige Einziehung über dem *M. trapezius* am Übergang von Schulter/Nacken (Nackenband) – besonders nach Kopftraumen.
- Besonders charakteristisch ist die flächige Einziehung zwischen den Schulterblättern (Abb. 37)
- Einziehung über den unteren Rippen rechts und links der Wirbelsäule – selten sichtbar.
- Flächige Einziehung im unteren Kreuzbeindrittel oberhalb der Blasenzone – selten sichtbar.

Begleitbeschwerden:
- Beim Nackenband Kopfschmerzen infolge von Kopftraumen.
- Zwischen den Schulterblättern: Neigung zu Kopfschmerzen und Migräne,

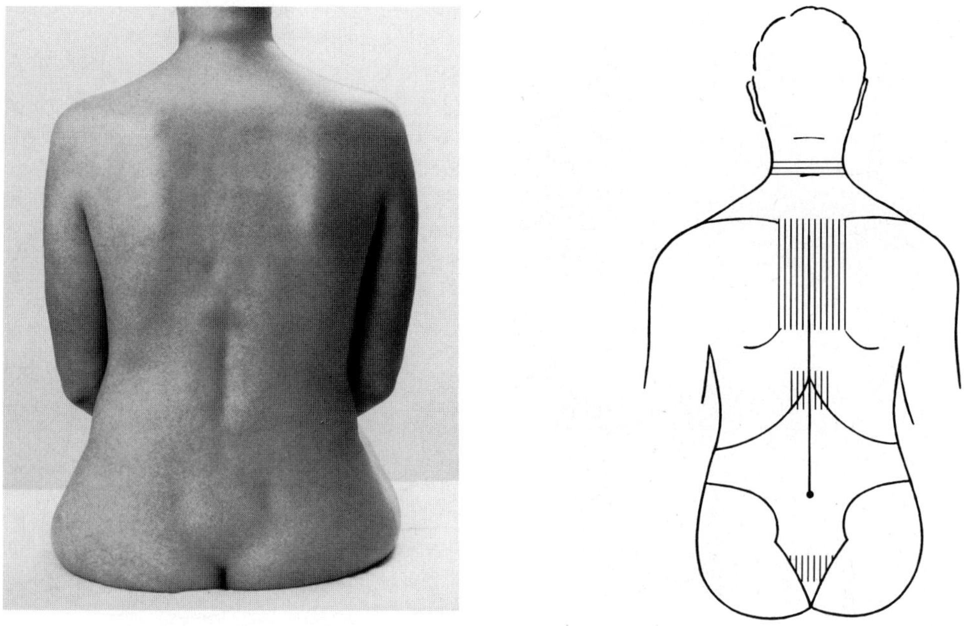

Abb. 37: Rückenbild (die Einziehung oberhalb der Blasenzone ist nicht sichtbar) und schematische Darstellung der Kopfzonen

häufig auch vor der Menstruation, chronischer Kopfschmerz, Schlafstörungen, Konzentrationsschwäche.

Lungen- und Bronchialzonen liegen paravertebral und können vom Hinterhaupt bis zum Kreuzbein reichen (s. Abb. 149, S. 239). Die Zonen sind nicht sichtbar, nur tastbar.

Arterielle Gefäßzone der Arme: Flächige Einziehung auf dem Schulterblatt und über dem hinteren Abschnitt des *M. deltoideus* – sein Muskelrelief erscheint abgeflacht (Abb. 38).

Begleitbeschwerden: Nächtliche Parästhesien in Fingern, Händen, Armen, Absterben der Finger, kalte Hände, dicke Finger morgens beim Aufwachen (die Zone ist jeweils auf der erkrankten Seite ausgeprägt).

BgZ im Zusammenhang mit Erkrankungen von Lunge/Bronchien, Pankreas und Nieren sind in der Regel nicht sichtbar.

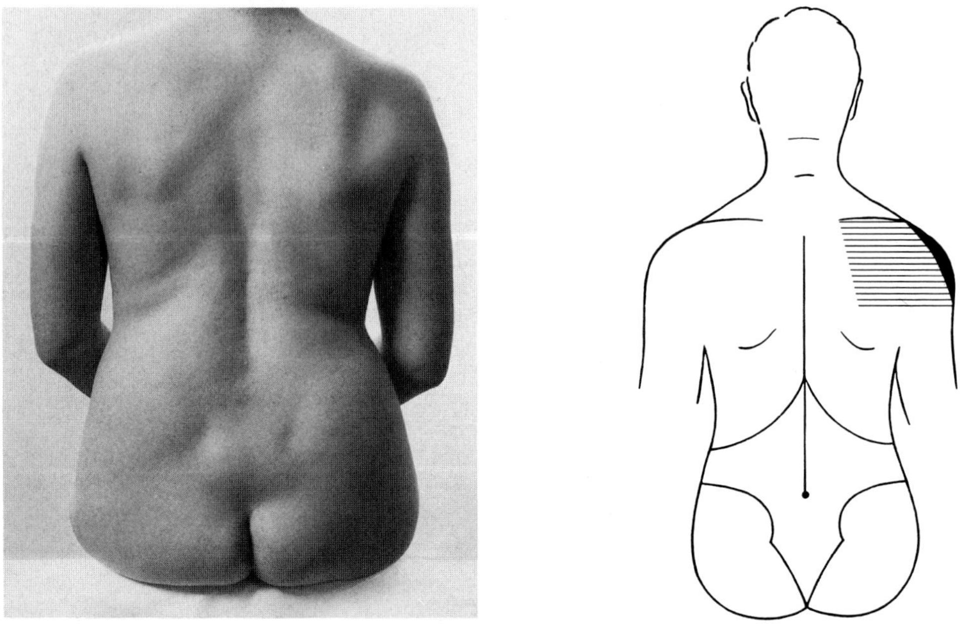

Abb. 38: Rückenbild und schematische Darstellung der arteriellen Gefäßzone der Arme, rechts

b) Das Tasten (Palpation) der Bindegewebszonen

Der Bindegewebstastbefund bestätigt und ergänzt den Sichtbefund. Er ist die unerläßliche Grundlage jeder Behandlung mit Bindegewebsmassage.

Wer sich vor Erlernung der BgM mit anderen Massagemethoden beschäftigt hat, muß sich bei der Bindegewebstastung und bei der Ausführung der Massage vollständig umstellen. Während bei jeder anderen Gewebstastung oder Massage das gewebliche «Stoffgefühl» erfaßt werden soll und entsprechend beurteilt und behandelt werden muß, handelt es sich bei der Bindegewebsmassage ausschließlich um die Verschiebung der Gewebsschichten, die unabhängig von der weicheren oder härteren Konsistenz (Hautturgor, rheumatische Knötchen im Unterhautgewebe, gelotische Veränderungen in der Muskulatur) des subkutanen Gewebes durchzuführen ist. Die Konsistenz des Gewebes ist lediglich für die Spannungsbildung wichtig; bei weichem, flüssigkeitsarmem Gewebe bleibt auch bei starker Spannung noch eine Verschiebung möglich, bei flüssigkeitsreichem, härterem Gewebe ist oft schon bei mäßiger Zonenbildung die Verschiebbarkeit verringert.

Das Tasten erfolgt in der oberen und tiefen Verschiebeschicht, einmal durch

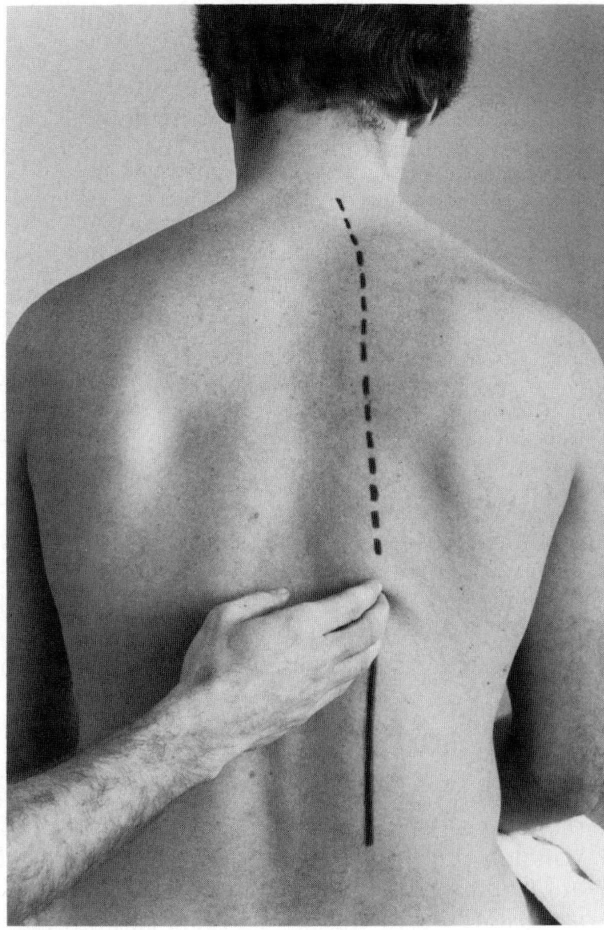

Abb. 39: Zug in der oberen Verschiebeschicht mit dem «paravertebralen Längsgang»

Verschieben der Schichten gegeneinander, zum anderen durch das Abheben einer Haut- bzw. Unterhautfalte.

1 Das Ertasten **hautnaher BgZ** in der oberen Verschiebeschicht ist an allen Körperteilen möglich durch

- **Verschieben** der Lederhaut gegen die Unterhaut mit den Arbeitsgängen der *Hauttechnik*, wie auf S. 118f beschrieben, oder mit dem *paravertebralen Längsgang* (Abb. 39), früher als diagnostischer Strich bezeichnet. Er führt durch die thorakalen und zervikalen Segmente am Rumpf. Der Patient sitzt dabei mit leicht gebeugtem Rücken, um das Gewebe etwas zu dehnen, wodurch die Zonen besser tastbar sind. Der Behandler arbeitet mit der gleichseitigen Hand (d.h. mit der rechten Hand an der rechten Rumpfhälfte bzw. mit der linken Hand an der linken Seite).

  Er setzt die Fingerkuppen des 3. und 4. Fingers mit der Ulnarseite ca. 2–3 cm neben dem 5. LWD an und zieht langsam auf der rechten und linken Seite nacheinander parallel zur Wirbelsäule aufwärts bis zum 7. HWD. Bei erhöhter Gewebsspannung muß der Strich u.U. vorher abgebrochen werden; wenn von vornherein klar ist, welche BgZ bei der Störung vorhanden ist, verzichtet man ganz auf diesen Zug. Bei vegetativer Empfindlichkeit löst er leicht ungünstige Reaktionen aus (z.B. Kreislaufkollaps).

- Das sanfte **Abheben einer Hautfalte** an sich entsprechenden Stellen der rechten und linken Körperseite oder näher benachbarter Stellen gibt Aufschluß über Veränderungen und Verschieblichkeit zwischen Lederhaut und Unterhaut.

2 Das Ertasten **fasziennaher BgZ** in der tiefen Verschiebeschicht durch
- **flächiges Verschieben** der Unterhaut gegen die Faszie am Rücken. Der Therapeut arbeitet mit beiden Händen gleichzeitig an sich entsprechenden Stellen der rechten und linken Rumpfhälfte. Die Finger 2–4 werden in leichter Beugehaltung mit den Kuppen soweit ins Gewebe eingesenkt, bis die Faszie in der Tiefe als feste Unterlage spürbar ist. Dann erfolgt eine tangentiale Bewegung der Unterhaut gegen die Faszie bis an eine fühlbare Grenze – kein Gleiten auf der Haut! –, wodurch der Grad der Verhaftung ermittelt wird. Geringe Verhaftung erlaubt einen längeren Weg als starke Verhaftung.

Es ist ganz wesentlich, daß die beschriebene Manipulation einen exakten Beginn und eine eindeutige Verschiebung zwischen Unterhaut und Faszie hat und genau am Gewebswiderstand beendet wird. Jedes Hin- und Herbewegen bedeutet einen verstärkten mechanischen Reiz, der bereits vegetative Reaktionen auslösen kann, durch die das eigentliche Spannungsbild verändert wird.

Schema des flächigen Verschiebens (Abb. 40)

- Vom Gesäß zum Kreuzbeinrand hin (Untersuchung auf Blasenzone, Dickdarmzone bei Verstopfung und Venen-Lymphzone) (Abb. 40a);
- von den Hüften an den dorsalen Teil des Darmbeinkammes (Untersuchung auf Genitalzonen bei Hypomenorrhoe und Dysmenorrhoe) (Abb. 40b);
- von Hüften und Gesäß nach kranial zum Darmbeinkamm (Untersuchung auf arterielle Gefäßzone der Beine, Dickdarmzone bei Verstopfung und Venen-Lymphzone) (Abb. 40c);
- auf dem Kreuzbein von kaudal nach kranial (Untersuchung auf Blasenzone, Kopfzone, Genitalzonen bei Hypomenorrhoe und Dysmenorrhoe) (Abb. 40d);
- am oberen Rand des Kreuzbeins von kaudal nach kranial (Untersuchung auf Dünndarmzone) (Abb. 40e);
- rechts und links neben der Lendenwirbelsäule von kaudal nach kranial (Untersuchung auf Dünndarmzone und Nierenzone);
- rechts und links neben der unteren (Abb. 40f) und mittleren Brustwirbelsäule und zwischen den Schulterblättern (Abb. 40g) von kaudal nach kranial (Untersuchung auf Herz- und Magenzone links, auf Leber-Gallenzone rechts und beidseitig auf Lungen-Bronchial- und Kopfzonen);
- auf den Schulterblättern von kaudal nach kranial (Untersuchung auf Armzonen, links evtl. auf Magenzone) (Abb. 40h);
- rechts und links neben der oberen Brust- und unteren Halswirbelsäule von kaudal nach kranial (Untersuchung auf Kopfzonen) (Abb. 40i).

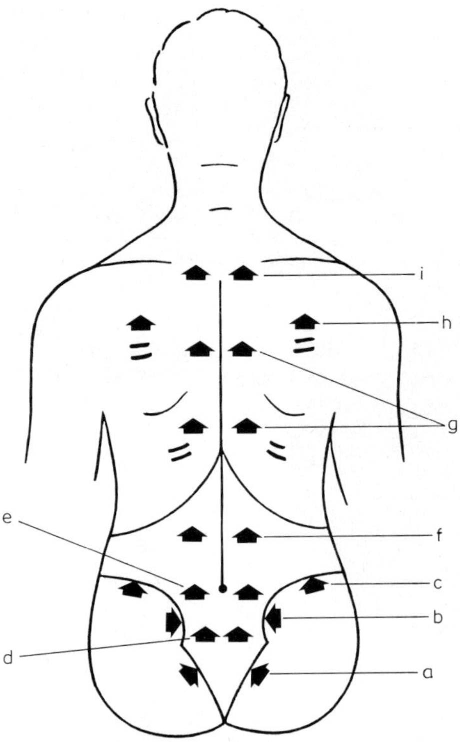

Abb. 40: Schema des flächigen Verschiebens – ⬆
und des Abhebens einer Gewebsfalte – (=) zur Feststellung von BgZ

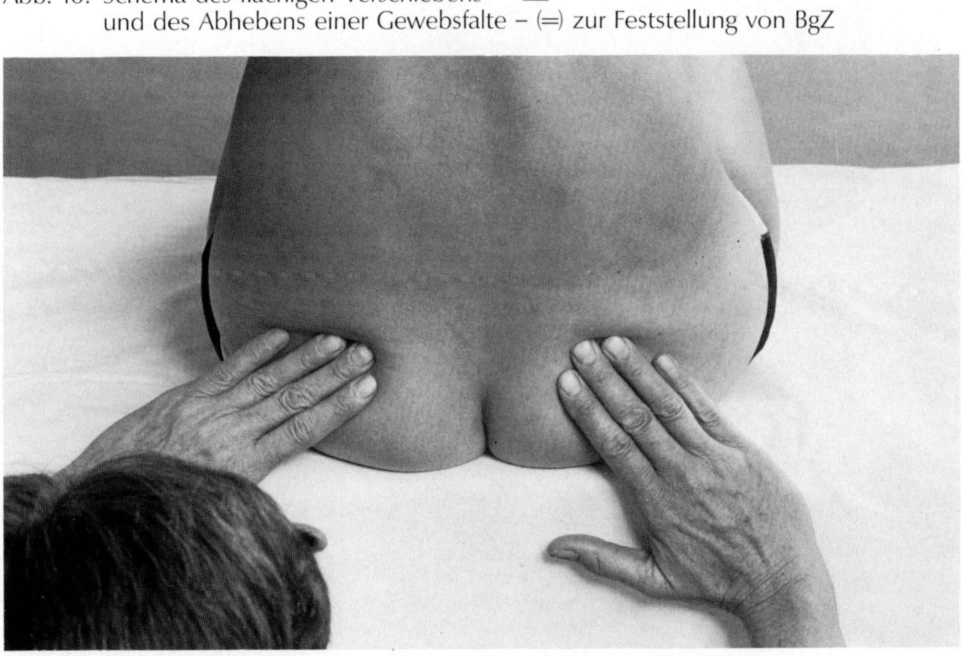

Abb. 40a: Verschieben der Unterhaut vom Gesäß zum Kreuzbeinrand

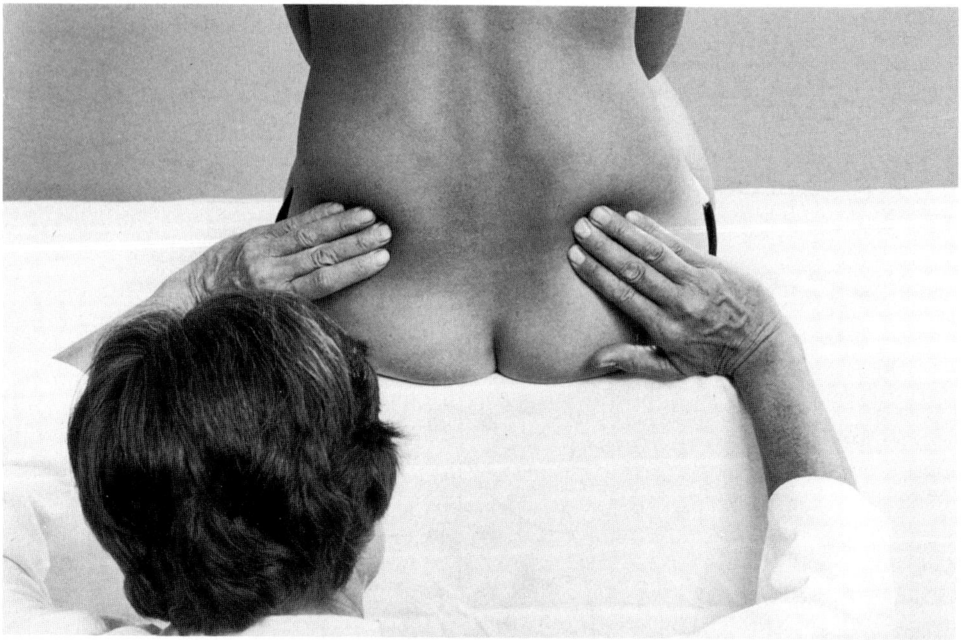

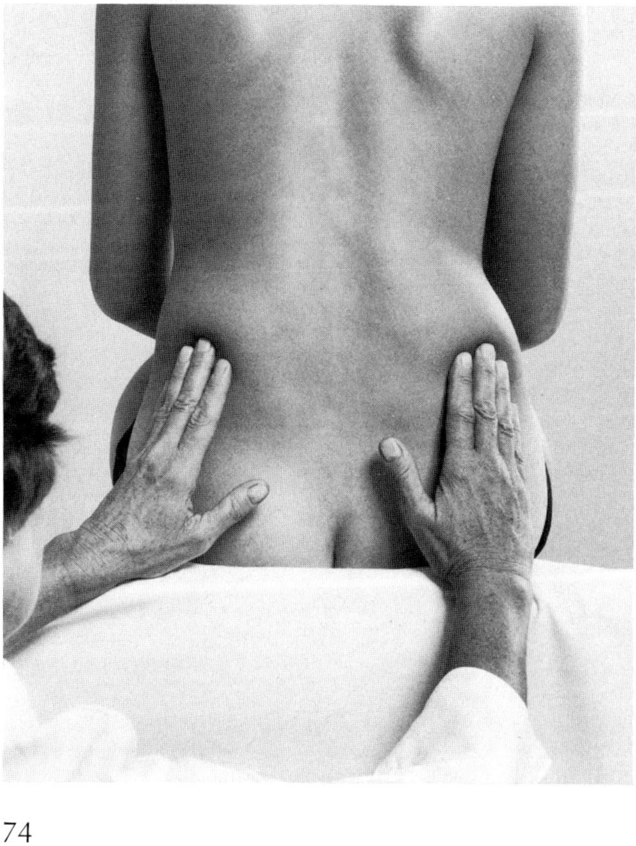

Abb. 40b: Verschieben der Unterhaut von den Hüften an den dorsalen Teil des Darmbeinkamms

Abb. 40c: Verschieben der Unterhaut vom Gesäß nach kranial zum Darmbeinkamm

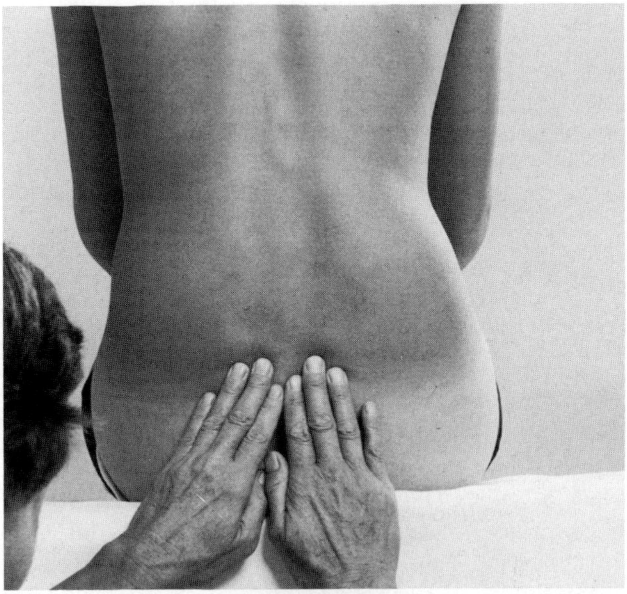

Abb. 40d: Verschieben der Unterhaut auf dem Kreuzbein von kaudal nach kranial

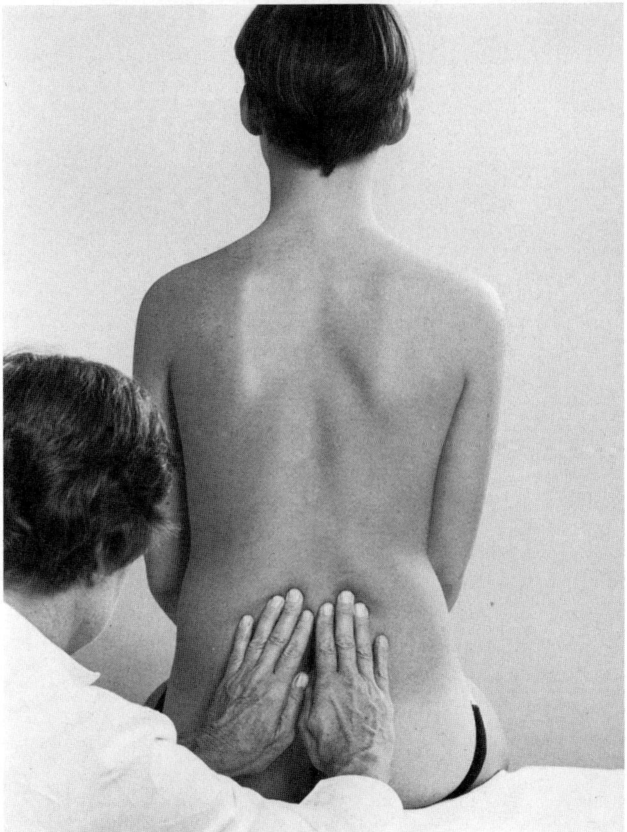

Abb. 40e: Verschieben der Unterhaut am oberen Rand des Kreuzbeins von kaudal nach kranial

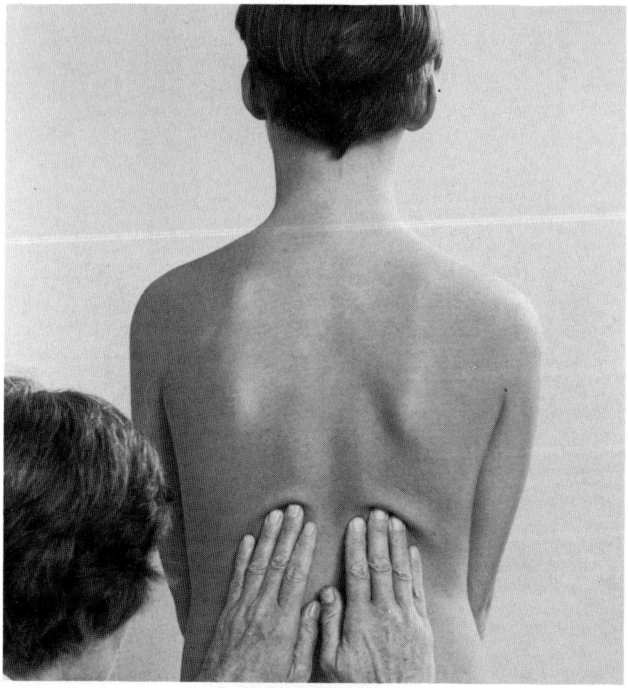

Abb. 40f: Verschieben der Unterhaut neben der Brustwirbelsäule von kaudal nach kranial

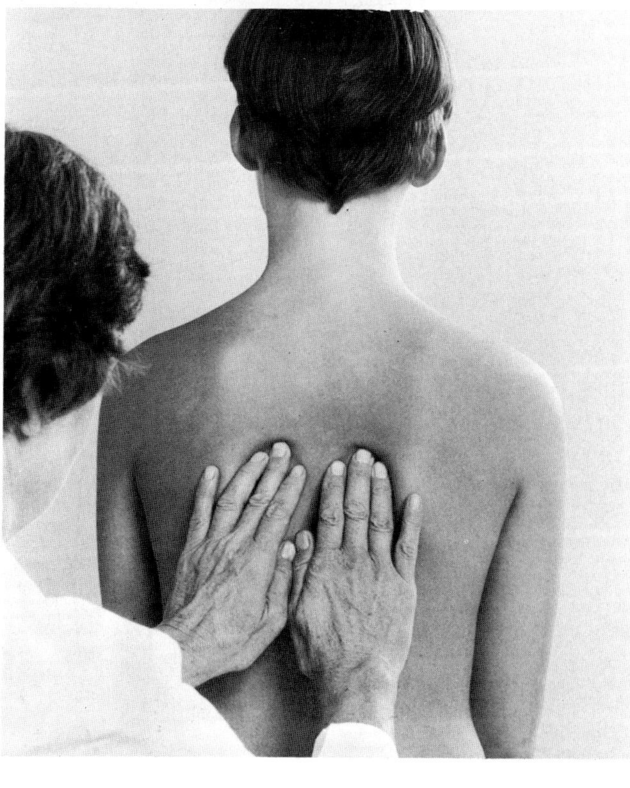

Abb. 40g: Verschieben der Unterhaut zwischen den Schulterblättern von kaudal nach kranial

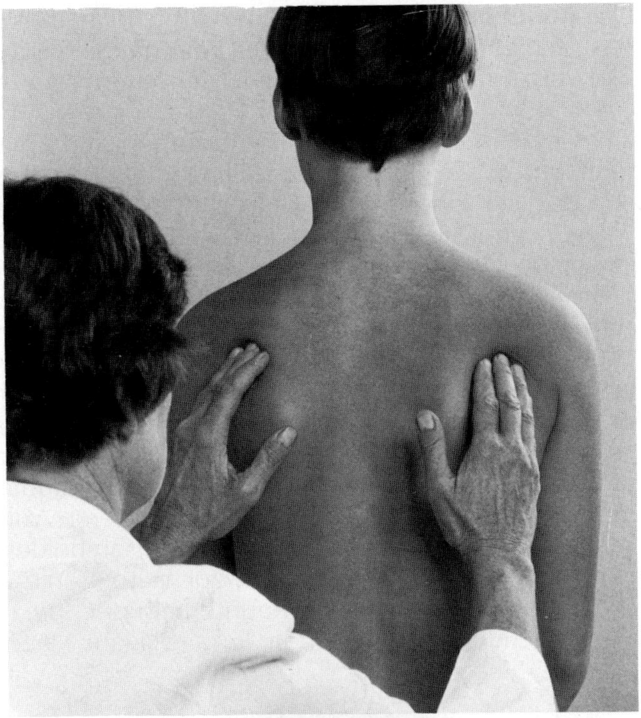

Abb. 40h: Verschieben der Unterhaut auf den Schulterblättern von kaudal nach kranial

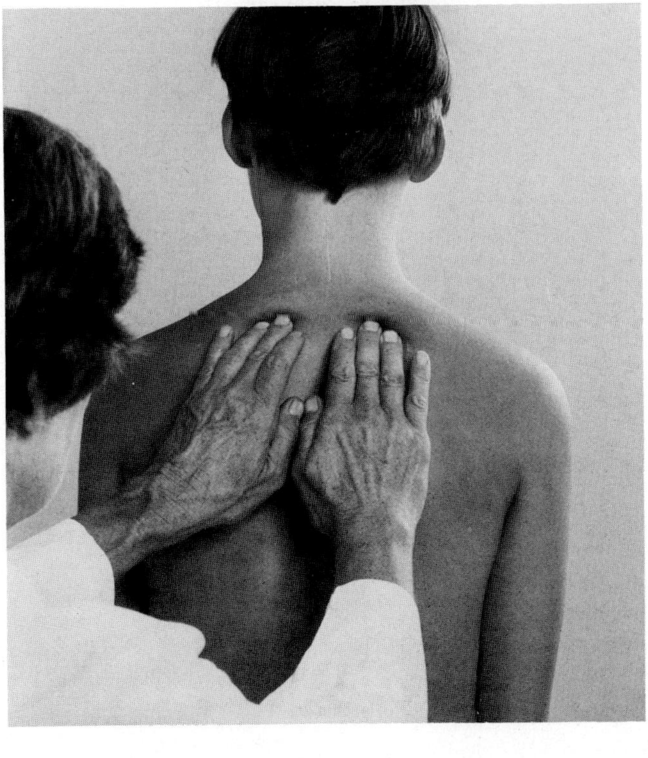

Abb. 40i: Verschieben der Unterhaut am Übergang von BWS zu HWS von kaudal nach kranial

Das **Abheben einer Gewebsfalte** ist nicht an allen Stellen so gut möglich wie das flächige Verschieben; wo es aber möglich ist, gibt es ein eindrucksvolles Bild vom Grad der Verhaftung in der tiefen Verschiebeschicht.

Die Gewebsfalte wird zwischen Daumen und Zeige- oder Mittelfinger (Daumen unten, Zeige- oder Mittelfinger oben) gefaßt und rechtwinklig (nicht schräg nach innen, außen, oben oder unten) von der Unterlage elastisch weggezogen. Sie wird so fasziennah wie möglich gefaßt, um die Verhaftung in der tiefen Verschiebeschicht exakt ermitteln zu können. Die Falte darf dabei nicht gequetscht werden, sie soll aber dem Griff auch nicht entgleiten. Bei starker Verhaftung ist die Falte schwer oder gar nicht zu fassen und entsprechend nur angedeutet oder gar nicht von der Unterlage wegzuziehen. Man faßt mit jeder Hand gleichzeitig eine Gewebsfalte über der rechten und linken Brustkorbsteite parallel zu den unteren Rippen (links erfolgt die Untersuchung auf Herz- und Magenzone, rechts auf Leber-Gallenzone). Zwischen 12. Rippe und unterem Schulterblattwinkel kann mehr kaudal oder kranial getastet werden und zwischen Wirbelsäule und hinterer Axillarlinie mehr medial oder lateral. Wesentlich bleibt, daß die Prüfung an beiden Seiten immer auf gleicher Höhe und im gleichen Abstand zur Wirbelsäule erfolgt (Abb. 41a). Auf den Schulterblättern wird die Falte unterhalb der *Spina scapulae* gefaßt (Abb. 41b) (Untersuchung auf Armzonen, links u. U. auf Magenzone).

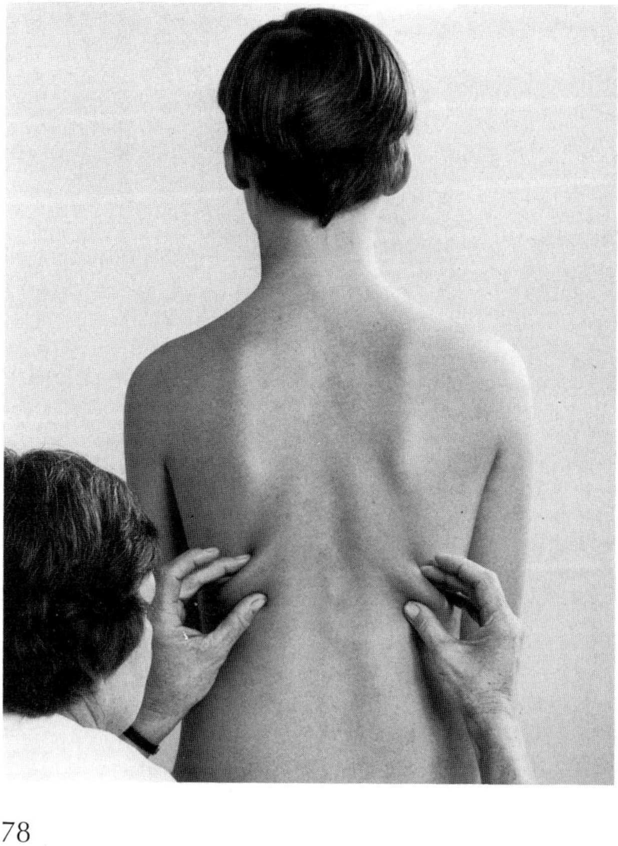

Abb. 41a: Fassen einer Gewebsfalte rechts und links auf dem Brustkorb (hier mit Daumen und Mittelfinger)

Man zieht die Falte ein- bis höchstens zweimal von der Unterlage weg, um sich ein Urteil zu bilden. Jedes weitere Prüfen bedeutet – wie beim Verschieben – einen verstärkten Reiz, der vegetative Reaktionen auslösen kann, die das Spannungsbild verändern und den genauen Befund erschweren oder unmöglich machen.

c) Aufzeichnung des Befundes

Der durch Sehen und Tasten ermittelte Gewebsbefund wird in ein Schema eingetragen, um den Vergleich mit späteren Behandlungsergebnissen zu erleichtern. Außerdem werden Untersucher und Behandler durch den Zwang, die Zonen schriftlich festzuhalten, im Sehen, Tasten und Beurteilen geschult und haben eine wertvolle Behandlungshilfe.

Um graduelle Unterschiede vereinfacht darzustellen, werden sie folgendermaßen bezeichnet:

- die eben noch sicht- und tastbare Zone als *angedeutet* mit +
- die gut sicht- und tastbare Zone als *deutlich* mit ++
- die sehr gut sicht- und tastbare Zone als *sehr deutlich* mit +++

Kann der Patient den Bindegewebsbefund nicht bestätigen, weil keinerlei Organstörungen und Beschwerden bestehen, die BgZ also klinisch stumm sind, wird der Befund durch Einkreisen des Kreuzes kenntlich gemacht: (+), (++), (+++).

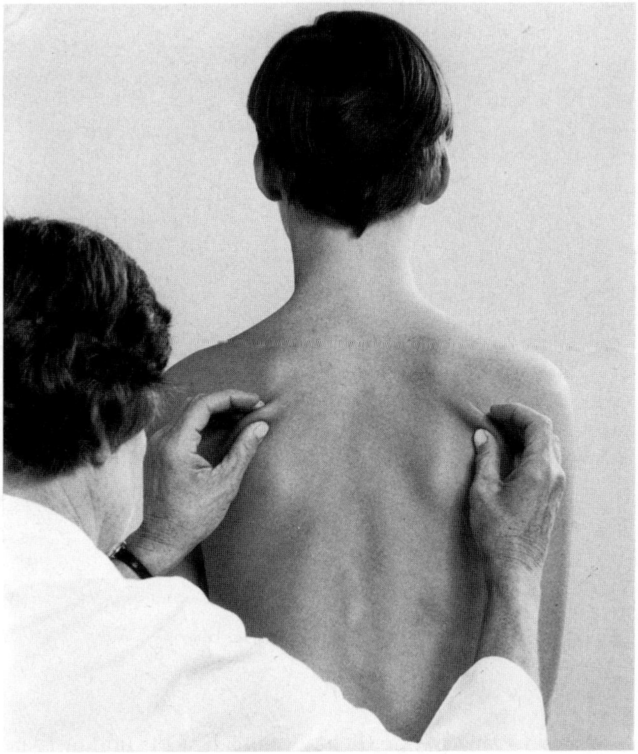

Abb. 41b: Fassen einer Gewebsfalte auf den Schulterblättern (hier mit Daumen und Mittelfinger)

Bei verminderter Gewebsspannung wie auf S. 52 beschrieben schlagen Sachs und Heidemann die Bezeichnung durch ein Minuszeichen vor: –, ––, –––, (–), (––), (–––). (Eine sichere Beurteilung dieser Veränderung ist nur durch Tasten möglich. Wir haben sie in den folgenden Abbildungen noch nicht verwertet.)

Während der Aufzeichnungen des Sicht- und Tastbefundes wird der Patient nach den entsprechenden Begleitbeschwerden (s. S. 62 ff.) und früher durchgemachten Erkrankungen (nicht nach akuten Erkrankungen) befragt. Seine Angaben werden stichwortartig im Schema mit vermerkt. Dabei müssen die Fragen unverfänglich im Sinne eines alltäglichen Gespräches gestellt werden. Sie dürfen nicht suggestiv sein, um nicht die Objektivität zu stören. Labile Patienten werden durch ungeschicktes Fragen leicht unsicher und bereit zu neuen Beschwerden. Genauso wichtig ist es, daß der Therapeut keine Diagnose stellt – das ist und bleibt Sache des Arztes.

Zur Verdeutlichung der beschriebenen Befunde folgen Aufnahmen männlicher und weiblicher Rücken, wie sie uns in der Praxis begegnen.

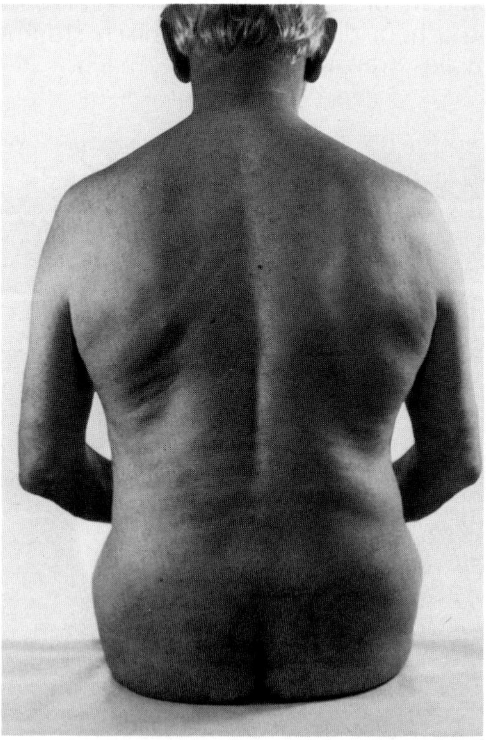

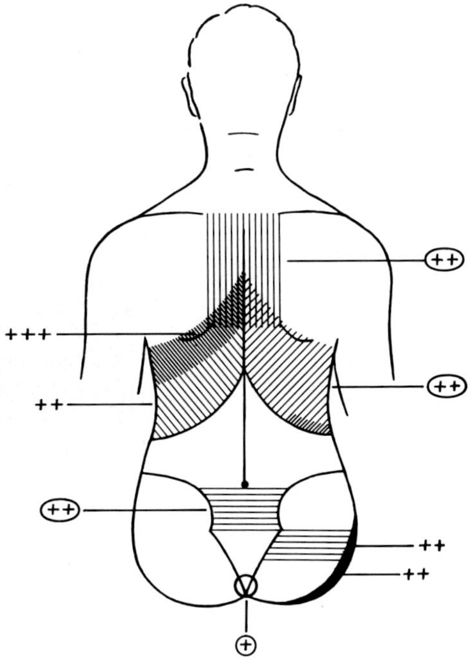

Abb. 42: Rücken A Foto und Befundschema

Rücken A, Pat. 68 J.
Arterielle Gefäßzone der Beine: deutlich sicht- und tastbare Veränderung der rechten Sitz-

fläche ++. Nach ca. 250 m Gehstrecke Schmerzen in der Waden- und Fußsohlenmuskulatur.
Blasenzone: Einziehung am oberen Ende der Analfalte nur angedeutet (+). Es bestehen keinerlei Beschwerden im Zusammenhang mit der Blase.
Venen-Lymphzone: Rechts besteht eine deutlich sicht- und tastbare Spannung ++, vom Kreuzbeinrand ausgehend nach lateral. Es bestehen posttraumatische Beschwerden im rechten Kniegelenk, vor ca. 50 J. Op. am Meniscus lateralis nach Sportverletzung, deutliche Muskelatrophie am rechten Gesäß.
Kleine Genitalzone: deutliche Einziehung auf dem oberen Kreuzbeindrittel (++). Keinerlei Beschwerden im Zusammenhang mit den Genitalorganen (Hoden).
Leber-Gallenzonen: deutliche Einziehung besonders am rechten unteren Rippenrand (++). Keinerlei Beschwerden.
Magenzone: Das Gewebe über der linken Brustkorbseite ist besonders im Tastbefund verändert ++. Patient klagt häufig über Magendruckschmerz nach dem Essen.
Herzzone: Sehr deutliche bandförmige Einziehung verläuft von der WS nach lateral, kaudal über den unteren Schulterblattwinkel und noch darunter +++. Patient klagt über stenokardische Beschwerden, in letzter Zeit häufiger und heftiger.
Kopfzone: deutliche Einziehung zwischen den Schulterblättern (++). Es bestehen aber keinerlei Beschwerden.

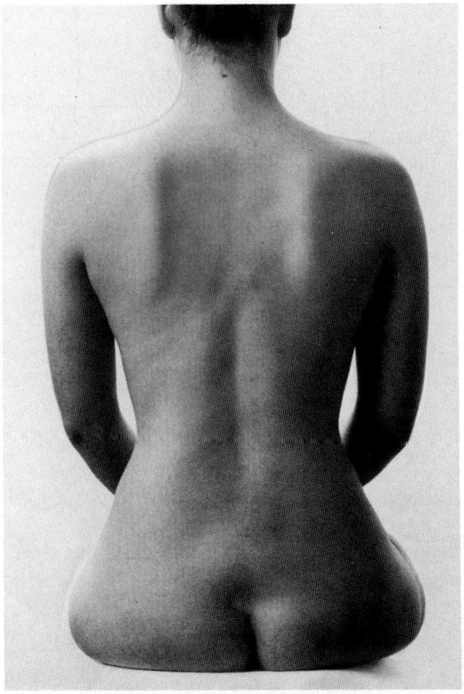

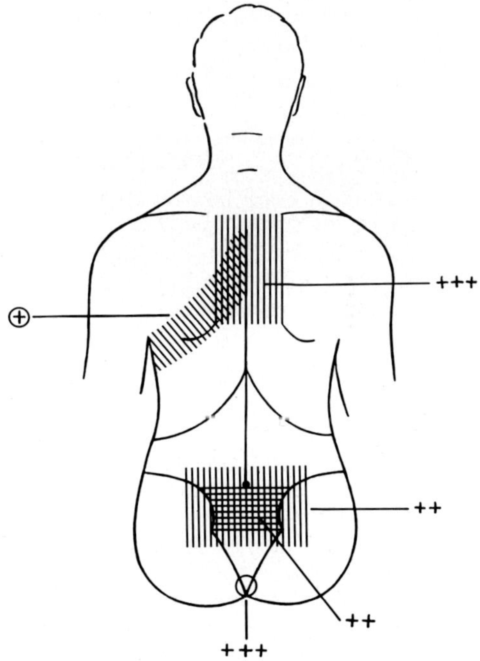

Abb. 43: Rücken B Foto und Befundschema

Rücken B, Pat. 22 J.
Blasenzone: sehr deutliche Einziehung (ca. fünfmarkstückgroß) am oberen Ende der Analfalte +++. Ständig kalte Füße.

Kleine Genitalzone: deutliche Einziehung auf dem oberen Kreuzbeindrittel ++. Früher schmerzhafte Menstruation.
Große Genitalzone: die flächige Einziehung über Kreuzbein und dorsalen Darmbeinkämmen ist deutlich, aber kaudal von einer Quellung überlagert ++. Die Menarche setzte erst mit 14 Jahren ein, und es bestehen verlängerte Intervalle (30 Tage).
Herzzone: angedeutetes Band im Bereich des unteren Schulterblattwinkels (+). Es bestehen keinerlei Beschwerden im Zusammenhang mit der Herzfunktion.
Kopfzone: sehr deutliche Einziehung zwischen den Schulterblättern +++. Heftige Kopfschmerzen regelmäßig in Verbindung mit der Menstruation.

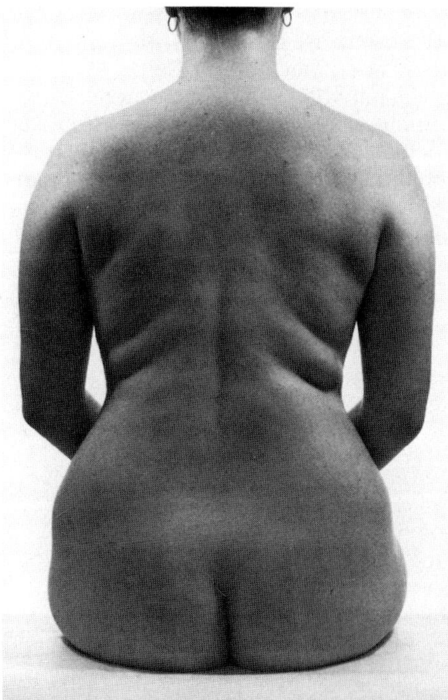

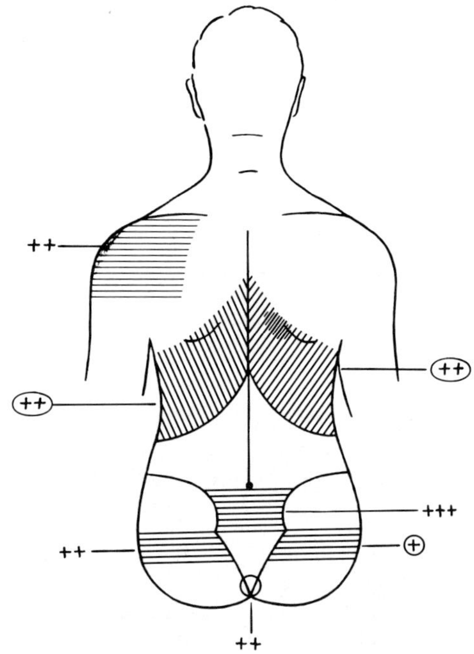

Abb. 44: Rücken C Foto und Befundschema

Rücken C, Pat. 20 J.
Blasenzone: deutliche Einziehung am oberen Ende der Analfalte ++, weitgehend von Quellungen überdeckt. Fast ständig kalte Füße.
Venen-Lymphzone: rechts nur angedeutet (+) und ohne jegliche Beschwerden, links deutlich ++. Es besteht die Neigung zu Knöchelstauungen und häufigem Umknicken im unteren Sprunggelenk links.
Kleine Genitalzone: sehr deutliche Einziehung auf dem oberen Kreuzbeindrittel +++. Schmerzhafte Regelblutung.
Leber-Gallenzone: deutliche Spannungserhöhung und Einziehung besonders an dem Punkt zwischen WS und unterem Schulterblattwinkel (++), aber ohne Beschwerden.
Magenzone: deutlich erhöhte Spannung der linken Brustkorbseite (++). Es bestehen keine Beschwerden von seiten des Magens.
Arterielle Gefäßzone der Arme: links deutliche Einziehung über dem dorsalen Bereich des M. deltoideus ++, teilweise von Quellungen überlagert. Es besteht die Neigung zu Parästhesien in den Fingern der linken Hand.

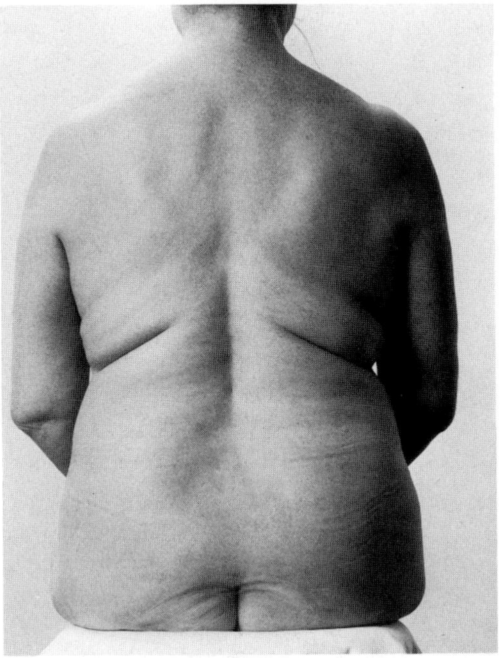

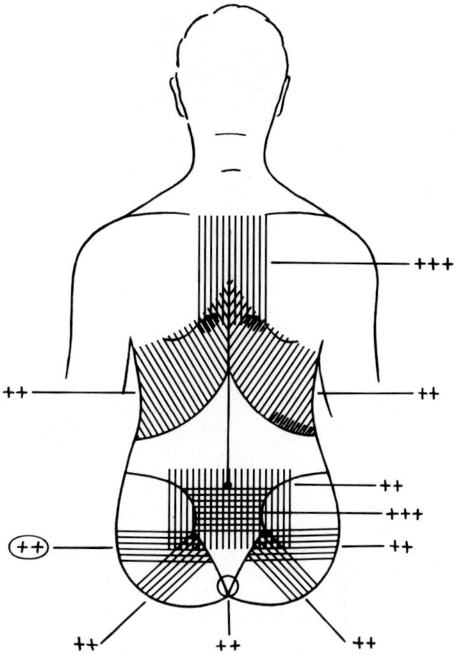

Abb. 45: Rücken D Foto und Befundschema

Rücken D, Pat. 63 J.
Blasenzone: deutlich erhöhte Spannung ++, von Quellungen verdeckt. Auch im Sommer kalte Füße, Patientin geht nur mit Wärmflasche ins Bett.
Dickdarmzone: deutliche Spannungserhöhung ++,bds. von einer Quellung überlagert. Früher bestand eine ausgesprochene Neigung zu Obstipation.
Venen-Lymphzone: rechts deutlich ++. Vor ca. 20 Jahren Phlebitis im rechten Unterschenkel, seither völlig beschwerdefrei, links deutlich (++), mit Muskelatrophie verbunden wegen bestehender Coxarthrose. Keine Beschwerden von seiten des Venen-Lymphsystems.
Kleine Genitalzone: sehr deutlich +++. Regelblutung begann häufig mit heftigen Unterbauchschmerzen.
Große Genitalzone: deutlich tastbar, aber durch Quellungen verdeckt ++. Menarche erst mit 15 Jahren. Über Jahre bestanden verlängerte Intervalle von über 30 Tagen.
Leber-Gallenzone: deutlich ++. Patientin ist fettempfindlich.
Magenzone: deutliche Spannungserhöhung auf der linken Brustkorbseite ++. Neigung zu Gastritis.
Kopfzone: Einziehung zwischen den Schulterblättern sehr deutlich +++. Es bestehen seit Jahren Durchschlafstörungen, keine Kopfschmerzen.

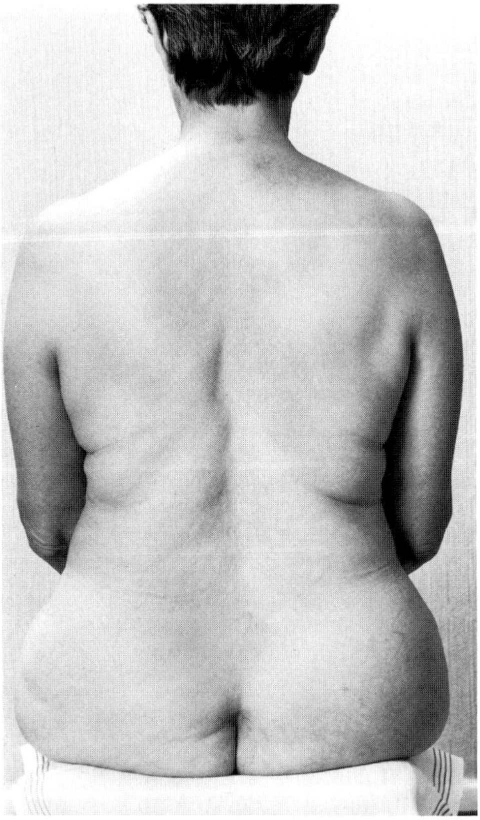

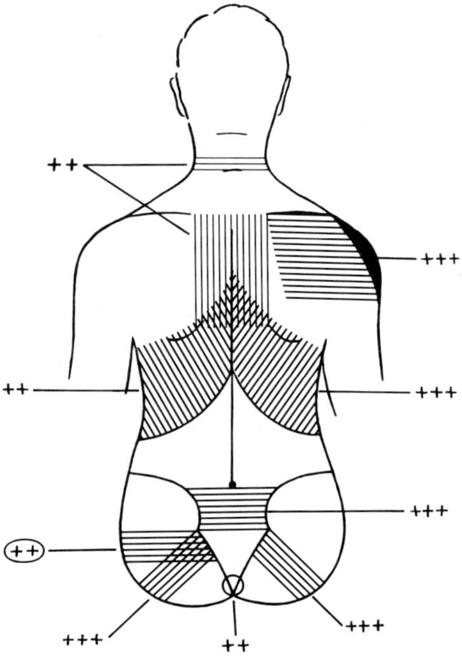

Abb. 46: Rücken E Foto und Befundschema

Rücken E, Pat. 55 J.
Blasenzone: deutlich tastbar ++, aber durch Quellungen verdeckt. Seit jungen Jahren ständig kalte Füße und häufiges Wasserlassen.
Dickdarmzone: sehr deutlich tastbar +++, durch Quellungen verdeckt. Seit Jugend Obstipation, häufig im Wechsel mit Diarrhoe, besonders bei Aufregung.
Venen-Lymphzone: links deutlich (++), aber ohne Beschwerden.
Kleine Genitalzone: sehr deutlich tastbar +++, aber durch Quellungen verdeckt. Schmerzhafte Regelblutung zwang jedesmal zu Bettruhe.
Leber-Gallenzone: sehr deutlich tastbar +++. Seit Kindheit besteht Empfindlichkeit und Ekel gegen Fett.
Magenzone: deutliche Einziehung auf der linken Brustkorbseite ++, teilweise mit Quellungen. Es bestehen häufig Magendruckgefühle und Neigung zu Gastritis. Laut ärztlicher Diagnose besteht eine deutliche Pankreasbeteiligung.
Arterielle Gefäßzone der Arme: sehr deutliche Spannungserhöhung über dem rechten Schulterblatt und dem dorsalen Teil des M. deltoideus +++. Es bestehen nächtliche Parästhesien und schmerzhafte Schultersteife rechts.
Kopfzone: deutliche Einziehung zwischen den Schulterblättern und als Nackenband ++. Früher Commotio mit Bewußtlosigkeit und Erbrechen, Patientin wacht fast täglich mit Kopfschmerzen auf.

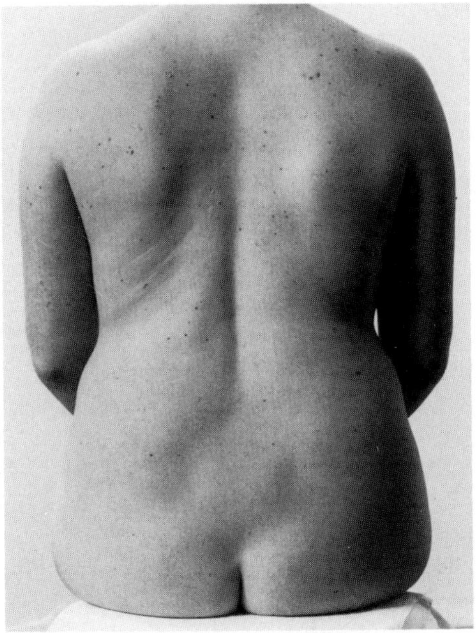

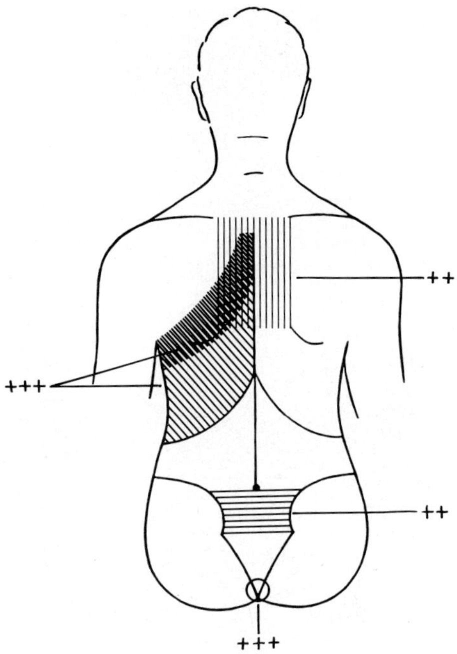

Abb. 47: Rücken F Foto und Befundschema

Rücken F, Pat. 19 J.
Blasenzone: sehr deutlich sichtbar +++. Häufiges Wasserlassen bei Unterkühlung und Neigung zu kalten Füßen.
Kleine Genitalzone: deutliche Einziehung auf dem oberen Kreuzbeindrittel, durch Quellungen verdeckt ++. Früher schmerzhafte Menstruation.
Herz-Magenzone: sehr deutliche Spannung auf der linken Brustkorbseite und im Bereich des linken unteren Schulterblattwinkels +++. Es bestehen «nervöse» Magenbeschwerden, Druckgefühle, häufig auch in Verbindung mit Herzdruckgefühl.
Kopfzone: deutliche Einziehung zwischen den Schulterblättern ++. Kopfschmerzen in Verbindung mit der Menstruation.

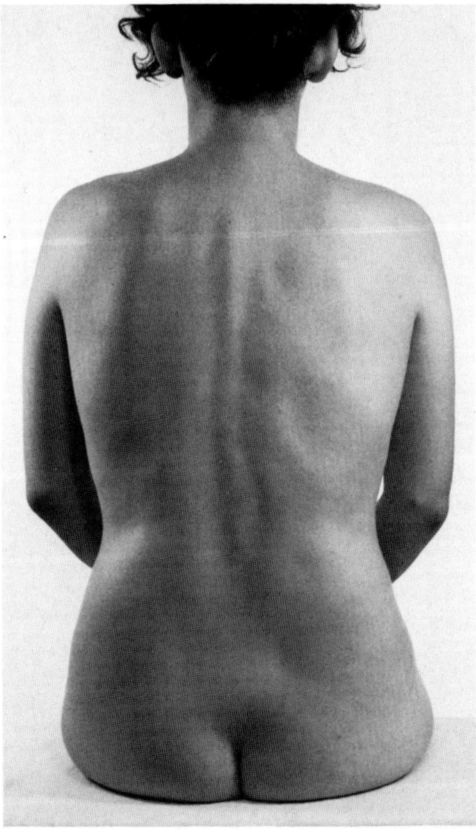

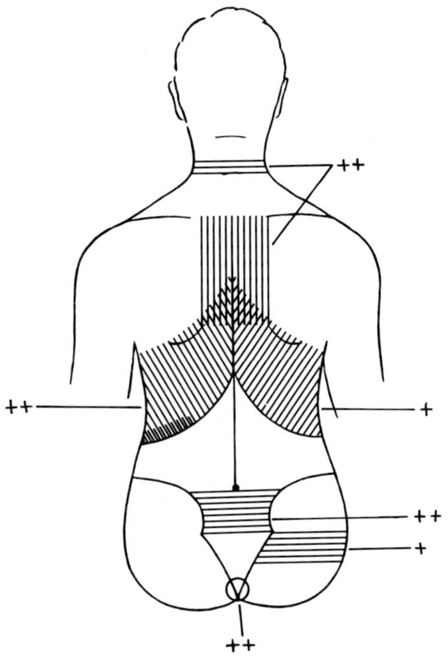

Abb. 48: Rücken G Foto und Befundschema

Rücken G, Pat. 26 J.
Blasenzone: deutliche Einziehung am oberen Ende der Analfalte ++. Chronische Blasenentzündung, Schließmuskelschwäche seit Geburt des 1. Kindes vor 4 J., unwillkürliche Entleerung bei Husten, häufig kalte Füße.
Venen-Lymphzone: rechts angedeutet +. Es besteht die Neigung zu Knöchelstauungen, vermehrte Venenzeichnung.
Kleine Genitalzone: deutliche Einziehung auf dem oberen Kreuzbeindrittel ++. Es bestehen schmerzhafte Regelblutung, häufige Scheideninfektion, angeblich übergroßer Uterus.
Leber-Gallenzone: Zone ist nur angedeutet sicht- und tastbar +. Es besteht aber eine ausgesprochene Abneigung gegen Fett.
Magenzone: deutliche Einziehung auf der linken Brustkorbseite ++. Es bestehen ständig nervöse Magenbeschwerden, Druckgefühl und Übelkeit bei Diätfehlern, Alkoholunverträglichkeit.
Kopfzone: deutliche Einziehung zwischen den Schulterblättern und als Nackenband ++. Als Kind Commotio mit länger andauernder Bewußtlosigkeit, seither oft Kopfschmerzen.

IV Der Zug im Gewebe und die Gefühle des Patienten

1. Vorbemerkung

Die Bindegewebsmassage – abgekürzt BgM – ist gekennzeichnet durch das von Dicke gefundene «ziehende Streichen» im erhöht gespannten Gewebe der Körperdecke. Dieser Zug ist der adäquate Reiz für das Körperbindegewebe, um nervös-reflektorische Vorgänge auszulösen. Er kann in den
- einzelnen **Verschiebeschichten** und
- in unterschiedlicher **Dosierung** ausgeführt werden.

Der arbeitende Finger wird entsprechend der zu behandelnden Schicht ins Gewebe abgesenkt und dann in tangentialer Richtung jeweils zur Körperoberfläche auf der Unterlage verschoben. Lederhaut (obere Verschiebeschicht) oder Leder- und Unterhaut miteinander (tiefe Verschiebeschicht) werden dabei wie eine Bugwelle vor dem Finger hergeschoben. Hinter dem Finger wird das Gewebe dabei gedehnt. Die tangentiale Bewegung erreicht – ohne daß ein Gleiten der Fingerkuppe auf der Haut erfolgt – früher oder später die Grenze der Verschieblichkeit, die der Finger als Widerstand empfindet. Der Zug, der hier endet, bewirkt einen
- **unterschwelligen Dehnungsreiz**, den der Patient als Dehn- bzw. Zugspannung empfindet. Dieser Reizgrad wird bei der Diagnostik (Untersuchung des Gewebes auf BgZ, wie vorher beschrieben) erreicht. Im Rahmen der Therapie findet er Anwendung durch die flächige BgM und die Unterhautmassage.
  Wird der Gewebswiderstand in tangentialer Richtung überschritten, entsteht ein
- **gesteigerter Dehnungsreiz**, den der Patient als Ritzen oder Schneiden empfindet. Dieser Reizgrad wird bei der Haut-, Unterhaut- und Faszientechnik erreicht.

Teirich-Leube bezeichnet diesen Zug als «therapeutischen Zug, der im Sinne der ‹Neuraltherapie› eine spontane vegetative Umstimmung bewirken kann.» Das heißt, daß nach wenigen Dehnungsreizen, oft schon durch einen einzigen Zug, die erhöhte Gewebsspannung in eindrucksvoller Weise nachläßt oder bereits vollständig beseitigt ist. Das Ritz- und Schneidegefühl bleibt so lange bestehen, wie der Finger im Zug verharrt und den Gewebswiderstand erzeugt.

2. Das Schneidegefühl

Seine **Charakteristik**:

Es wird als hell, klar und schmal, wie von einer Rasierklinge beschrieben. Es ist gut lokalisierbar und wird in der Tiefe angegeben im Unterschied zum kratzenden Fingernagel, bei dem das Gefühl an der Oberfläche bleibt. Im Augenblick, in dem der therapeutische Zug endet, wird auch kein Schneiden mehr empfunden. Gelegentlich wird ein «Nacharbeiten» im Gewebe angegeben, das aber in der Regel nach wenigen Minuten abgeklungen ist.

Bei stark ausgeprägten BgZ ist das Schneidegefühl in den ersten Behandlungen sehr intensiv und kann sich bis zur 3. und 4. Behandlung sogar noch steigern, bevor es mit nachlassender Gewebsspannung und verbesserter Verschieblichkeit abnimmt. Nach erfolgreicher Behandlung ist es nur noch minimal oder gar nicht mehr auszulösen.

Seine **Intensität**: Sie reicht vom zarten Ritzen bis zum schmerzhaften Schneiden und ist abhängig:

vom **subjektiven Schmerzempfinden** und der vegetativen Ausgangslage des Patienten – je empfindlicher ein Patient ist, desto intensiver wird das Schneiden empfunden. Betreffs der vegetativen Ausgangslage spielen das Allgemeinbefinden und häufig auch die Tageszeit eine Rolle;

vom Grad der **Gewebsspannung** – je höher die Gewebsspannung und je ausgeprägter die Verhaftung, desto deutlicher das Schneidegefühl;

von der **Technik** des Therapeuten – er hat die Verantwortung, den Dehnreiz so zu dosieren, daß er für den Patienten in jedem Falle erträglich bleibt. Der Zug kann variiert werden durch:

- *Tiefe* – in der Regel ist der Dehnungsreiz in der oberen Verschiebeschicht geringer als in der Tiefe und das Schneiden entsprechend schwächer.
- *Tempo* – je langsamer das Ziehen erfolgt, desto besser kann der Patient sich darauf einstellen und den Reiz ertragen. Je rascher das Ziehen erfolgt, desto gewaltsamer ist der Reizeinbruch und desto schmerzhafter, ja unangenehmer wird das Schneiden empfunden. So kann bei mäßig gespanntem Gewebe ein rasch ausgeführter Zug unangenehmer sein als ein langsam ausgeführter Zug in erhöht gespanntem Gewebe.
  Bei empfindlichen Patienten empfiehlt Teirich-Leube, den Strich so langsam auszuführen, daß der Dehnungsreiz so unterschwellig erzeugt wird, daß kaum mehr Schneiden zu fühlen ist. Die nervös-reflektorische Wirkung tritt aber trotzdem ein, weil der Zug im Gewebe erhalten bleibt. Solches Arbeiten stellt erhebliche Anforderungen an die Konzentration, das Tastgefühl und die Technik des Therapeuten. Durch intensiveres Ziehen mit leichtem Schneidegefühl muß u. U. zwischendurch kontrolliert werden, ob der Zug noch vorhanden ist und nicht nur mehr ein Streichen mit den Fingerkuppen erfolgt.
- *Dauer* – die Reizeinwirkung kann durch *längeres oder kürzeres Ziehen* dosiert werden. Intensiver Zugreiz läßt sich bei einem kurzen Arbeitsgang

gut ertragen, bei längerem Arbeitsgang kann bei gleicher Intensität des Ziehens eine Überreizung erfolgen. Eine Dosierung ist auch durch die *Häufigkeit*, d.h. durch die *Wiederholung* eines Zuges möglich. Eine Überreizung kann entstehen, wenn ein Arbeitsgang zu oft hintereinander ausgeführt wird. Zu oft heißt, daß die Gewebsreaktion nicht berücksichtigt wurde, daß trotz Reizsättigung und nachlassender Spannung am Ort weitergearbeitet wurde oder daß eine entstehende Gegenspannung (Abwehrspannung) nicht wahrgenommen wurde. Der Zug wird dann so unangenehm, daß der Patient ausweicht, und das örtliche Gewebe reagiert meistens mit einem Infiltrat als Folge mechanischer Überbeanspruchung.

Der Patient, der über die Zusammenhänge des Schneidens vom Therapeuten informiert wurde, erträgt die Behandlung in der Regel sehr gut; er empfindet sie sogar als angenehm und bezeichnet das Schneidegefühl oft als «Wohl-Weh». Viele Patienten verlangen sogar danach. Nach Dicke gibt es prinzipiell keinen Menschen, der die BgM nicht verträgt, wohl aber kann es Phasen der Unverträglichkeiten geben.

3. Fehlreaktionen

Bei einwandfreier Technik der BgM muß eindeutiges Schneidegefühl ausgelöst werden. Es gilt für uns als Zeichen regelrechter nervös-reflektorischer Reaktionen im Gewebe. Werden bei richtiger Technik gar keine oder andere, meist unangenehme Gefühle ausgelöst, ist nach unserer Ansicht die nervös-reflektorische Reaktion im Gewebe gestört und wir sprechen von Fehlreaktionen. Sie treten auf als:
- dumpfes Druckgefühl;
- Mischgefühl (dumpfer Druck und Schneiden gleichzeitig);
- Irritation;
- Nichtreaktion.

a) Dumpfes Druckgefühl

Der dumpfe Druck ist schmerzhaft bis unerträglich. Er ist nicht genau zu lokalisieren, sondern wird diffus wahrgenommen. Der Zug hinterläßt ein unangenehmes Nachgefühl, wenn die Hand schon gar nicht mehr am Körper ist. Beim dumpfen Druck muß der Arbeitsgang sofort abgebrochen werden. Wird in solchen Gewebsabschnitten weitergearbeitet in der Erwartung, daß sich das richtige Schneidegefühl doch noch einstellt, wird man enttäuscht. Der Schmerz steigert sich nur, wird unerträglich und zwingt den Patienten zu Ausweichbewegungen, was selbst bei starkem Schneidegefühl so gut wie nie vorkommt. Um die regelrechte Reaktion zu erwirken, wird im Falle
- hautnaher BgZ zunächst in kaudalen Bereichen gearbeitet;
- fasziennaher BgZ zunächst an bestimmten Reaktionspunkten angehakt.

Der dumpfe Druck ist nicht mechanisch bedingt, etwa durch den angewandten Druck des arbeitenden Fingers, sondern er beruht wahrscheinlich auf einer Überempfindlichkeit und Irritierbarkeit des Gewebes und seiner Reaktionen.

Er hinterläßt das Gefühl «blauer Flecken» oder des «Geprügeltseins». Der Patient kann auf diesen Stellen schlecht liegen. Die Reaktion kann nur von selber abklingen, sie dauert längstens 24 Stunden. Wenn dieser Druck in regelrecht reagierendem Gewebe erzeugt wird, war die Technik falsch! Es wurde mit unphysiologischem Druck gezogen und das Gewebe gequetscht. Auch dagegen wehrt sich der Patient rechtzeitig und energisch.

b) Mischgefühl

Gelegentlich tritt weder das klare, gut zu beschreibende Schneiden noch der tief im Gewebe gefühlte dumpfe Druck alleine auf, sondern ein Mischgefühl von *Schneiden und Drücken gleichzeitig*. Der Patient kann dieses Gefühl schwer beschreiben. Auf die Frage, ob es schneide oder drücke, kann er nicht spontan, sondern nur zögernd antworten. Es ist merkwürdig, daß jedes Gefühl, das in Richtung des dumpfen Druckes geht, nur ungenau angegeben werden kann. Das gilt auch für eingeweihte Personen wie Ärzte und Krankengymnasten als Patienten.

Das Mischgefühl ist wie der dumpfe Druck als *Fehlreaktion* zu werten, und es ist ebenfalls der Ort zu suchen, von dem aus die regelrechte Reaktion zu erreichen ist, um es zu beseitigen.

c) Irritationen

Irritationen sind Mißempfindungen in entfernt liegenden Bezirken der Haut, der Muskulatur und in inneren Organen. Nur selten werden sie im Bereich des behandelten Gewebsabschnittes angegeben wie das Schneiden, der dumpfe Druck und das Mischgefühl. Möglicherweise handelt es sich dabei um ein Übertragungsphänomen.

- In der **Haut** treten sie als Gefühl eines Lufthauches, eines Mückenstiches oder als Juckreiz auf;
- in der **Muskulatur** als Verspannung, fibrilläre Zuckung u. ä. Die Gefühle können so flüchtig sein, daß der Patient sie als solche kaum wahrnimmt. Er streicht sich unbewußt über eine irritierte Hautstelle oder macht eine spontane Abwehrbewegung und ist erstaunt, wenn der Therapeut fragt, ob er an dieser Stelle irgend etwas gespürt habe. Die Irritationen können aber auch einen unwiderstehlichen Juckreiz auslösen, der zu intensivem Reiben und Kratzen zwingt.

  Sie sind besonders zu Beginn einer Behandlungsserie sehr häufig und beruhen nach Teirich-Leube wahrscheinlich auf einer ausgedehnten Störung und Störbarkeit der Bindegewebszonen, die in nervös-reflektorischem Zusammenhang miteinander stehen.

- In den **inneren Organen** und **Gefäßen** als Herzbeklemmung, Herzklopfen, Magendruck, unbestimmte Bauchbeschwerden, Blasendruckgefühl, Kopfdruck- und -schmerz, Schwindelgefühl, Atemnot, prämenstruelle Gefühle und Schweregefühl in den Beinen.
  Diese Beschwerden sind oft so geringfügig, daß der Patient sie nicht von sich aus äußert, es sei denn, daß die Behandlung ihretwegen verordnet wurde. Sie müssen vom Therapeuten erfragt werden. Das geschieht am besten, indem er sich beiläufig nach dem Wohlbefinden, nach Kopfschmerzen usw. erkundigt.
  Diese Gefühle beruhen meistens auf Behandlungsfehlern und sind bei richtiger Technik (exakt in der entsprechenden Verschiebeschicht) und Therapiegestaltung (ausreichende Arbeit in kaudalen Abschnitten) vermeidbar.

Beide Störungsarten, die in der Körperdecke und die in den inneren Organen, verschwinden meistens im Laufe der Behandlung ebenso spontan, wie sie aufgetreten sind. Gelegentlich können sie aber auch in unangenehmer und lästiger Weise den ganzen Tag über und länger bestehen bleiben, wenn ihre Beseitigung durch BgM nicht gelang. Es ist darum wichtig, daß der Therapeut alle auftretenden Irritation erfragt, beachtet, und wenn sie nicht spontan völlig verschwinden, in die Behandlung einbezieht.

d) Nichtreaktion

Selten gibt es Patienten, die keinerlei Reaktion bei der BgM zeigen, die beim Zug im Gewebe lediglich ein Streichen fühlen. Das ist bei peripheren angiospastischen Erkrankungen in den ersten Behandlungen die Regel. Bei diesem Krankheitsbild ist die Gewebsspannung außerordentlich hoch und stellt besondere Anforderungen an die Technik der BgM. Bei günstiger Reaktion stellt sich nach mehreren Behandlungen ganz feines, leichtes Ritzen ein, das sich allmählich steigert und der Gewebsspannung entsprechend auszulösen ist. Im Falle einer Sympathektomie wird von Anfang an regelrechtes Schneiden ausgelöst.

Tritt bei anderen Krankheitsbildern in erhöht gespannten BgZ nur das Streichgefühl auf, so ist so gut wie immer die Technik falsch. Bleibt aber das Streichgefühl auch bei mehrmals kontrolliertem richtigem Ziehen bestehen, so ist es als Fehlreaktion zu werten, und der Ort für die regelrechte Reaktion muß wie bei dem dumpfen Druckgefühl gesucht werden.

V Reaktionen bei der Bindegewebsmassage

Als Reaktion auf BgM lassen sich:
- objektiv feststellbare Haut- und Unterhautreaktionen sowie
- Auswirkungen auf Organe, Gefäße und das Allgemeinbefinden beobachten.

1. Haut- und Unterhautreaktionen

Sie sind bei den verschiedenen Erkrankungen und Störungen gleichartig, unterscheiden sich aber in bezug auf die Dauer, Farbtönung, Ausgestaltung und Intensität voneinander. In der Regel läßt sich feststellen: je stärker die Störungen und Beschwerden und je ausgeprägter die Gewebsveränderungen, desto stärker sind die Haut-Unterhautreaktionen. Sie treten nicht auf, wenn der Zugreiz unterschwellig bleibt.

Der therapeutische Zug kann eine mehr oder weniger ausgeprägte
- **Hautrötung** *(Dermographia rubra)* erzeugen (Abb. 49a)[1]. Hin und wieder entsteht zuerst eine
- **Weißfärbung** *(Dermographia alba)*, aus der sich die Röte erst allmählich entwickelt. Bei auffallender Gewebsspannung kann die Röte in eine
- **Quaddel** *(Dermographia elevata)* übergehen (Abb. 49b).

Im einzelnen:

a) In *hautnahen BgZ*, in denen der mechanische Reiz geringer ist als in der Tiefe, tritt die Hautrötung als feiner Strich auf, der mehr oder weniger stark getönt ist. Gelegentlich ist der Strich zuerst weiß, und es dauert eine Weile, bis er sich rötlich färbt. Hin und wieder färbt sich nur die Strichmitte rötlich, und die Weißfärbung bleibt beiderseits als begleitender Strich bestehen. Bei Neigung der Hautgefäße zu spastischen Reaktionen (bei Rauchern) kann die Weißfärbung sehr lange anhalten (bis zu 30 Minuten wurden beobachtet) und mit unangenehmem Kältegefühl verbunden sein. Im unmittelbaren Anschluß an

[1] Teirich-Leube schreibt: «Die sog. ‹Hautschrift›, die bei manchen Menschen durch einfaches Streichen der Haut auftritt, beruht auf der besonderen Reaktionsbereitschaft der Hautgefäße und hat nichts mit der hier beschriebenen Hautreaktion durch BgM zu tun.» Wir schließen uns der Ansicht von Bühring an, «daß es sich um gleiche Vorgänge handelt, aber die normale Hautschrift in dem veränderten Gewebe einer BgZ besonders stark ist.»

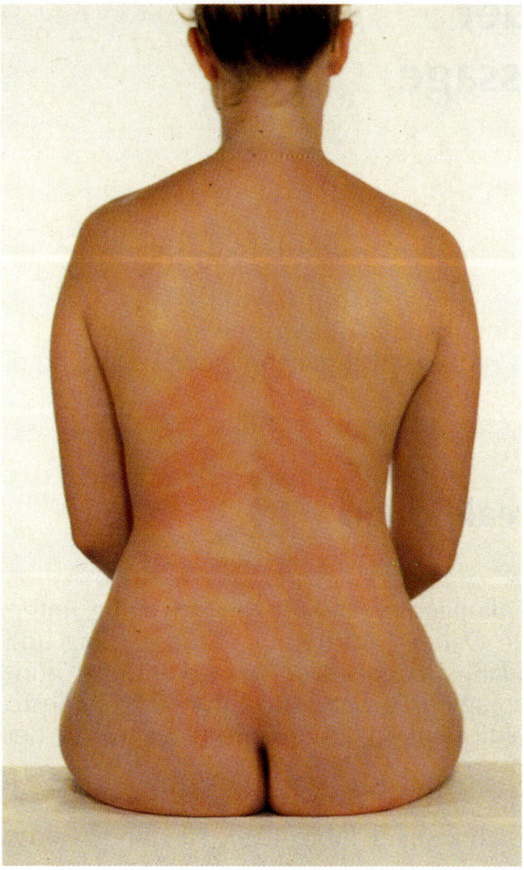

Abb. 49a: Dermographia rubra – unmittelbar nach der Behandlung

akute Krankheiten wird der rötliche Strich breiter und intensiver gefärbt. Eine Quaddelbildung ist nur angedeutet, wenn überhaupt vorhanden. Auch schon in den ersten Behandlungen sind die Reaktionen wesentlich flüchtiger als bei der Behandlung in der tiefen Verschiebeschicht.

b) Bei *fasziennahen BgZ* tritt die Hautrötung sofort oder kurz nach dem therapeutischen Zug auf. Bei mäßiger Gewebsspannung bleibt der Strich schmal und klar auf die Breite des Zuges begrenzt. Bei starker Gewebsspannung können seine Ränder zerfließen, und der Strich verbreitert sich, bis er mit Abklingen der Reaktion auf die Breite des ausgeführten Striches zurückgeht. Die Rötung spielt vom zarten Hellrot bis zum tiefen Braunrot. Aus der Hautrötung kann sich bei stark erhöhter Gewebsspannung eine Quaddel *(Dermographia elevata)* bilden. Ihre Intensität und Dauer ist von dem Grad der Spannung abhängig.

Je stärker die Gewebsspannung, desto stärker in der Regel die Hautreaktion und desto länger bleibt sie bestehen. Nicht selten sind noch 12, 24 ja 36 Stunden nach der Behandlung Spuren der Hautreaktion zu erkennen. Mit dem Nachlassen der Gewebsspannung verringern sich die Hautreaktionen ebenso wie das Schneidegefühl. Am Ende einer Behandlungsserie sind sie nur

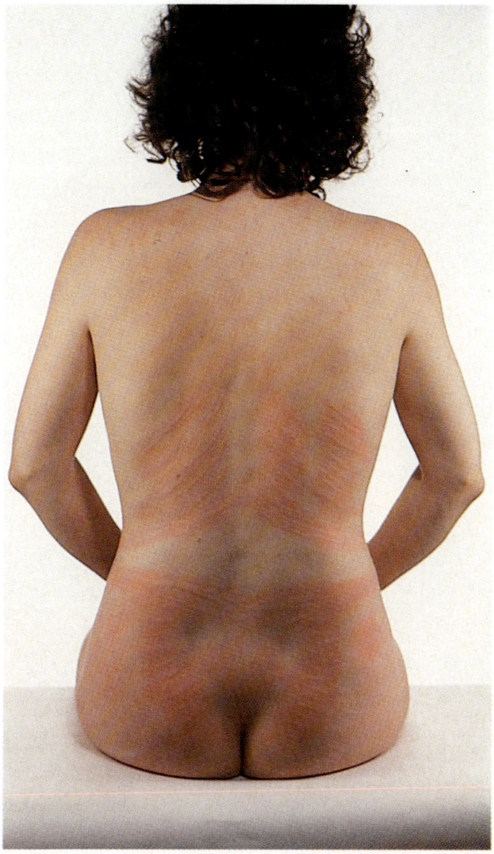

Abb. 49b: Dermographia elevata unmittelbar nach Anwendung der BgM

noch flüchtig auszulösen. Man sieht dann dem Rücken nicht mehr an, daß soeben eine intensive BgM angewandt wurde. Diese Hautreaktionen sind keine Besonderheit, sondern die Regel in den ersten 2–4 Behandlungen. Wenn sie nur ungenügend auftreten, so ist die Technik zu kontrollieren.

Bei peripheren angiospastischen Erkrankungen sind in den ersten Behandlungen Hautreaktionen ebensowenig auszulösen wie das Schneidegefühl durch den therapeutischen Zug.

Bei Patienten mit Neigung zu Hautallergien kann die Quaddel Daumenbreite erreichen und bei enger Strichführung den ganzen Rücken bedecken. Wir haben erlebt, daß dabei unstillbares Jucken ausgelöst wurde, das sich erst nach Tagen beruhigte – selbst bei Anwendung medikamentöser Salben. Verständlicherweise ist eine Behandlung mit BgM in solchen Fällen nicht anzuraten.

Weitere Haut-Unterhautreaktionen:

In manchen Fällen ist der Hautrötung eine Gelbfärbung beigemischt, die dem Strich das Aussehen einer Schürfwunde gibt, ohne daß die Hautoberfläche verletzt ist. Gelegentlich entstehen auch Petechien (Abb. 50).

Diese Reaktionen treten bei erheblich gestörter Trophik auf. Die Gelbfärbung

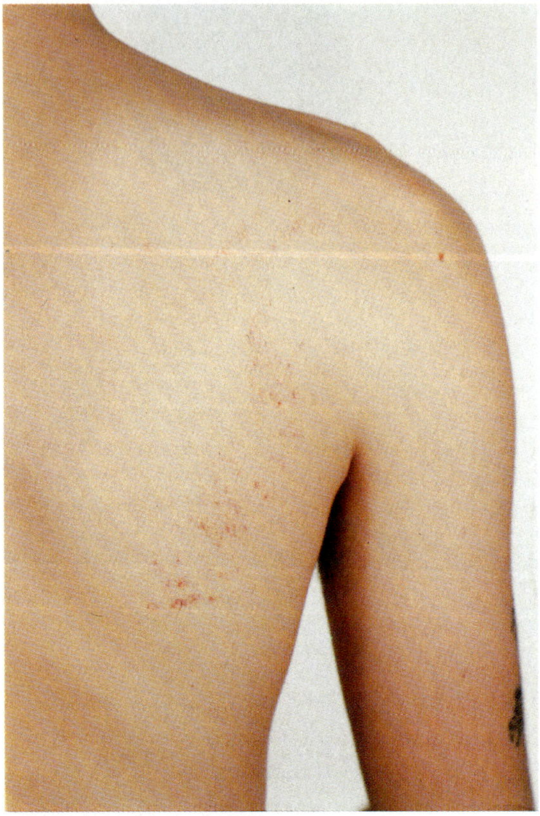

Abb. 50: Petechien als Folge der BgM

klingt genauso rasch oder langsam ab wie die Hautrötung; Petechien können über Stunden bestehen bleiben. Es können auch Blutungen im Gewebe als *Spätreaktion* 8–10 oder 24 Stunden nach der Behandlung auftreten (Abb. 51). Sie gleichen einem oberflächlichen Hämatom, das mehr oder weniger ausgedehnt ist, aber keinerlei Beschwerden verursacht wie sonst ein Hämatom. Diese Reaktion ist bei Patienten mit «rheumatoidem» Gewebe zu beobachten, die bei jedem Druck und Stoß «blaue Flecken» bekommen. Offenbar ist hier die neurale und stoffliche Veränderung in den BgZ mit vermehrter Gewebsdurchlässigkeit verbunden.
Weil der Anblick ausgedehnter Gewebsblutungen Patienten und Arzt beunruhigen kann, sollte vor der Behandlung auf diese Möglichkeit hingewiesen und betont werden, daß diese Reaktionen nur in den ersten 2–4 Behandlungen auftreten und später selbst bei intensiver Technik nicht mehr auszulösen sind. Die Behandlung kann auch im Bereich der Gewebsblutungen weitergeführt werden, weil sie absolut störungsfrei sind.

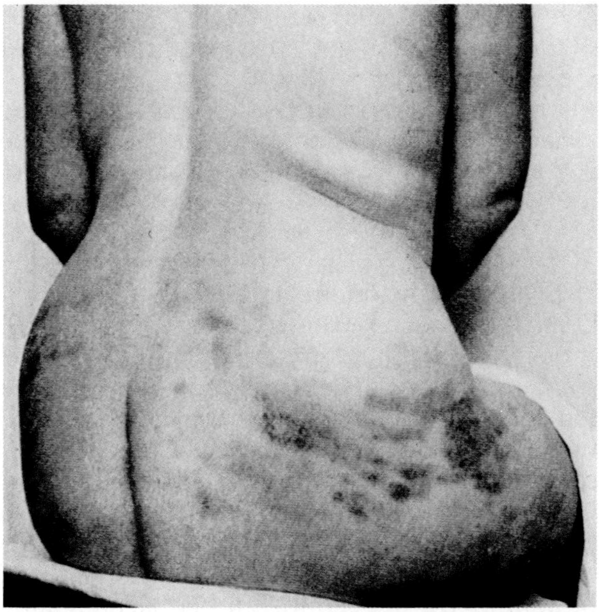

Abb. 51: Blutungen im Gewebe nach BgM

2. Auswirkungen auf Organe, Gefäße und Allgemeinbefinden

Es handelt sich hierbei um Reaktionen, die nicht mehr unmittelbar mit dem mechanischen Zug der BgM zu tun haben, sondern ausschließlich als vegetative Reaktionen in Erscheinung treten. Es handelt sich um sympathische und parasympathische Vorgänge, die in engem Zusammenhang stehen, sich gegenseitig bedingen und voneinander abhängig sind. Für ihre Reaktion auf BgM vermuten wir, daß auch das therapeutische Umfeld und die jeweilige vegetative Ausgangslage die Richtung und das Ausmaß der Reaktion mitbestimmen. Hieraus wird abgeleitet, daß es eine typisch regelhafte Reaktion auf die BgM nicht gibt. Überwiegend zeichnen sich aber zwei Reaktionsphasen ab:

- Reaktionen, die bereits während der Behandlung auftreten können (Teirich-Leube bezeichnete sie als neurale Reaktionen in der Vorstellung, daß sofort einsetzende Reaktionen überwiegend neural vermittelt werden).
- Reaktionen, die erst 1 bis 2 Stunden nach der Behandlung auftreten können (sie wurden von Teirich-Leube als humorale Reaktionen bezeichnet, «weil anzunehmen ist, daß durch die BgM humorale Prozesse im Gewebe aktiviert werden, deren Wirkung an den Stofftransport durch Blut und Körperflüssigkeit gekoppelt ist und als parasympathische Reaktion zeitlich mehr oder weniger verzögert in Erscheinung tritt.»).

Bühring schreibt 1983 von einer:

- zunächst mehr ergotrop-sympathischen Reaktion (sympathische Frühreaktion) mit einer
- anschließend mehr trophotrop-parasympathischen Einstellung (wie sie auch nach zahlreichen Methoden der physikalischen Therapie beobachtet werden – parasympathische Spätreaktion).

a) Sympathische Frühreaktionen

Diese Reaktionen können während der Behandlung, oft bereits bei den ersten Arbeitsgängen auftreten; am häufigsten erfolgen sie als spontane Schweißabsonderung. Der Schweiß tropft regelrecht aus der Achselhöhle der behandelten Seite oder auch beider Seiten. Der ganze Rücken oder eine Rückenhälfte wird plötzlich feucht oder mit kleinen Tropfen bedeckt. Auch an ganz umschriebenen Körperstellen ist die Schweißbildung zu beobachten, z. B. um ein Ulcus cruris. Diese Reaktion ist unabhängig von der Körpertemperatur und tritt nicht nur bei Menschen auf, die zum Schwitzen neigen, sondern auch bei denen, die keinerlei Veranlagung dazu haben. Bei Frauen ist diese Reaktion besonders vor der Periode zu beobachten. Der Schweiß ist klar, dünnflüssig und geruchlos. Wenn sich nach einigen Behandlungen die Gewebsspannung normalisiert hat, ist diese Reaktion nicht mehr auszulösen.

Bei manchen Patienten erfolgt eine segmental begrenzte Piloarrektion. Sie kann im Behandlungsbereich, aber auch in benachbarten oder entfernteren Gebieten entstehen. Sie ist nicht bewußt, der Patient empfindet kein Frösteln. Sie kann flüchtig sein oder über längere Zeit bestehen. Manchmal läßt sie sich mehrmals während einer Behandlung von einem bestimmten Punkt auslösen.

Organ- und Gefäßreaktionen wie Herzdruckgefühle, Herzstiche, Atembeklemmungen bei funktionellen Herzstörungen oder nach Herzmuskelerkrankungen, Magenstörungen usw. verringern sich oft nach wenigen Arbeitsgängen oder verschwinden vollständig. Nicht selten äußern Patienten und Schüler in Ausbildungsklassen spontan, daß das Sehen klarer, das Hören deutlicher ist und daß sie sich wacher fühlen, warme Hände und Füße haben und sich allgemein warm und wohl fühlen.

Es können aber genausogut paradoxe (umgekehrte) Reaktionen eintreten. Herzdruckgefühle, Herzklopfen, dumpfe Kopfschmerzen, schwere Beine, Druck im Unterbauch wie vor der Menstruation, Parästhesien in den Extremitäten, Blasendruckgefühle u. a. werden erst durch eine BgM ausgelöst. Hände und Füße werden kalt anstatt warm, und der Kopf kann sich unangenehm warm anfühlen. Manche Patienten haben beim Behandeln Kollapsgefühle, und es ist auch vorgekommen, daß bei ersten Arbeitsgängen am Kreuzbein regelrechter Kollaps eintrat.

Auch diese negativen Reaktionen treten in den ersten Behandlungen besonders leicht auf, wenn die BgZ sehr ausgedehnt sind und das Gewebe schwierig zu behandeln ist. Das kann sowohl bei dünner wie auch bei dicker Unterhaut der Fall sein. Die therapeutischen Möglichkeiten zur Vermeidung solcher

Reaktionen werden in dem Abschnitt «Richtlinien zur therapeutischen Gestaltung der BgM» (S. 101) besprochen.

b) Parasympathische Spätreaktionen

Diese Reaktionen treten meistens erst ca. 1 bis 2 Stunden nach der Behandlung auf; aber wie beschrieben ist es durchaus möglich, daß sie schon in der ersten Reaktionsphase – während der Behandlung – auftreten. Patienten beschreiben die Reaktionen als:

- Angenehme Entspannung (Muskelrelaxation) und leichtes Müdigkeitsgefühl.
- Unüberwindliche Müdigkeit, die zur sofortigen Ruhe zwingt. Diese Reaktion ist in den ersten Behandlungen ganz auffällig, und es muß ihr unbedingt nachgegeben werden.
- Wohlige Wärme am ganzen Körper oder besonders an Händen und Füßen. Wir erlebten diese Reaktion auch schon in der 1. Phase. Sie kann über 1 bis 2 Stunden bestehen bleiben oder erst in der 2. Reaktionsphase entstehen.
- Anregung der Blasen- und Darmtätigkeit (vermehrtes Wasserlassen, Darmentleerung). Beides kann bereits während der Behandlung erfolgen.

Es können auch gegenteilige Reaktionen in dieser Phase auftreten. Der Patient fühlt:

- sich angeregt, aktiviert, tatendurstig u. ä.;
- Heißhunger (das ist z. B. in der Rekonvaleszenz zu beobachten);
- eine Verbesserung seiner Stimmungslage.

Auch diese Reaktionen werden im Laufe der Behandlungsserie schwächer und sind letztlich überhaupt nicht mehr auszulösen.

c) Tageszeit der Behandlung

Die beobachteten Reaktionen sollen nach Möglichkeit auch die Tageszeit der Behandlung mitbestimmen.

Im allgemeinen ist die Grundspannung des Gewebes in der zweiten Tageshälfte geringer als in der ersten. Bei zusätzlicher Spannungssteigerung durch BgZ empfiehlt sich daher, die Behandlung am Nachmittag durchzuführen. Bei eventuell nach 1 bis 2 Stunden zu erwartender Müdigkeit sollte die Behandlung nicht wahllos zwischen häusliche und berufliche Verpflichtungen gelegt werden, sondern besser ans Ende des Vormittags oder an den Abend, damit die Mittagspause oder der Feierabend zum Ruhen zur Verfügung stehen. In jedem Falle muß der Patient auf diese mögliche Reaktion hingewiesen werden, um sich entsprechend einrichten zu können.

Bettlägerige Patienten schlafen gewöhnlich bald nach der Behandlung ein; es ist gewissermaßen ein Hinübergleiten von der ersten in die zweite Reaktionsphase. Diese Ermüdungsreaktion läßt sich bei Patienten mit **Schlafstörungen** therapeutisch erfolgreich nutzen, wenn die Behandlung am Abend durchgeführt wird. Sie schlafen in der Regel nach 1 bis 2 Stunden ein.

d) Nachruhe

Im unmittelbaren Anschluß an die BgM empfinden Patienten nur selten ein Ruhebedürfnis. Ein Anflug von Müdigkeit nach der Behandlung läßt sich leicht mit einer kleinen Erfrischung (Getränk, Imbiß) überwinden. Wichtiger ist die Ruhemöglichkeit, wenn sich die Allgemeinreaktion nach 1–2 Stunden als unüberwindliche Müdigkeit einstellt, wie vorher beschrieben. Wenn aber ambulante Patienten im Anschluß an die BgM ausruhen, sollte ihnen mehr Zeit zur Verfügung stehen als 10 bis 20 Minuten, wie sie nach gebräuchlichen physikalischen Anwendungen üblich sind. Erfahrungsgemäß sind die Allgemeinreaktionen nach einer BgM intensiver und anhaltender als nach anderen Massagemethoden und sie benötigen längere Zeit bis zum Abklingen, so daß auch 20 Minuten Ruhe nicht ausreichen. Insofern ist es für den Patienten vielfach leichter, gleich nach der Behandlung aufzustehen und erst dann zu ruhen, wenn sich das Bedürfnis dazu einstellt, als unmittelbar nach der Behandlung.

Zusammenfassung

Die geschilderten Reaktionen müssen als ein komplexes Ganzes gesehen werden. Die vegetative Ausgangslage mit ihrem individuellen Spannungsgrad der BgZ bestimmt die Dauer und Intensität der Hautreaktionen sowie der nervös-reflektorischen Reaktionen (sympathische Frühreaktionen in Form von Verschwinden oder Auftreten von Störungen, besonders bei ausgedehnten BgZ; parasympathische Spätreaktionen wie allgemeine Müdigkeit nach einem freien Intervall von 1–2 Stunden oder vermehrtes Wasserlassen). Mit dem Nachlassen der Gewebsspannung verringern und verkürzen sich alle genannten Reaktionen. Mit der Wiederherstellung der regelrechten Gewebsspannung, worunter die der jeweiligen Disposition entsprechende Grundspannung zu verstehen ist, hat sich auch die vegetative Reaktionslage ausgeglichen, was daraus zu ersehen ist, daß auch bei intensiver Anwendung der BgM keinerlei Reaktionen mehr ausgelöst werden können. Daraus geht hervor, daß der mechanische Zug der BgM zwar der entscheidende Faktor in der Auslösung der Reaktionen ist, die Reaktion selbst aber nervös-reflektorisch bedingt ist.

VI Richtlinien zur therapeutischen Gestaltung der Bindegewebsmassage

1. Vorbemerkung

Jede BgM ist eine *umfassende Behandlung*. Sie kann nicht von vornherein auf einen Körperteil beschränkt werden. Der geringste Reiz an einer Körperstelle vermag umfassende Reaktionen zu bewirken. Weil BgZ nicht nur mit den segmental zugehörigen Organen, Gefäßen und Nerven in Verbindung stehen, sondern auch untereinander neurale Beziehung haben, ist ihre Wirkung nicht von vornherein zu beurteilen. Der in einer bestimmten Zone einwirkende Reiz kann das zugehörige Organ beeinflussen, er kann aber auch von anderen BgZ aufgenommen werden und an ganz anderer Stelle zur Wirkung kommen. BgM kann darum nicht nur als «*Segmenttherapie*» bezeichnet werden, sondern es bedarf eines übergeordneten Begriffes im Sinne der **«Neuraltherapie»**. Die Unterhautschicht, in der die BgZ festgestellt werden, muß also als Ganzes gesehen werden. Für die Diagnostik sind darum nicht nur die direkten Zonen maßgebend, sondern genauso klinisch stumme Zonen, die u. U. zusätzlich festgestellt werden. Die stummen Zonen spielen besonders dann eine Rolle, wenn sie stärker ausgeprägt sind als die direkten Zonen. Inwieweit sie mit den direkten Zonen und den dazugehörigen derzeitigen Störungen im unterschwelligen Zusammenhang stehen, zeigt sich erst bei der Behandlung, wenn von ihnen aus entsprechende Reaktionen erfolgen. Es können z. B. Beschwerden beseitigt werden oder erst entstehen und Bindegewebsspannungen sich normalisieren oder verstärken, ohne daß eine örtliche Einwirkung an der direkten Zone erfolgt. Darum ist der vollständige Bindegewebstastbefund zu Beginn jeder Behandlung – und seine Kontrolle in deren Verlauf – erforderlich und als unverzichtbare Grundlage für den Behandlungsaufbau bestimmend.

Teirich-Leube weist an dieser Stelle auf entscheidende Unterschiede hin, die im Verhalten von Bindegewebszonen und Muskelzonen bestehen. Muskelzonen werden nur in segmental zugeordneten Muskeln festgestellt und sind auch nur von hier aus zu behandeln. Wenn zu ihrer Behandlung manuelle Vibrationen und weiche Friktionen erfolgreich ausgeführt werden, verringern sich mit dem Nachlassen des reflektorischen Hypertonus (und nur dann) auch die jeweiligen Störungen. Der therapeutische Erfolg der BgM dagegen ist nicht unbedingt an die Normalisierung der Gewebsspannung im Bereich der direkten BgZ gebunden. Beschwerden können verringert oder vollständig beseitigt sein, auch wenn die Gewebsspannung sich nicht völlig «normalisiert» hat.

2. Behandlungsaufbau

a) Behandlungsbeginn

Er erfolgt in der Regel im kaudalen Rumpfabschnitt – im Kreuzbein-Darmbeinbereich – sowohl bei hautnahen als auch bei fasziennahen BgZ.

- BgZ sind hier besonders häufig ausgebildet;
- von hier aus sind kranial gelegene BgZ bereits günstig zu beeinflussen;
- es besteht nach unserer Erfahrung nur geringe Störbarkeit, wahrscheinlich weil sich die Mehrzahl aller Organe oberhalb von L 1 projiziert.

In der Peripherie erfolgt der Behandlungsbeginn in Ausnahmefällen, z. B. bei Erkrankungen mit gestörter Gewebstrophik an den Extremitäten wie das langjährige Unterschenkelgeschwür, Krampfadern, Arthrosen in peripheren Gelenken, trophische Störungen nach Verletzungen und Entzündungen, Lähmungen usw.

Bei diesen Erkrankungen reagiert das veränderte Gewebe nicht entsprechend auf die Behandlung im Rumpfbereich. Die hier zentral gesetzten Reize wirken sich nicht in der Peripherie aus. Das läßt auf eine Störung im vegetativen Zusammenwirken zwischen peripheren und zentralen Reaktionen schließen. Das Gewebe in der Peripherie führt durch die gestörte Trophik gewissermaßen ein «Eigenleben», die örtlichen Funktionen haben sich verselbständigt und vom Zusammenwirken und Reagieren des Ganzen abgekoppelt. Wird die BgM in solchem Falle zunächst im Bereich des trophisch veränderten Gewebes in der Peripherie, z. B. am Bein ausgeführt, gelingt es meistens, die örtliche Trophik und damit die Reaktionsbereitschaft dieser Abschnitte zu verbessern und auch vollständig wiederherzustellen. Der beginnende Zusammenschluß von Peripherie und Rumpf kündigt sich dadurch an, daß bei Arbeitsgängen in der Peripherie BgZ im Rumpfbereich mitreagieren (Juckreiz an entfernt liegenden Stellen usw.). Wird nun die BgM im Rumpfbereich hinzugenommen, so fühlt der Patient oft plötzlich ein Mitreagieren der entsprechenden Extremität. Er beschreibt dieses Gefühl z. B. mit Worten wie: «Mein Bein gehört wieder zu mir» u. ä. Die Peripherie ist damit gewissermaßen wieder an das Zentrum (Rumpf) «angeschlossen».

b) Arbeitsgänge in lateralen und paravertebralen Rückenabschnitten

Diese Arbeitsgänge haben in der oberen und tiefen Verschiebeschicht unterschiedliche Wirkungsbereiche (Abb. 52).

Arbeitsgänge in der *oberen Verschiebeschicht* (bei der Behandlung hautnaher BgZ) wirken von lateralen und paravertebralen Rückenabschnitten aus einheitlich über das Rückenmark auf die segmentzugehörigen inneren Organe, Gefäße und Nerven.

Arbeitsgänge in der *tiefen Verschiebeschicht* (bei fasziennahen BgZ) wirken nur im paravertebralen Bereich auf die organzugehörigen Segmente; in lateralen Rückenabschnitten wirken sie auf das Halsmark.

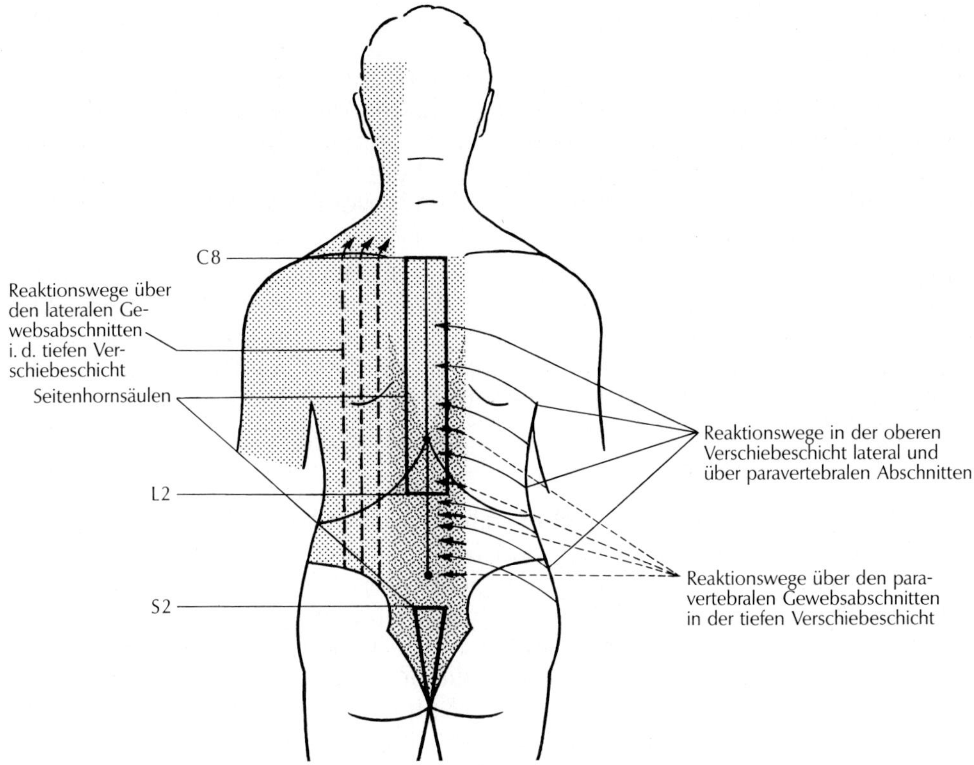

Abb. 52: Schematische Darstellung der Reaktionswege der BgM in der oberen und der tiefen Verschiebeschicht

Als Erklärung mag die Annahme gelten, daß die Unterhaut mit ihrem hautnahen Bereich die Innervation der Haut und mit ihrem fasziennahen Bereich die Innervation der darunterliegenden Muskulatur teilt. Segmentgleiche Anschlüsse von inneren Organen und den Geweben der Körperdecke gibt es nur zwischen C 8–L 2. In diesem Teil sind die Hautsegmente relativ deutlich als querverlaufende Bänder über die ganze Rückenbreite zu erkennen. BgZ in der oberen Verschiebeschicht stehen so in ganzer Breite in nervös-reflektorischem Zusammenhang mit den inneren Organen. Arbeitsgänge in dieser Schicht wirken von der ganzen Rückenbreite aus einheitlich. Die fasziennahen Bereiche der Unterhaut befinden sich paravertebral über dem autochthonen Rückengewebe, das die ursprüngliche segmentale Gliederung der Muskeln *(M. erector spinae)*, Gefäße und Nerven noch erkennen läßt. Seine vegetativen Anschlüsse reichen von T 2–T 12. Die lateralen Brustkorbabschnitte befinden sich über dem nichtautochthonen Rückengewebe, das erst nachträglich von der Armanlage aus auf den Rumpf eingewandert ist *(M. latissimus dorsi)*. Die vegetativen Anschlüsse dieser Abschnitte liegen im Halsmark in den Segmenten C 1–C 7, wo keine inneren Organe angeschlossen sind.

Diese unterschiedlichen vegetativen Anschlüsse des Rückengewebes paravertebral und lateral machen die unterschiedlichen Wirkungsbereiche der BgM in der tiefen Verschiebeschicht über den jeweiligen Abschnitten verständlich. Arbeitsgänge paravertebral beeinflussen die inneren Organe, die in den gleichen Rückenmarkssegmenten angeschlossen sind. Arbeitsgänge lateral wirken auf das im Halsmark angeschlossene Schulter-Armsystem und haben keine direkte nervös reflektorische Wirkung auf die inneren Organe. Störungen im Schultergürtel-Armbereich können durch Arbeitsgänge lateral beeinflußt werden ohne das Risiko einer Organstörung durch eventuelle Verlagerung pathologischer Gewebsspannungen.

Bei jeder Manipulation in der tiefen Verschiebeschicht wird unweigerlich die obere Verschiebeschicht mit beeinflußt. Wenn aber keine hautnahen BgZ vorhanden sind, fehlt auch jede Reizbarkeit im Sinne von Therapie, so daß die Wirkung eindeutig der Unterhauttechnik in der tiefen Verschiebeschicht zwischen Unterhaut und Faszie zuzuschreiben ist.

c) Arbeitsgänge entfernt von schmerzhaften Gewebsabschnitten

In allgemein empfindlichen BgZ und Maximalpunkten, die innerhalb einer Zone vorhanden sein können, ist das Schneidegefühl zunächst unerträglich. Diese Gebiete werden deshalb in den ersten Sitzungen einer Behandlungsserie absolut ausgespart und erst später in die Behandlung mit einbezogen, wenn die Spannung und Empfindlichkeit deutlich nachgelassen haben. Es empfiehlt sich u. U., an der «gesunden» Körperseite mit der Behandlung zu beginnen, an der die Reizbarkeit geringer ist. Häufig erübrigt sich dadurch eine örtliche Behandlung. Allerdings kann bei isoliertem Vorkommen eines Maximalpunktes das direkte Anziehen durchaus angezeigt sein.

d) Vorrangige Behandlung hautnaher BgZ

Wenn in kaudalen Rumpfabschnitten hautnahe BgZ gleichzeitig mit fasziennahen Zonen festgestellt werden, erfolgt immer zuerst die Behandlung hautnaher Zonen in der oberen Verschiebeschicht. Nicht selten sind fasziennahe Zonen dadurch günstig zu beeinflussen, so daß sich eine direkte Behandlung in der Tiefe erübrigt. Hautnahe BgZ in kranial gelegenen Abschnitten, im Lenden- und Brustkorbbereich lassen sich durch Kreuz-Hüftbehandlung in der tiefen Verschiebeschicht (durch Unterhauttechnik) beseitigen. Gelingt das nicht, so können Arbeitsgänge lateral am Rand des *M. latissimus dorsi* erfolgreich sein. Als letzte Möglichkeit besteht die direkte örtliche Behandlung in paravertebralen Bereichen mit Arbeitsgängen in der oberen Verschiebeschicht (Hauttechnik) selbst.

e) BgZ im ventralen Rumpfbereich

Diese klingen in der Regel durch Arbeitsgänge im Rückenbereich ab. Bleiben aber noch Restspannungen, was am Ende jeder Behandlung sorgfältig ertastet werden muß, sind Arbeitsgänge ventral erforderlich. Wenn diese Restspannungen nicht beseitigt werden, können sie unangenehme Reaktionen verursachen, z. B. Druckgefühle an Blase, Magen und Herz sowie Atembeklemmung u. ä.

f) Vorbereitende Maßnahmen
Wenn stark erhöhte Gewebsspannungen durch weichteilrheumatische Störungen und Erkrankungen im Rumpfbereich eine größere Fläche betreffen, kann die flächige BgM oder die Unterhautmassage u. U. als vorbereitende Maßnahme für die Anwendung der Unterhautfaszientechnik günstig sein.

g) Zusätzliche Maßnahmen
Als zusätzliche Maßnahme zur BgM hat sich die örtliche Wärmeanwendung der «heißen Rolle»[1] bewährt. Sie kommt sowohl bei innerorganischen Störungen als auch bei weichteilrheumatischen Veränderungen in Betracht.
Wenn fasziennahe BgZ mit Veränderungen der Muskulatur und des Gelenkapparates vergesellschaftet sind, kann die BgM mit intensiven Muskelspannungsübungen – im Sinne der Isometrie – kombiniert werden.
Beide Anwendungen werden jeweils im Anschluß an die BgM ausgeführt.

---

[1] Die Methode der **heißen Rolle** – auch «Mammele-Rolle» genannt nach dem schwäbischen Arzt Dr. Mammele – besteht in der Anwendung feuchter Hitze in Verbindung mit Unterhaut-Faszienverschiebung. Wir wenden sie an als Leberrolle, Kreuzbeinrolle und Brustkorbrolle.
Als «Leberrolle» wird sie über dem rechten Oberbauch durch intermittierendes Andrücken und über der seitlichen und vorderen Brustkorbwand durch kaudo-kraniales Verschieben der Unterhaut gegen die Faszie ausgeführt. Dabei erfolgt eine Durchwärmung der örtlichen Körperdecke, die der Patient als «Tiefendurchwärmung» empfindet, die bei vorhandenen Leber-Gallenzonen mit den entsprechenden Störungen und Beschwerden bis zu 2 Stunden anhalten kann. Bei störungsfreiem Leber-Gallensystem ist diese «Nachwärme» nicht auszulösen.
Als «Kreuzbeinrolle» wird sie über dem Kreuzbein und der Fossa ischioanalis durch intermittierendes Andrücken und über dem oberen Teil des Kreuzbeins durch kaudo-kraniales Verschieben ausgeführt. Neben der örtlichen Durchwärmung des Gewebes ist eine Einwirkung auf die Organe des kleinen Beckens und das Gefäßsystem der Beine und des Kopfes zu beobachten (eine Nachwärme wie bei der Leberrolle tritt bei der Kreuzbeinrolle nicht ein).
Als «Brustkorbrolle» bewährt sie sich über dem Brustbein und seitlichen Brustkorbabschnitten, vor allem bei Erkrankungen der Bronchien; über Rücken und Nacken bei «rheumatoiden» Beschwerden dieser Körperteile.

3. Die Dauer einer Behandlung

Im Gegensatz zu vielen anderen Methoden der physikalischen Therapie erfordern die *ersten Behandlungen* mit BgM einen *größeren Zeitaufwand* als spätere. Dafür sind zwei Gründe maßgebend:

a) Zu Beginn einer Behandlung sind die Gewebsspannungen stärker und ausgedehnter als später. Das Ziehen im Gewebe ist schwieriger und erfordert besondere Konzentration. Oft kann nur durch kleine und kleinste Arbeitsgänge der therapeutische Zug erreicht werden. Das Ziehen muß wegen des starken Schneidegefühls sehr langsam erfolgen. Erst mit nachlassender Spannung sind längere Arbeitsgänge und eine raschere Ausführung möglich.

b) Bei den ersten Behandlungen muß der Therapeut die vegetative Reaktionslage des Patienten und die Bedeutung der jeweiligen BgZ erst kennenlernen, denn auch bei gleichen Beschwerden und gleichen BgZ können die vegetativen Reaktionen bei einzelnen Menschen außerordentlich verschieden sein, und auch beim selben Patienten darf der Therapeut erfahrene Reaktionen von einer zur anderen Behandlung nie zu sicher erwarten. Bei zu kurzen Behandlungen besteht die Gefahr, daß möglicherweise entstandene Organ- oder Bewegungsstörungen (Steifigkeit im Rücken, Hexenschuß, Parästhesien u. dgl.) nicht nachhaltig beseitigt werden können, was u. U. dazu führt, daß die Behandlung als «unverträglich» abgesetzt wird. Läßt man sich in den ersten 3–4 Behandlungen die erforderliche Zeit, werden solche Fehlreaktionen im allgemeinen vermieden. Spätere Behandlungen können bei günstigem Verlauf in ca. 20–30 Minuten durchgeführt werden.

4. Behandlungsserie

Eine Behandlungsserie führt am besten zum Erfolg, wenn die ersten 3–4 BgM täglich hintereinander ausgeführt werden. Die Umstimmung der vegetativen Reaktionslage wird so rascher erreicht und der Behandlungserfolg ist sicherer, als wenn die Intervalle zwischen den einzelnen Behandlungen größer sind, wodurch die Umstimmung verzögert wird. Die weiteren Behandlungen werden dann 3mal und später 2mal in der Woche bis zum Abschluß der Serie durchgeführt.

Wir haben immer wieder erlebt, daß eine Wiederholung der Serie nach ca. 8–12 Wochen (oder auch später) die Besserung von Beschwerden deutlich stabilisiert hat und Behandlungserfolge über Jahre brachte.

5. Aktive Mitarbeit des Patienten

Die aktive Mitarbeit des Patienten ist für die erfolgreiche Gestaltung der Behandlung nicht gleichgültig, das gilt besonders für die ersten Sitzungen. Der Therapeut fühlt zwar beim Ziehen im Gewebe die unterschiedlichen Spannungen und Verhaftungen und ist in der Lage, bei gutem technischen Können den therapeutischen Zug richtig zu beurteilen. Es ist aber nicht gesagt, daß dann auch die richtige nervös-reflektorische Reaktion erfolgt, die allein das helle, klare Schneidegefühl beim Patienten auslöst. Der Therapeut muß sich deshalb der Gefühle des Patienten vergewissern, und es ist kein Zeichen von Unsicherheit, wenn immer wieder nach dem Schneidegefühl gefragt wird und dumpfer Druck sowie Nichtreaktion sofort festgestellt werden. Die Reaktionen können von einer zur anderen Behandlung unterschiedlich sein, weil sie vom wechselnden Allgemeinbefinden, von der Tageszeit und eventuellen Witterungseinflüssen abhängig sind.
Wenn man dem Patienten erklärt, daß die BgM nicht nur mechanisch, sondern in erster Linie nervös-reflektorisch wirkt, versteht er die Notwendigkeit der Fragen und verfolgt mit Interesse, ob die richtige Reaktion mit dem hellen, klaren Schneiden oder eine Fehlreaktion als dumpfer Druck oder lediglich Streichen eintritt. Er versteht dann auch die Bedeutung eventueller Irritationen im Gewebe oder in den Organen.

VII Die Techniken der Bindegewebsmassage

1. Vorbemerkung

Der Begriff der Bindegewebsmassage ist seit Anbeginn der Methode mit dem typischen Gefühl des Schneidens verbunden, das durch Dehnungsreiz des *«ziehenden Streichens»* nach Dicke und des *«therapeutischen Zuges»* nach Teirich-Leube ausgelöst wird (s. S. 87: Der Zug im Gewebe und die Gefühle des Patienten). Dieses Ziehen ist aufgrund der anatomischen Gegebenheiten in den einzelnen Verschiebeschichten grundsätzlich verschieden, woraus sich folgende Techniken ergeben:

Hauttechnik – das Verschieben zwischen Lederhaut und Unterhaut (obere Verschiebeschicht);

Unterhauttechnik – zwischen Unterhaut und Körper- und Extremitätenfaszie (tiefe Verschiebeschicht);

Faszientechnik – an Muskel und Faszienrändern.

Teirich-Leube beschreibt darüber hinaus Techniken, die in der tiefen Verschiebeschicht ausgeführt werden, bei denen der mechanische Reiz aber geringer ist, so daß es nicht zum Schneiden (dem therapeutischen Zug) kommt. Es handelt sich um die Techniken mit **unterschwelligem Dehnungsreiz** wie auf S. 87 beschrieben:

flächige BgM und die
Unterhautmassage.

Beide Techniken eignen sich u. U. als *vorbereitende Maßnahme* für die Anwendung der erstgenannten Techniken mit therapeutischem Zug. Sie können aber auch als *eigenständige Behandlung*, besonders bei flächig ausgedehnten Gewebsveränderungen (weichteilrheumatischen Erkrankungen, Narben, Sudeck u. a.) angewandt werden. Die Erfahrung hat gezeigt, daß auch durch diesen unterschwelligen Dehnungsreiz Organfunktionen und Gewebsspannungen im Sinne nervös-reflektorischer Vorgänge beeinflußt werden können.

2. Grundsätzliches zu den Techniken der Bindegewebsmassage

a) Hand-Fingerhaltung

Bei allen Techniken werden die Fingergelenke leicht gebeugt und das Handgelenk annähernd in Mittelstellung gehalten (Abb. 72). Bei erhöhter Gewebsspannung nimmt die Beugung etwas zu, und es kommt zu einer Adduktionshaltung der Finger 2–5, wodurch eine günstige Formspannung erreicht wird, die dem jeweiligen Gewebswiderstand angemessen ist. Je geringer die Spannung, desto lockerer ist die Hand-Fingerhaltung.

Der häufigste technische Fehler ist die Überstreckung der Mittelfingerendgelenke, wodurch der Kontakt zur Faszie unvollständig wird und der Zug sich in die Oberfläche verlagert.

Die Ursache dieser Fehlstellung kann:
- ein zu langer Fingernagel sein. Der Therapeut fürchtet dabei mit Recht das Kratzen und Verletzen der Haut. Die Länge der Fingernägel muß angemessen sein, denn auch mit zu kurzen Nägeln kann man nicht arbeiten. Die weiche Fingerbeere benötigt den Nagel als ein Widerlager während des Zuges im Gewebe;
- eine Schwäche des *M. flexor digitorum profundus* und *superficialis* oder eine allgemeine Bindegewebsschwäche sein. Abb. 53 zeigt das überstreckte Endgelenk des Mittelfingers, Abb. 54 das überstreckte Mittelgelenk und Abb. 131 auf S. 204 das überstreckte Daumengrundgelenk.

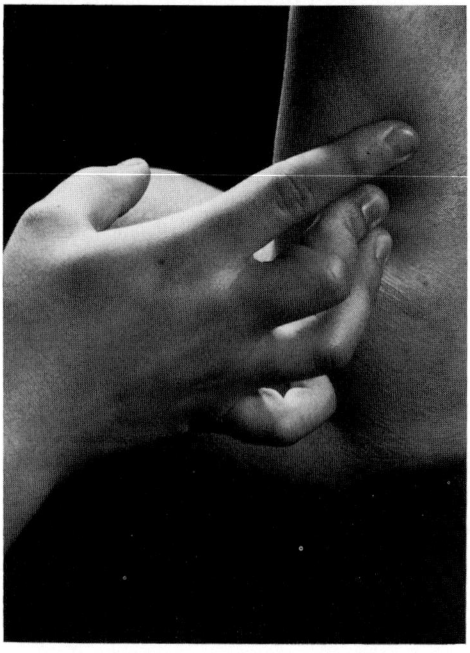

Abb. 53: Überstrecktes Endgelenk des arbeitenden Mittelfingers – falsch!

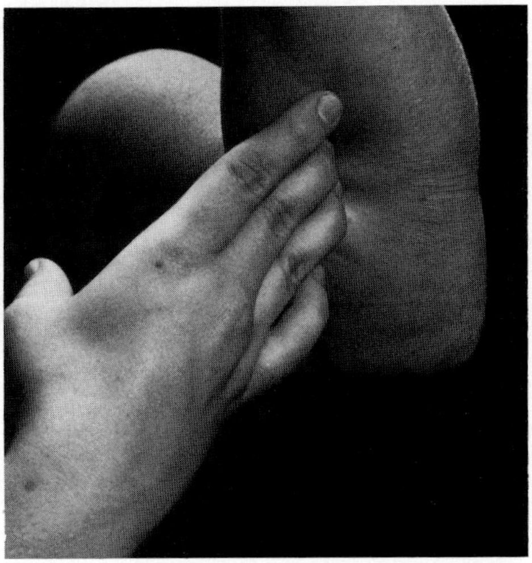

Abb. 54: Überstrecktes Mittelgelenk des arbeitenden Mittelfingers – falsch!

b) Ausführung des Zuges

Bei Haut-, Unterhaut- und Faszientechnik wird in der beschriebenen Beugehaltung die Kuppe des 3. Fingers, oft auch des 3. und 4. Fingers[1] so aufgesetzt, daß der Zug im Gewebe von der volaren Hand-Fingermuskulatur (Abb. 72) – dem aktiven Halteapparat – geleistet wird. Das ist besonders wichtig bei erhöhter Gewebsspannung. Bei geringer Spannung kann der Zug durch die Ulnar- oder Radialseite der Fingerkuppen ausgeführt werden (Abb. 55 u. 56), wobei mit der Ulnarseite ein Schieben und mit der Radialseite mehr ein Ziehen entsteht. Bei ungeübten Therapeuten kann das Schieben leicht zu Druck werden, der unter allen Umständen vermieden werden muß. In den Anfangszeiten der Methode wurde fast ausschließlich mit der Radialseite gearbeitet, was bei häufiger Anwendung der Technik in erhöht gespanntem Gewebe vielfach zu Beschwerden und Exostosenbildung am Ligamentum collaterale radiale – dem passiven Halteapparat – der Mittelfingerendgelenke führte (Abb. 57). Bei Haut-, Unterhaut- und Faszientechnik wird in der Regel nur mit einer Hand gearbeitet. Bei der flächigen BgM und der Unterhautmassage wird mit beiden Händen gleichzeitig gearbeitet. Bei einhändiger Arbeit unterscheiden wir die Tätigkeit mit der gleichseitigen Hand (rechte Hand an der rechten Rumpfseite und linke Hand links) von der der gegenseitigen Hand (rechte Hand an der linken Rumpfseite oder linke Hand rechts).

Bei der Behandlung mit Faszientechnik ergeben sich weitere Möglichkeiten, um den therapeutischen Zug bei stark erhöhter Gewebsspannung auszuführen durch:

- Unterstützung des Handgelenks (Abb. 98),

[1] Manche Therapeuten arbeiten mit dem 2. Finger (Zeigefinger). Das ist durchaus möglich, wenn dem Prinzip des richtigen Ziehens im Gewebe entsprochen wird. Schließlich erreicht auch der Strahl der Unterwassermassage den geforderten Zug, wobei sich allerdings die Frage der individuellen Dosierung stellt, weil das Fühlen der Fingerkuppe fehlt.

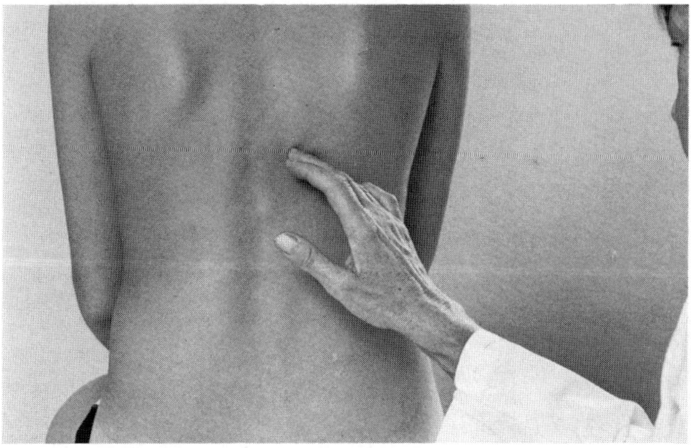

Abb. 55: Ziehen mit der Ulnarseite der Fingerkuppen

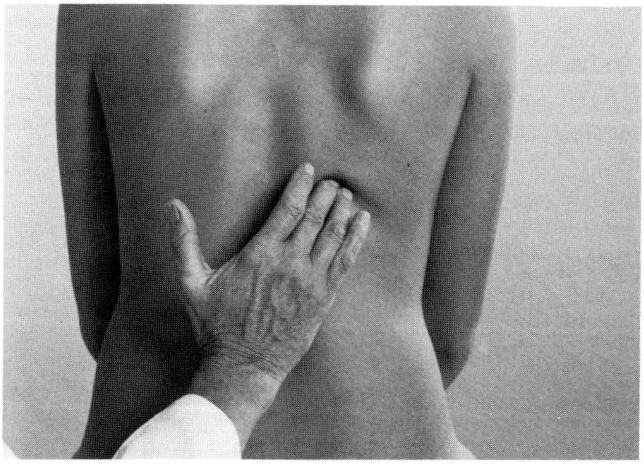

Abb. 56: Ziehen mit der Radialseite der Fingerkuppen

- Unterstützung des Fingers, indem die Kuppen nebeneinander (Abb. 67) oder direkt aufeinander (Abb. 94) gesetzt werden.

An peripheren Gelenken bewährt sich u. U. die Ausführung des Zuges durch eine Gelenkbewegung bei feststehender Fingerkuppe – anstatt mit dieser zu ziehen (s. Ellenbogengelenk S. 187, Hand-Fingergelenke S. 189f, Fuß-Zehengelenke S. 175f).

c) Die Körperposition des Therapeuten zum Patienten

Um die Hand-Fingerstellung günstig zum Einsatz zu bringen, muß im Ellenbogengelenk mehr supiniert (Handfläche zeigt nach oben) oder proniert (Handrücken zeigt nach oben), gebeugt oder gestreckt werden und im Schultergelenk mehr oder weniger abduziert. Weitere Variationen der Haltung ergeben sich durch den Stand des Therapeuten zum Patienten.

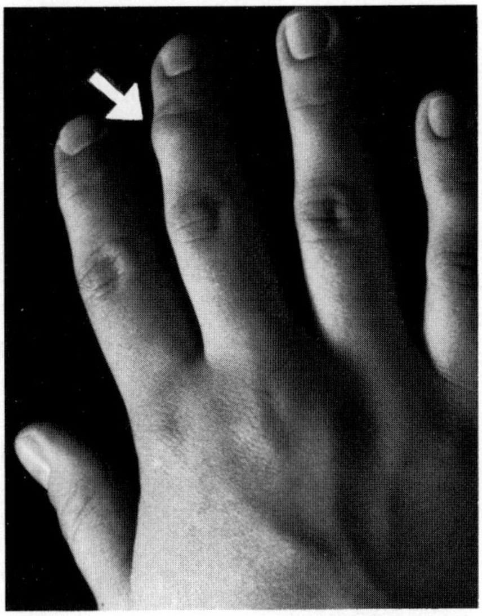

Abb. 57: Exostosenbildung an der Radialseite des Mittelfingerendgelenks durch unzweckmäßige Technik

3. Hauttechnik

a) Die Hauttechnik wird in der *oberen Verschiebeschicht zwischen Leder- und Unterhaut* ausgeführt. Die Verschiebbarkeit zwischen diesen beiden funktionell verschiedenen Geweben ist beim Menschen nur angedeutet, denn die Lederhaut geht ohne scharfe Grenze in die Unterhaut über. Die Hauttechnik ist die subtilste Form der Bindegewebstechniken und verlangt ein besonders feines Tastempfinden. Der aufzuwendende Fingerdruck ist so gering, daß er gerade ausreicht, die dünne Lederhaut gegen die Unterhaut zu verschieben (Abb. 24a).

b) Die **Arbeitsgänge** sind auch bei erhöht gespanntem Gewebe immer in fortlaufenden mehr oder weniger langen Zügen möglich und können relativ rasch ausgeführt werden. Um im erforderlichen Zug zu bleiben und die obere Verschiebeschicht nicht zu verlassen – es besteht die Gefahr, in tiefere Schichten zu gelangen –, muß der jeweilige Gewebsabschnitt durch Handgriff oder Lagerung etwas gedehnt werden. Ihr *Verlauf* richtet sich im wesentlichen nach den Spaltlinien der Lederhaut (Abb. 58 a u. b). Diesem Verlauf entspricht in etwa auch die Bandform der Hautsegmente – am Rumpf mehr waagerecht, an den Extremitäten im spiraligen Längsverlauf. Demzufolge arbeiten wir:

- am Rumpf von der Wirbelsäule aus nach lateral bis ventral oder umgekehrt und
- an den Extremitäten von proximal nach distal oder umgekehrt.

Wird bei diesen Arbeitsgängen das erforderliche Schneidegefühl nicht erzielt, kann auch gegen den Verlauf der Spaltlinien gezogen werden, d.h. am Rumpf von kaudal nach kranial und an den Extremitäten quer von medial nach lateral oder umgekehrt. Der erzeugte Gewebswiderstand ist nicht in allen Richtungen gleich und wird auch vom Patienten unterschiedlich empfunden. Er ist am Rumpf von medial nach lateral geringer als umgekehrt, und an den Extremitäten ist er von proximal nach distal geringer als umgekehrt. Der Therapeut wählt die Strichrichtung, die dem Patienten am angenehmsten ist und dem Gewebsbefund gerecht wird.

c) Der **therapeutische Zug** wird in der 2. Arbeitsphase erreicht:

- In der ersten Phase wird der Finger mit der Kuppe auf die Haut aufgesetzt und sucht Kontakt zur Unterhaut über die obere Verschiebeschicht.
- In der zweiten Phase erfolgt die tangentiale Bewegung der Lederhaut gegen die Unterhaut in Arbeitsrichtung. Bei erhöhter Gewebsspannung wird dabei sofort das Schneidegefühl (in der Regel sehr leicht) ausgelöst.

Die erhöhte Gewebsspannung in hautnahen BgZ vermittelt dem Therapeuten nicht nur das Gefühl des Gewebswiderstandes, sondern auch eine veränderte **Tastqualität**. Sie wird als Rauhigkeit empfunden oder, wie Kohlrausch schreibt,

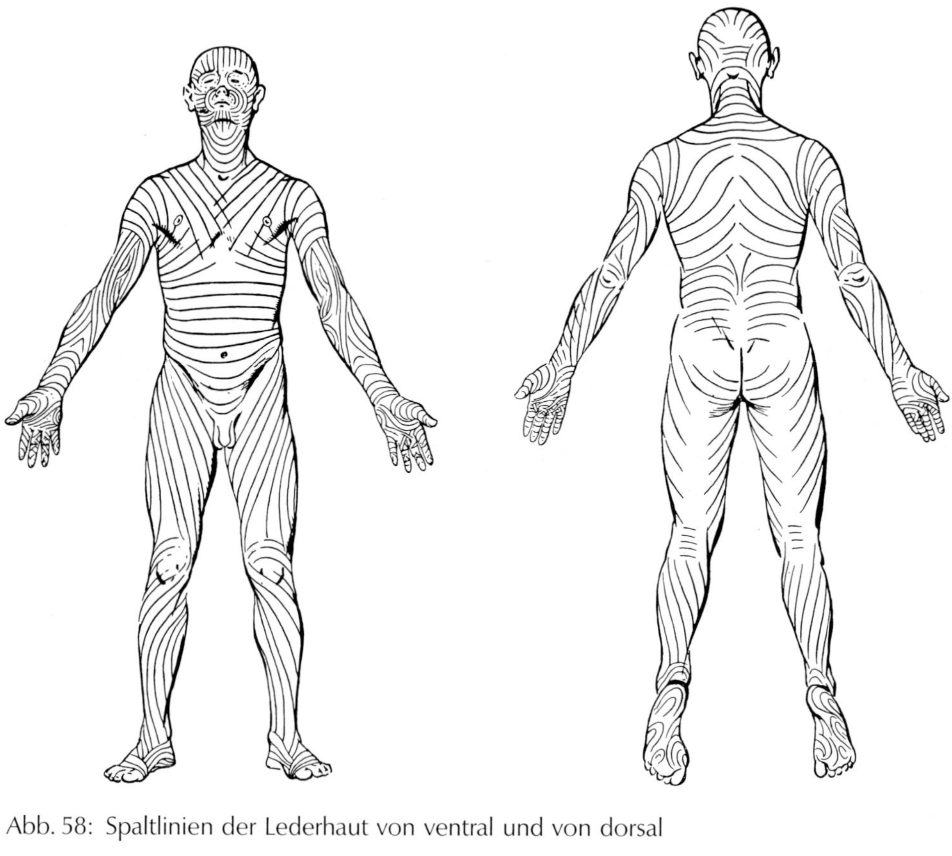

Abb. 58: Spaltlinien der Lederhaut von ventral und von dorsal

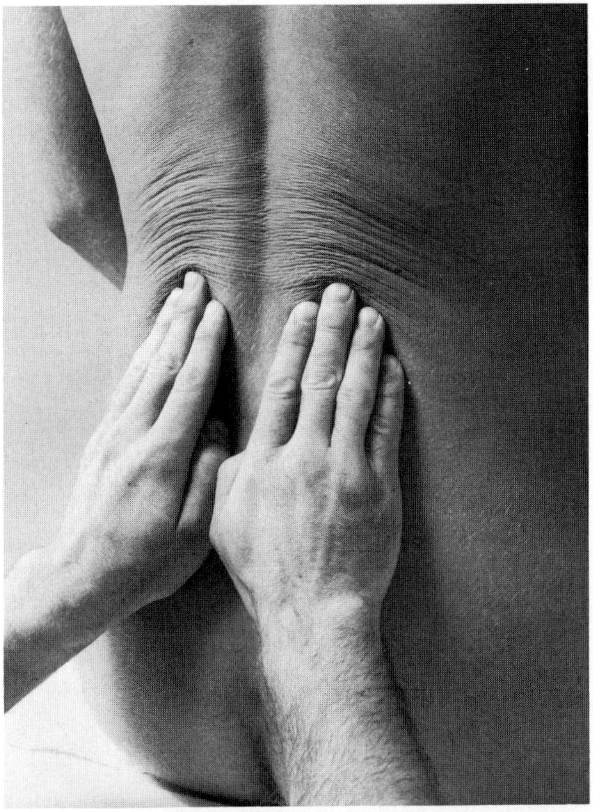

Abb. 59: Erhöhte Gewebsspannung in der oberen Verschiebeschicht erscheint beim Zusammenschieben wie «zerknittertes Seidenpapier»

als «Reibeisengefühl». Dieses Gefühl und das Schneiden sind nach ihm *der* Beweis für eine hautnahe BgZ. Vor dem ziehenden Finger schiebt sich die Hautfelderung derart zusammen, daß sie wie «zerknittertes Seidenpapier» (Abb. 59) erscheint; Kohlrausch spricht von «Krisselung».

Die besondere Beanspruchung des Therapeuten bei der Anwendung der Hauttechnik besteht

in der Feinabstufung der Kraft, die nötig ist, um in der oberen Verschiebeschicht zu bleiben und nicht in tiefere Schichten zu gelangen.

- Die Fingerkuppen werden durch erhöhte Reibung derart beansprucht, daß es bei permanenter Anwendung der Technik zu reaktiven Hautverdickungen kommen kann. Sie bedürfen besonderer Pflege – Nagelecken und Hautverdickungen werden am besten mit Bimsstein behandelt.

d) Behandlungsaufbau

Die Behandlung beginnt am Kreuzbein und wird mit nachlassender Gewebsspannung im kranialen Bereich bis zu Schultergürtel/Armen oder nach kaudal über Gesäß, Hüften und Oberschenkel fortgeführt. Bei begrenzt umschriebenen Zonen ventral am Rumpf und an den Extremitäten ist u.U. auch die örtliche Anwendung ohne Vorarbeit an Kreuzbein und Rücken möglich.

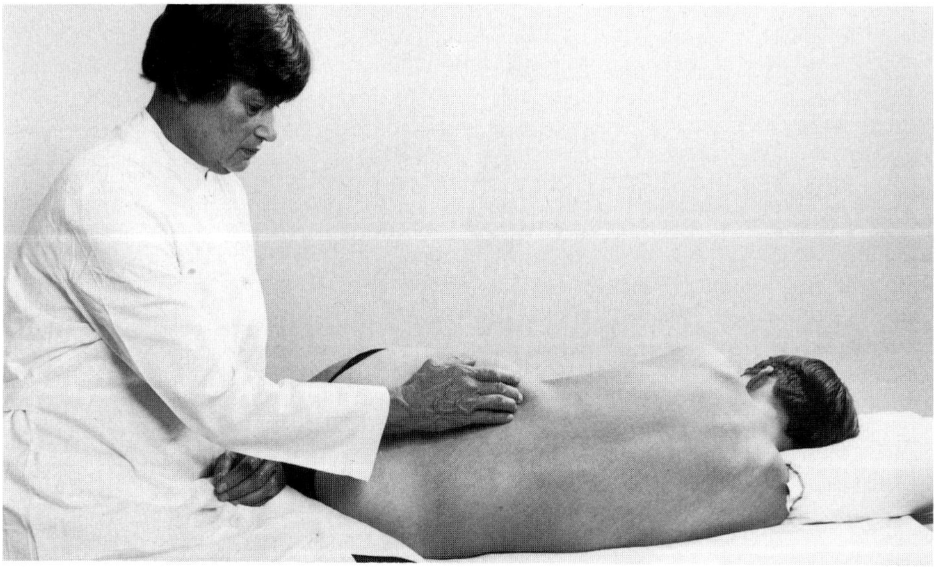

Abb. 60a: Zur Behandlung mit Hauttechnik sitzt der Therapeut hinter dem Patienten im Kniewinkel

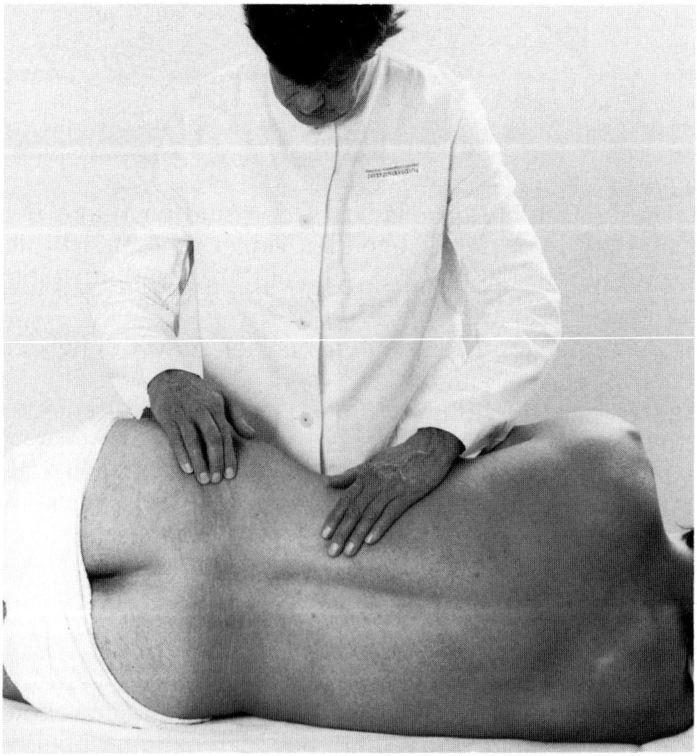

Abb. 60b: Zur Behandlung mit Hauttechnik steht der Therapeut vor dem Patienten – die linke Hand hält das Gewebe etwas in Dehnung

e) Lagerung des Patienten

- *Erwachsene*: Für die Behandlung von Rücken- und Hüftbereich und evtl. der Beine (in Seitlage) wird der Rücken leicht gebeugt. Der Therapeut sitzt entweder hinter dem Patienten im Kniewinkel (Abb. 60a), oder er steht vor dem Patienten (Abb. 60b) und arbeitet an der obenliegenden Seite (nicht an der Seite, die der Unterlage aufliegt). Die Behandlung ventral am Rumpf und an den Extremitäten erfolgt in Rückenlage, an Schultergürtel/Nacken und Armen in Seitlage oder im Sitzen.
- *Kleinkinder*: *Behandlung* am besten in Bauchlage oder im Sitzen auf dem Arm der Mutter/Pflegerin (Abb. 61). U. U. ist sie auch im Bad aus Rückenlage möglich. Die Arbeitsgänge werden dann von hinten her – vom Rücken aus – gezogen. Bei Kindern ist eine ausgezeichnete Technik erforderlich, damit das Ziehen nur zartes, niemals aber schmerzhaftes Schneiden auslöst.

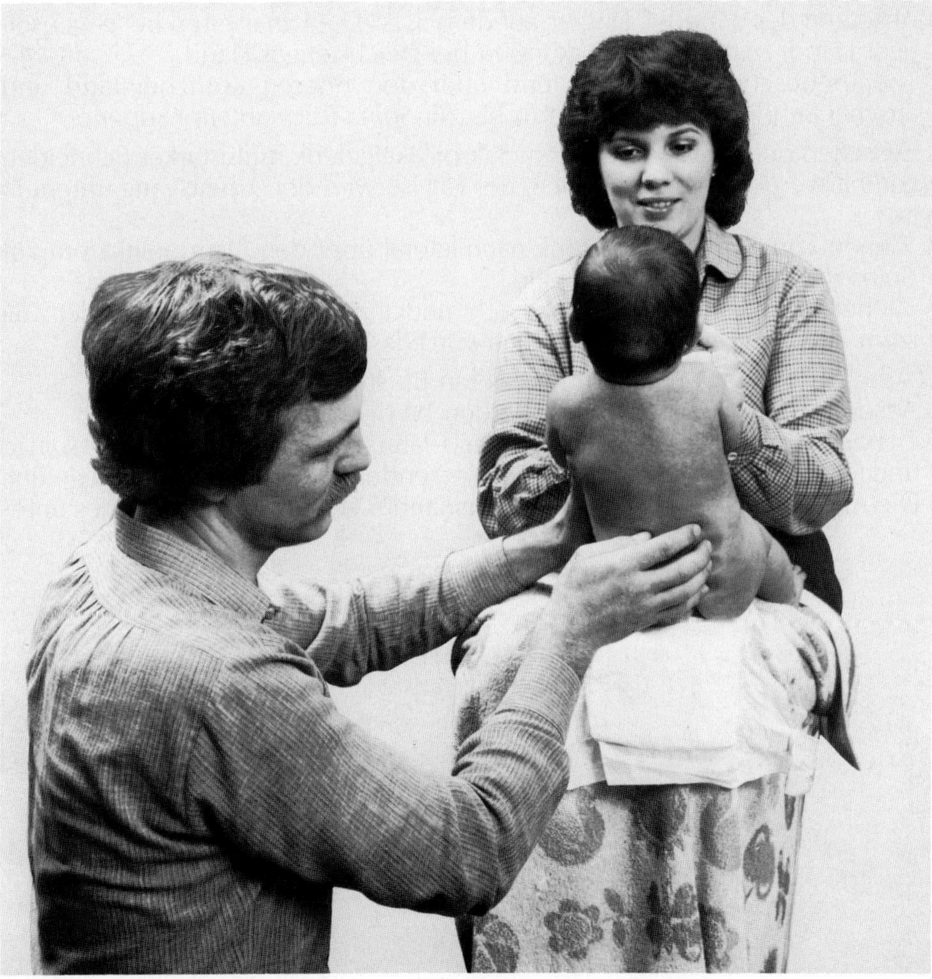

Abb. 61: Behandlungssituation für das Kleinkind

f) Schema der Arbeitsgänge mit Hauttechnik (Übersicht Abb. 62 u. 63)

1. Arbeitsgänge vom Kreuzbein über Gesäß und Hüften

- Ansetzen des 3. und 4. Fingers auf der Kreuzbeinmitte direkt oberhalb der Analfalte (wenn mit der gegenseitigen Hand gearbeitet wird, werden die Ulnarseiten der Fingerkuppen aufgesetzt, wenn mit der gleichseitigen Hand gearbeitet wird, die Mitte der Fingerkuppen).
- Therapeutischer Zug fortlaufend (mit sofortigem Schneidegefühl) über die Wölbung des Gesäßes nach lateral Richtung *Trochanter major*. Die Arbeitsgänge werden dicht übereinander gesetzt bis in Höhe des 5. LWD. In Höhe des Sakroiliakalgelenks verlaufen sie parallel zum Darmbeinkamm. Wenn kein Schneiden gefühlt wird, muß in umgekehrter Richtung gezogen werden (vom Gesäß bzw. der Hüfte zum Kreuzbein hin). Wenn auch dann kein Schneiden gefühlt wird, wird zunächst der Beckengang ausgeführt.

2. Beckengang

- Ansetzen des 3. und 4. Fingers auf dem 5. LWD – Ulnarseiten bei gegenseitiger Hand, Mitte der Fingerkuppen bei gleichseitiger Hand.
- Therapeutischer Zug fortlaufend über den oberen Kreuzbeinrand und anschließenden Darmbeinkamm bis zur *Spina iliaca anterior superior*.

  Zwischen dem 5. LWD und dem Sakroiliakalgelenk muß starkes Schneiden gefühlt werden. Wenn das nicht der Fall ist, wird der Arbeitsgang unterteilt in:

a) Ziehen vom Sakroiliakalgelenk nach lateral über den Darmbeinkamm zur *Spina iliaca anterior superior* und
b) Ziehen vom Sakroiliakalgelenk nach medial zum 5. LWD. Je näher der Zug zum 5. LWD kommt, desto stärker wird das Schneidegefühl.

3. Arbeitsgänge im Lenden- und unteren Brustkorbbereich

- Ansetzen des 3. und 4. Fingers an den LWD und BWD.
- Therapeutischer Zug fortlaufend nach lateral über den *M. erector spinae* und *M. latissimus dorsi* mit sofort einsetzendem deutlichen Schneidegefühl. Die Arbeitsgänge werden dicht übereinander gesetzt bis in Höhe des unte-

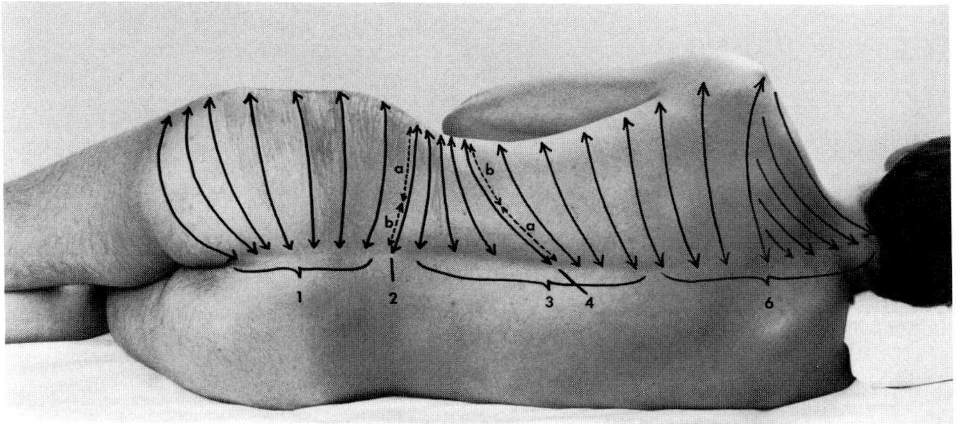

Abb. 62: Schema der Arbeitsgänge mit Hauttechnik – dorsal am Rumpf

ren Schulterblattwinkels (6. BWD). Wenn mit dem Beginn des Ziehens an den Dornfortsätzen kein klares Schneidegefühl eintritt, werden die Arbeitsgänge unterteilt und in umgekehrter Richtung gezogen:

a) Ziehen vom lateralen Rand des *M. erector spinae* zu den Dornfortsätzen und
b) Ziehen vom lateralen Rand des *M. latissimus dorsi* nach medial an den Rand des *M. erector spinae*.

Nach diesen Arbeitsgängen wird erneut das fortlaufende Ziehen von den Dornfortsätzen nach lateral zur Körperseite versucht. Wenn wiederum kein Schneidegefühl eintritt, wird zunächst der Brustkorbgang gezogen.

4. Brustkorbgang
- Ansetzen des 3. und 4. Fingers am 12. BWD.
- Therapeutischer Zug fortlaufend nach lateral entlang dem unteren Rand des Brustkorbs bis zur Körperseite. Sofort beim Beginn des Ziehens muß deutliches Schneiden gefühlt werden. Der Zug kann u. U. bis zum lateralen Rand des *M. rectus abdominis* verlaufen. Wenn kein Schneidegefühl ausgelöst wird, muß dieser Arbeitsgang unterteilt und in umgekehrter Richtung gezogen werden:

a) Ziehen vom lateralen Rand des *M. erector spinae* nach medial zum 12. BWD waagerecht oder schräg von unten. Nach einigen Zügen erfolgt
b) Ziehen vom lateralen Rand des *M. latissimus dorsi* nach medial an den Rand des *M. erector spinae*.

Die Arbeitsgänge können auch miteinander verbunden werden in der Reihenfolge b) und a). Anschließend kann durch Drehen der Finger am 12. BWD der beschriebene Brustkorbgang erneut gezogen werden. Die Arbeitsgänge 1–4 werden in der gleichen Weise auf der anderen Körperseite ausgeführt. Dann folgen:

5. Arbeitsgänge an der Vorderseite des Rumpfes, Patient in Rückenlage (Abb. 63).

a) Längsgang am Darmbeinkamm von der *Spina iliaca anterior superior* zur *Symphyse* (evtl. parallel dazu auf dem Bauch).
b) Längsgang am unteren Brustkorbrand von der vorderen Axillarlinie zum lateralen Rand des *M. rectus abdominis* und gegebenenfalls weiter bis zum *Processus xyphoideus* und parallel dazu auf dem Bauch.

Die Arbeitsgänge a) und b) sind die Verlängerung des Becken- und Brustkorbganges aus Seitenlage.

Von der *Spina iliaca anterior superior* zur *Symphyse* ist das Schneiden oft so stark, daß der Arbeitsgang nur im Beginn gezogen werden kann. Der Arbeitsgang am unteren Brustkorbrand muß bei unerträglichem Schneiden vor Erreichen des *M. rectus abdominis* beendet werden. Bei mäßiger Spannung und erträglichem Schneiden kann bis zum Brustbein und auf diesem nach kranial gezogen werden bis in Höhe des *Angulus Ludovici*.

Bei Störungen des Bronchialsystems muß besonders auf druckfreies Ziehen und helles Schneidegefühl geachtet werden, da hierbei oft über dem *Angulus Ludovici* dumpfes Druckgefühl vorhanden ist. Der Zug ist dann abzubrechen

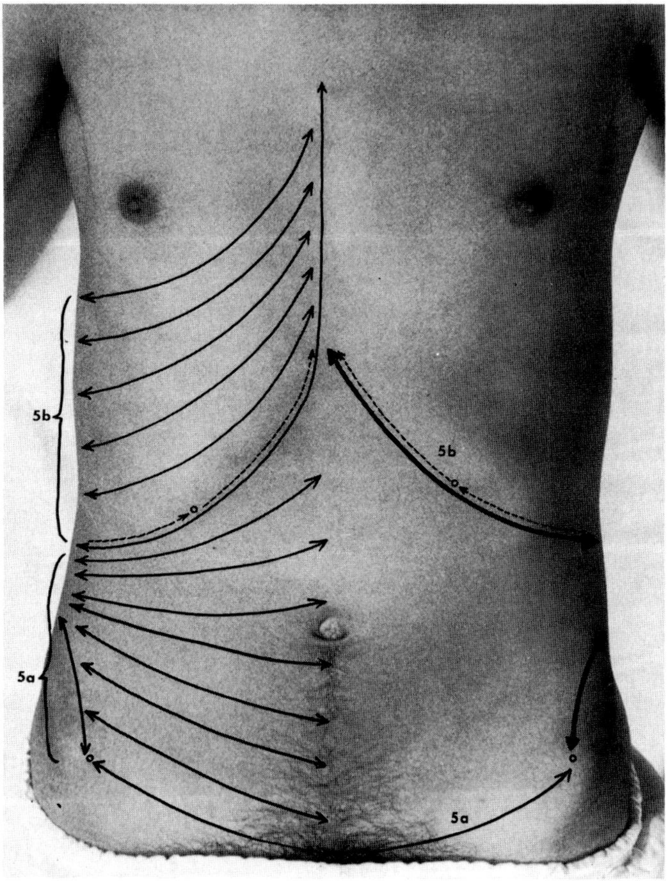

Abb. 63: Schema der Arbeitsgänge mit Hauttechnik – ventral am Rumpf

und der Brustkorbgang vom 12. BWD zur Körperseite auszuführen. Er muß helles Schneiden auslösen, da sonst Fehlreaktionen wie Kurzatmigkeit, Druck auf dem Brustkorb, Herzbeklemmungen u. a. m. möglich sind.

6. Arbeitsgänge im Bereich von Schultergürtel, Nacken und Hals (bei chronischer Bronchitis, Asthma bronchiale, Rachenkatarrhen usw.). Patient in Seitlage oder Sitzen.

- Ansetzen des 3. und 4. Fingers an den BWD in Höhe des unteren Schulterblattwinkels (6. BWD).
- Therapeutischer Zug fortlaufend nach lateral über den *M. trapezius,* das Schulterblatt und aufwärts über dem dorsalen Anteil des *M. deltoideus* auslaufend.

Die Arbeitsgänge werden dicht übereinander bis in Höhe der *Spina scapulae* ausgeführt. Unterhalb der *Spina scapulae* über dem Ursprung des *M. deltoideus* muß besonders sorgfältig gezogen werden, da hier oft dumpfer Druck auftritt. Man versucht dann das Ziehen in umgekehrter Richtung und lagert den Arm so, daß das Gewebe im Bereich des Zuges noch mehr gedehnt wird. Tritt auch dann das richtige Schneidegefühl nicht ein, so müssen alle Arbeitsgänge im Bereich des unteren Rückens und Brustkorbs wiederholt werden. Bei schweren Armstörungen gelingt es vielfach nicht, in der gleichen Behandlung das Schneidegefühl auf dem Schulterblatt zu erzielen, so daß diese Arbeitsgänge noch zurückzustellen sind.

Bei den Arbeitsgängen im Bereich des 7. HWD ist zu beachten, daß hier häufig eine starke Quellung vorhanden ist. Die Arbeitsgänge werden daher von lateral nach medial ausgeführt und enden am Rande der Quellung, bis das Gewebe weicher und durchgängiger wird und das Ziehen mit gleichbleibendem Schneiden bis hin zum 7. HWD möglich ist. Das Schneidegefühl ist meistens sehr stark.

Arbeitsgänge am Hals werden bei erhöhter Gewebsspannung von den Dornfortsätzen aus waagerecht nach lateral geführt, bei geringer Spannung und schwer zu erzielendem Schneidegefühl wird gegen den Verlauf der Spaltlinien gezogen, von kaudal nach kranial bis zum Hinterhaupt.

7. Arbeitsgänge an den Extremitäten

- Die *Behandlung am Arm* erfolgt aus Rückenlage oder im Sitzen. Die Arbeitsgänge verlaufen von proximal nach distal oder umgekehrt. Um das Gewebe über dem *M. triceps brachii* etwas zu dehnen, greift die andere Hand von ventral (Abb. 64a), oder der Arm wird mit gebeugtem Ellenbogen in leichte Anteversion gebracht (Abb. 64b). Für die Dehnung über dem *M. biceps brachii* wird im Ellenbogen gestreckt und, wenn nötig, im Schultergelenk retrovertiert.
  Beim Ziehen am Unterarm über den Extensoren wird im Handgelenk volar flektiert, beim Ziehen über den Flexoren erfolgt Dorsalextension im Handgelenk.
- Die *Behandlung am Bein* erfolgt aus Seit- und Rückenlage. Die Arbeitsgänge ventral am Oberschenkel über dem *M. quadriceps* werden von *proximal-lateral* nach *distal-medial* (s. Verlauf der Spaltlinien) ausgeführt (Abb. 65a). Wenn die erforderliche leichte Dehnung in Rückenlage mit gestreckt liegendem Bein nicht erreicht wird, kann der Therapeut sie durch Umgreifen des Oberschenkels von dorsal her begünstigen. Anderenfalls wird sie in Seitlage mit leichter Hüftstreckung und Kniebeugung erreicht (Abb. 65b). Arbeitsgänge dorsal am Oberschenkel (Abb. 66).

  Am Unterschenkel erfolgt die Dehnung ventral durch Plantarflexion des Fußes und dorsal über der Wadenmuskulatur durch Dorsalextension oder indem die freie Hand das Gewebe der Wade von ventral etwas zusammendrückt. Das Ziehen erfolgt je nach Gewebsspannung mit längeren oder kürzeren Arbeitsgängen in Längsrichtung von proximal nach distal oder umgekehrt. Es geht mit feinem hellem Schneidegefühl einher.

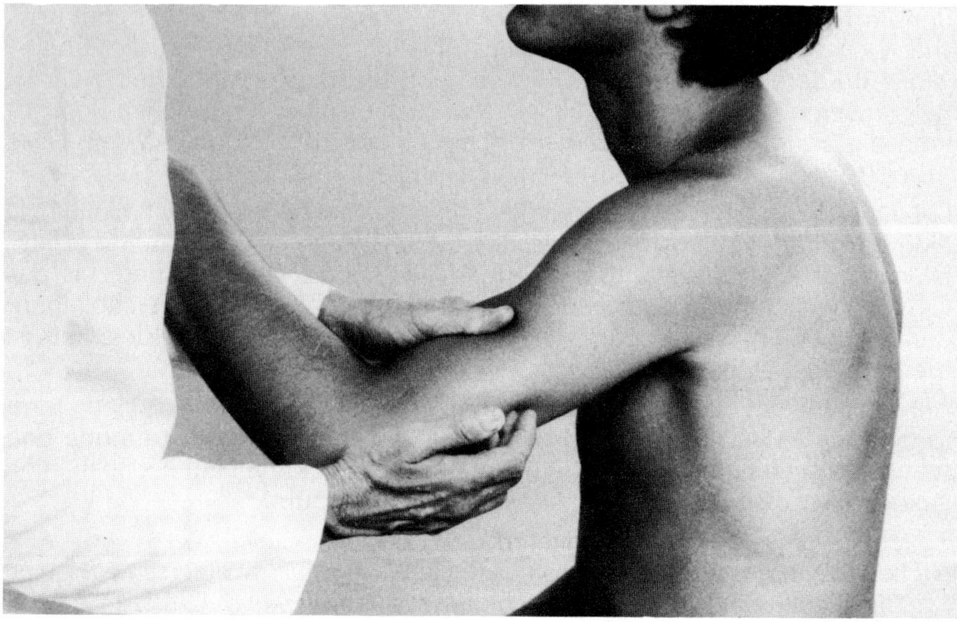

Abb. 64a: Arbeitsgänge mit Hauttechnik über dem *M. triceps brachii*. Die linke Hand umgreift den Oberarm von ventral, um das Gewebe etwas zu dehnen

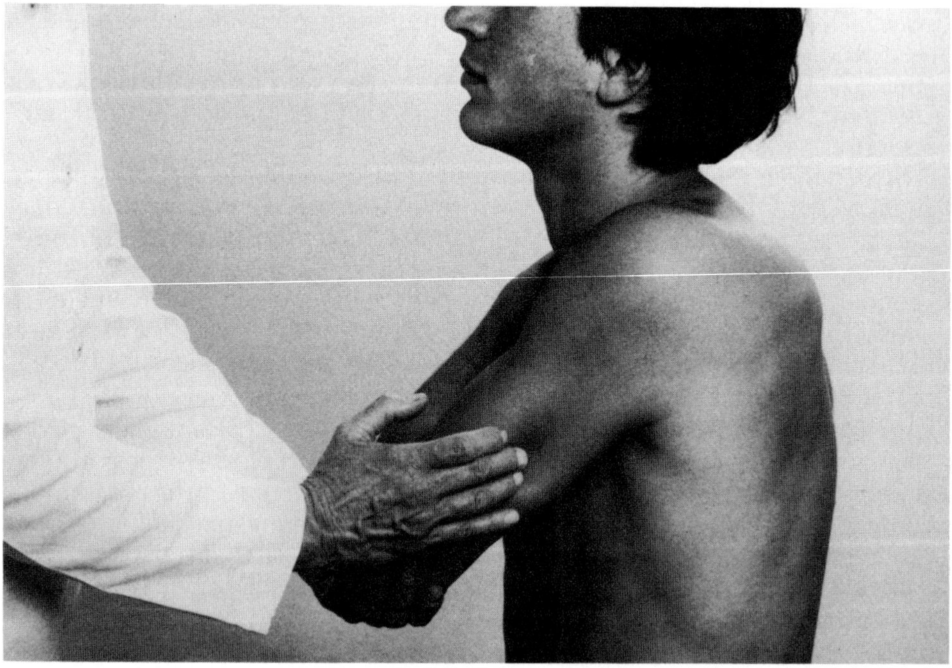

Abb. 64b: Arbeitsgänge mit Hauttechnik über dem *M. triceps brachii*. Das Gewebe über dem Muskel wird gedehnt, indem der Arm mit gebeugtem Ellenbogen in leichte Anteversion gebracht wird.

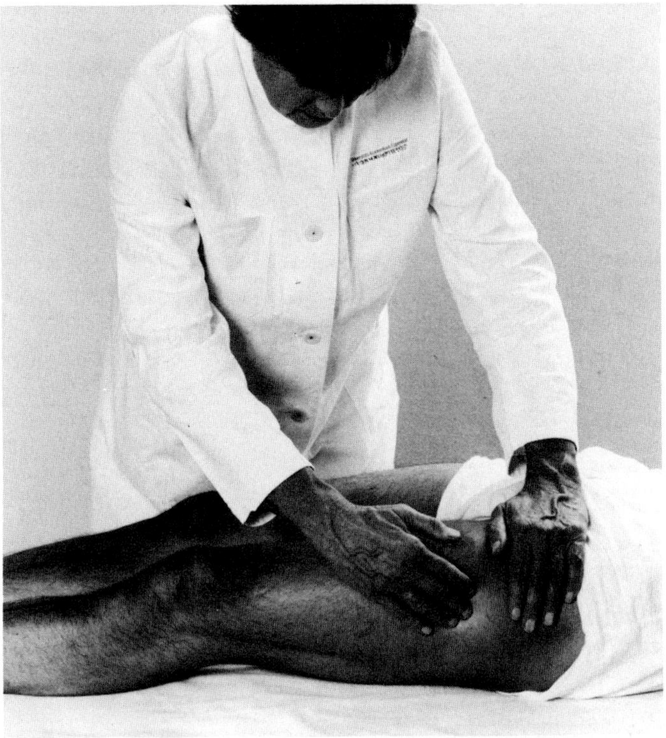

Abb. 65a: Arbeitsgänge mit Hauttechnik über dem *M. quadriceps*. Dehnung durch Handgriff.

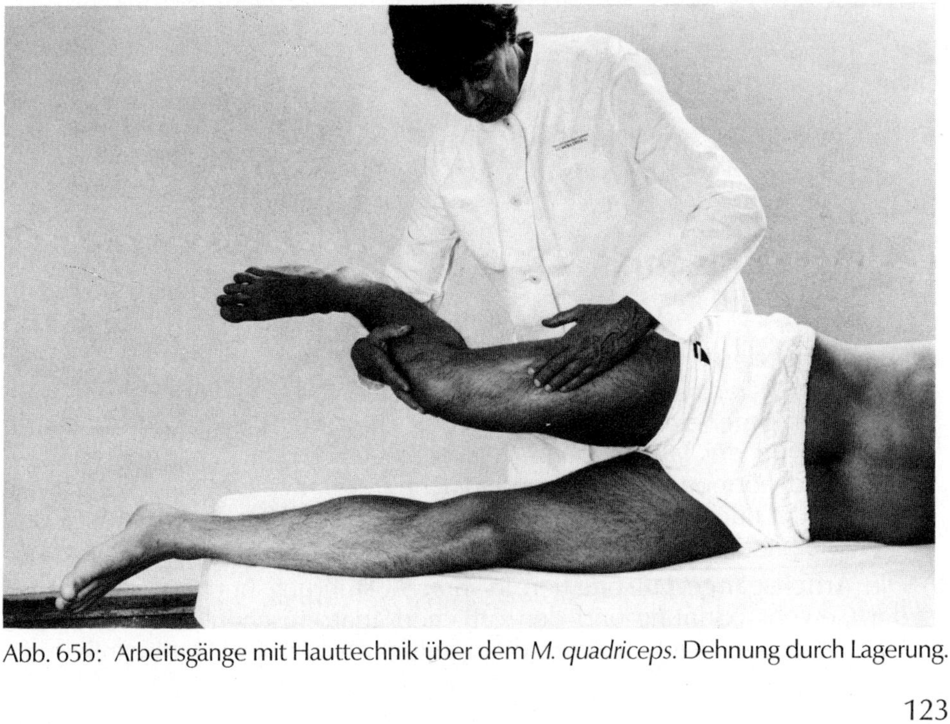

Abb. 65b: Arbeitsgänge mit Hauttechnik über dem *M. quadriceps*. Dehnung durch Lagerung.

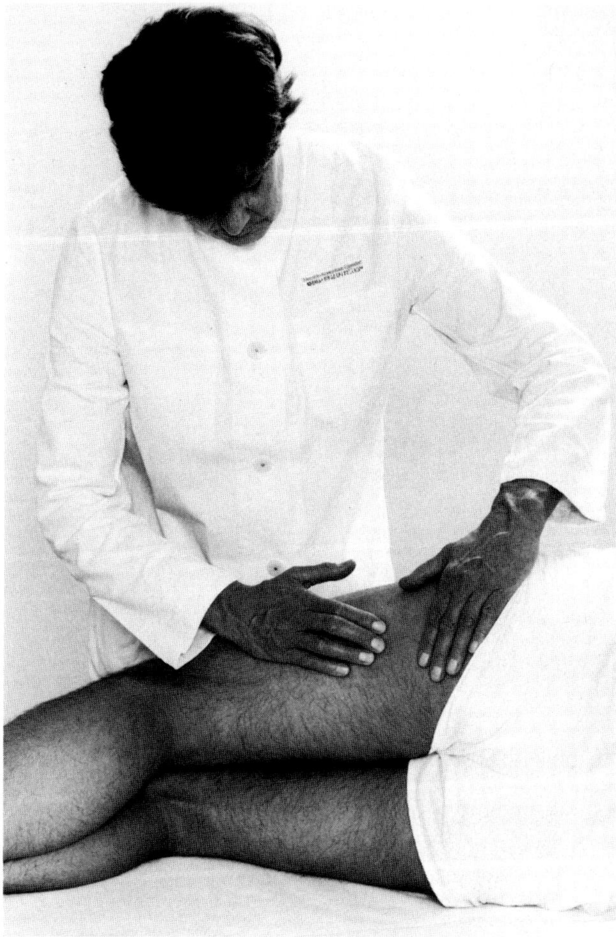

Abb. 66: Arbeitsgänge mit Hauttechnik dorsal am Oberschenkel. Die linke Hand hält das Gewebe etwas in Dehnung.

4. Unterhauttechnik

a) Sie wird in der *tiefen Verschiebeschicht zwischen Unterhaut und Körper- und Extremitätenfaszie* ausgeführt. Diese Schichten sind beim Erwachsenen deutlicher gegeneinander abgegrenzt als die Lederhaut gegen die Unterhaut. BgZ in der fasziennahen Verschiebeschicht sind besonders ausgeprägt und können das Körperoberflächenrelief beeinflussen, so daß sie häufig nicht nur tastbar, sondern auch sichtbar sind. Für die Diagnostik und Therapie hat die tiefe Verschiebeschicht deswegen vorrangige Bedeutung.

b) Die **Arbeitsgänge** entsprechen in ihrer Ausführung und Verlaufsrichtung der Gewebsspannung und den örtlichen anatomischen Gegebenheiten; sie sind in der Regel kürzer und langsamer als bei der Hauttechnik.

- Kürzere Arbeitsgänge sind dort erforderlich, wo die Gewebsspannung durch BgZ erhöht ist, und an den Stellen, wo das Gewebe physiologisch stärker verhaftet ist (am Gesäß, an den Hüften und Beinen und an Muskelrändern mehr als über Muskel- und Faszienflächen), oder wenn der Zug quer zu Knochen- und Muskelrändern erfolgt;
- längere Arbeitsgänge und fortlaufendes Ziehen, wie bei der Hauttechnik, werden erst möglich, wenn die Gewebsspannung nachgelassen hat oder von vornherein geringer ist, und wenn in Längsrichtung der Knochen- und Muskelränder gezogen wird.

c) Der **therapeutische Zug** wird in der 3. Arbeitsphase erreicht.
- In der 1. Phase wird die Mittelfingerkuppe soweit ins Gewebe eingesenkt, bis der Kontakt zur Faszie hergestellt ist – sie wird als relativ feste Unterlage gefühlt.
- In der 2. Phase erfolgt das tangentiale Verschieben der Unterhaut gegen die Faszie in Arbeitsrichtung – kurzer Weg bei erhöhter Spannung, längerer Weg bei mäßiger Spannung. Zur Befunderhebung endet der Arbeitsgang hier. Bisher wird kein Schneiden empfunden, der Patient spürt lediglich die Berührung – kein Fingernagelgefühl, man frage danach!
- In der dritten Phase erfolgt der therapeutische Zug.

Die Arbeitsgänge müssen so fasziennah wie möglich ausgeführt werden und konstant in der tiefen Verschiebeschicht bleiben. Häufig bilden sich über verhafteten Stellen innerhalb der Unterhaut Verschiebeschichten aus (s. S. 54: Zwischenschichten) (Abb. 24c) und erschweren die fasziennahe Arbeit. Der Therapeut muß solche Stellen kennen und beim Ziehen berücksichtigen. Besondere Bedeutung hat in dieser Hinsicht das Gewebe auf dem Kreuzbein und an den Kreuzbeinrändern; durch unexakte Technik hier können hartnäckige Irritationen im örtlichen oder umgebenden Gewebe sowie Organstörungen ausgelöst werden (s. S. 143f).

d) Lagerung des Patienten

Während bei Hauttechnik das Gewebe im Arbeitsbereich etwas gedehnt werden muß, erfordert die Unterhauttechnik eine Lagerung, in der Muskelursprung und -ansatz genähert sind. Dadurch wird die Unterhaut besser gegen die Faszie verschieblich.

Im *Sitzen* sind die Voraussetzungen für eine exakte Technik am günstigsten, weil Muskel- und Faszienränder auch bei entspannter Muskulatur gut zu tasten sind (das ist im Liegen nicht in gleicher Weise der Fall, so daß die Bindegewebsmassage in dieser Lage ein sicheres Tastgefühl voraussetzt).

Im *Liegen* (Seitenlage rechts und links) werden ähnlich günstige Bedingungen geschaffen, wenn die oben liegende Körperhälfte etwas nach vorne gedreht wird und die Beine in Hüft- und Kniegelenk angebeugt werden.

Die Behandlung im Liegen (Seiten- und Rückenlage) ist bei bettlägerigen Patienten erforderlich und bei Menschen mit Neigung zu Blutdruckregulationsstörungen (hypoton und hyperton), weil bei der Bindegewebsmassage im Sitzen u. U. Schwindel- und Kollapsgefühle auftreten können wegen überschießender parasympathischer Reaktionen. Die BgM im Liegen ist ferner bei allgemein verkrampften Menschen angezeigt, da das Liegen als solches schon entspannend wirkt; auch bei älteren Menschen wird Seitenlage bevorzugt. In Bauchlage wird die Behandlung höchstens bei Säuglingen und Kleinkindern ausgeführt oder bei Störungen im Genitalbereich, wenn die Reaktionspunkte im Kreuz-Hüftbereich angehakt werden müssen.

5. Faszientechnik

a) Die Faszientechnik ist eine Ergänzung zur Unterhauttechnik. Der Zug erfolgt an Muskel- und Faszienrändern. Die Körperfaszie und die Extremitäten- und Muskelfaszien sind die dritte für die BgM wichtige Behandlungsschicht. Die Körper- und Extremitätenfaszien sind mit den darunterliegenden Muskeln durch Bindegewebszüge verbunden, ebenso sind die in allen Richtungen benachbarten Muskeln verbunden und gleichzeitig in einem bestimmten Maß gegeneinander verschieblich.

b) Die **Arbeitsgänge** bestehen aus einem kurzen Anhaken quer zu Muskel- und Faszienrändern. In besonderen Fällen wird auf Faszien- und Muskelflächen gearbeitet. Fortlaufende Arbeitsgänge sind aus anatomischen Gründen nie möglich.

Bei erhöhter Gewebsspannung bewährt sich u. U. das Arbeiten mit Unterstützung von Hand und Fingern.

Um die *Hand* zu unterstützen, wird das Handgelenk der arbeitenden Hand von der anderen umgriffen, wodurch sich die Last auf beide Hände verteilt (Abb. 98). Um den arbeitenden *Finger* zu unterstützen, werden entweder die Mittelfinger beider Hände dicht nebeneinander angesetzt (Abb. 67), um zu ziehen (z. B. am Rand des *M. sartorius*, am lateralen Rand des *M. rectus abdominis* usw.) oder aufeinandergesetzt (Abb. 94) (z. B. am *Hiatus tendineus adductorius*, im Winkel zwischen *Spina scapulae* und *Clavicula* usw.).

c) Der **therapeutische Zug** wird in der zweiten Arbeitsphase erreicht.

- In der ersten Phase wird die Mittelfingerkuppe exakt «wie eine Injektionsnadel» über der jeweiligen Faszienstelle angesetzt. Der aufzuwendende Druck ist etwas stärker als bei der Unterhauttechnik.
- In der zweiten Phase erfolgt der Zug in Arbeitsrichtung heran an den Muskel- oder Faszienrand. Dabei wird kaum ein Weg zurückgelegt wie etwa bei der Unterhauttechnik. Es bedarf nur eines kurzen Anhakens, um das Schneidegefühl auszulösen (in der Regel sehr scharf).

Reaktionspunkte

Eine weitere Reizsteigerung ergibt sich durch das Anhaken in *Muskellücken* (z. B. *Trigonum lumbale, Hiatus tendineus adductorius* u. a.). Hier verlaufen Gefäße und Nerven weniger gedeckt als an anderen Körperstellen, und es

bestehen Faszienverbindungen in die Tiefe, die eine umfassendere Wirkung in bezug auf den
- *mechanischen Reiz* und die
- *vegetative Umstimmung* bedeuten.

Teirich-Leube bezeichnet diese Punkte als Reaktionspunkte, die ihre Anwendung finden bei:
- *Fehlreaktionen* und
- Behandlungen, die einen besonders *intensiven Zugreiz* erforderlich machen, wie z.B. die Behandlung der sekundären Amenorrhoe.

Für die Behandlung dieser Reaktionspunkte ist die genaue Kenntnis und Vorstellung der topographischen Anatomie wichtig, wie sie Abb. 68, Abb. 69 (aus Benninghoff: Lehrbuch der Anatomie des Menschen, Bd. I), Abb. 70 (aus Hamann: Massage in Bild und Wort) und Abb. 71 (aus: Lierse et al.: Becken. In Lanz-Wachsmuth: Praktische Anatomie) zeigen. Im folgenden listen wir die gebräuchlichen Punkte auf. Ihre Anwendung beschreiben wir auf S. 134f im Rahmen des Schemas der Arbeitsgänge mit Unterhaut-Faszientechnik.

Das *Trigonum lumbale* zur Umstimmung bei Fehl- und Nichtreaktion im Bereich des Beckens, des Bauchraumes und der Beine.
Das *Trigonum lumbale* ist eine Muskellücke oberhalb des Darmbeinkammes zwischen dem Rand des *M. latissimus dorsi* (dorsal) und dem *M. obliquus abdominis externus* (ventral). Bei Anspannung des *M. latissimus dorsi* – den seitlich abduzierten Ellenbogen herunterdrücken – ist das *Trigonum* am Muskelrand gut zu tasten. In seiner Tiefe stößt man auf Fasern des *M. obliquus abdominis internus*.

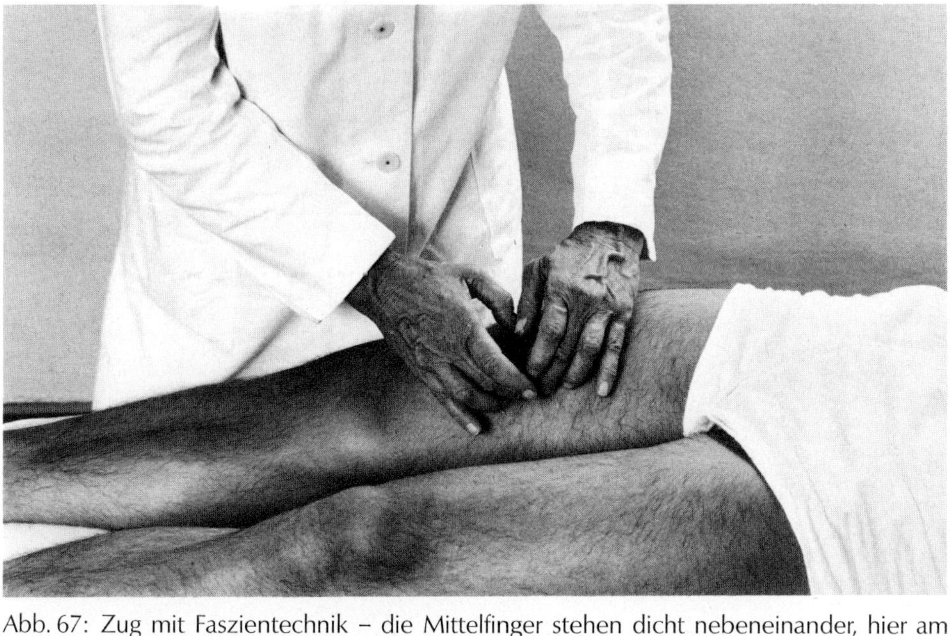

Abb. 67: Zug mit Faszientechnik – die Mittelfinger stehen dicht nebeneinander, hier am medialen Rand des *M. sartorius*

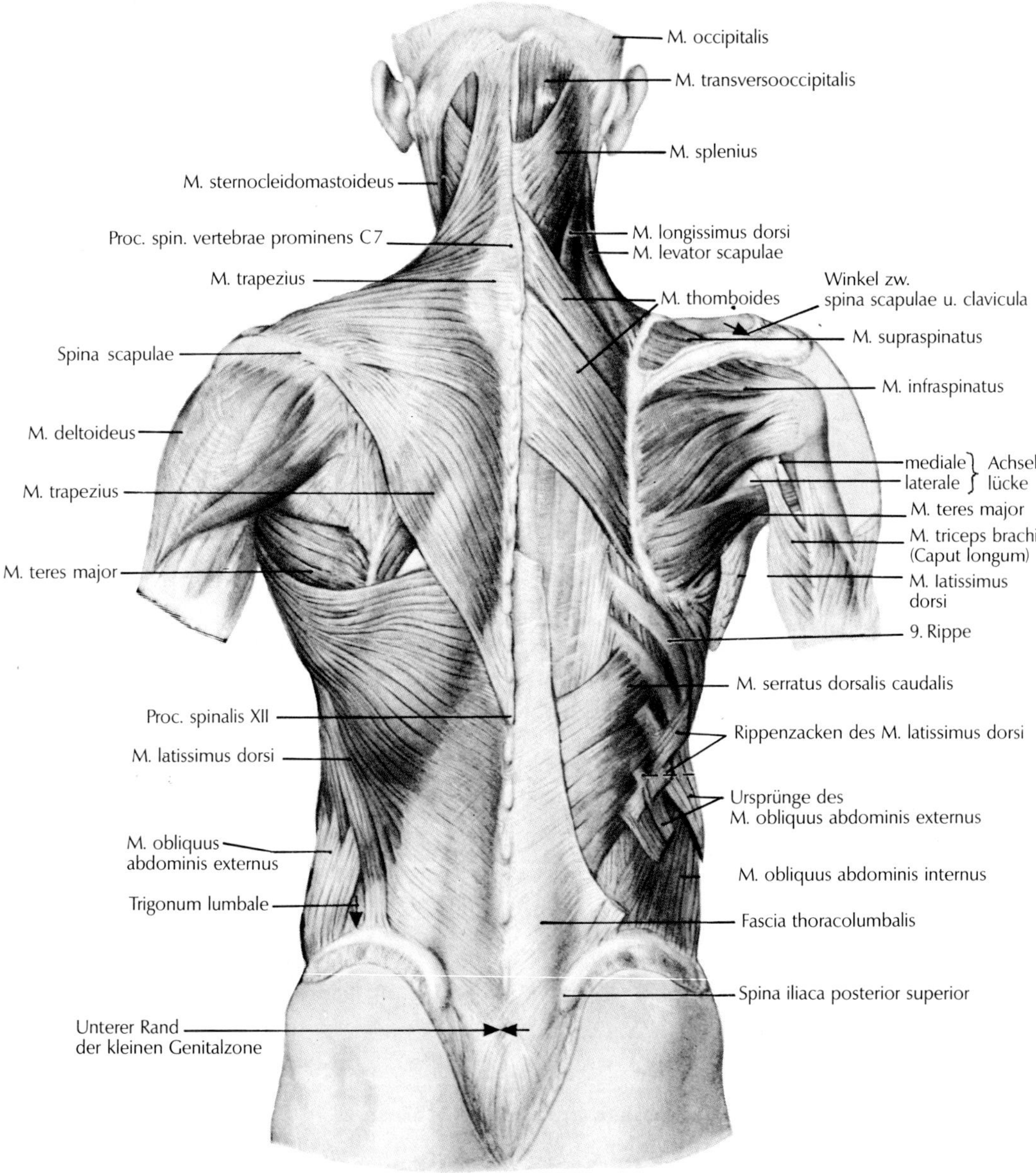

Abb. 68: Oberflächliche Schicht der Rückenmuskeln. Gliedmaßenmuskeln des Rückens (Arm-Schultergürtel)

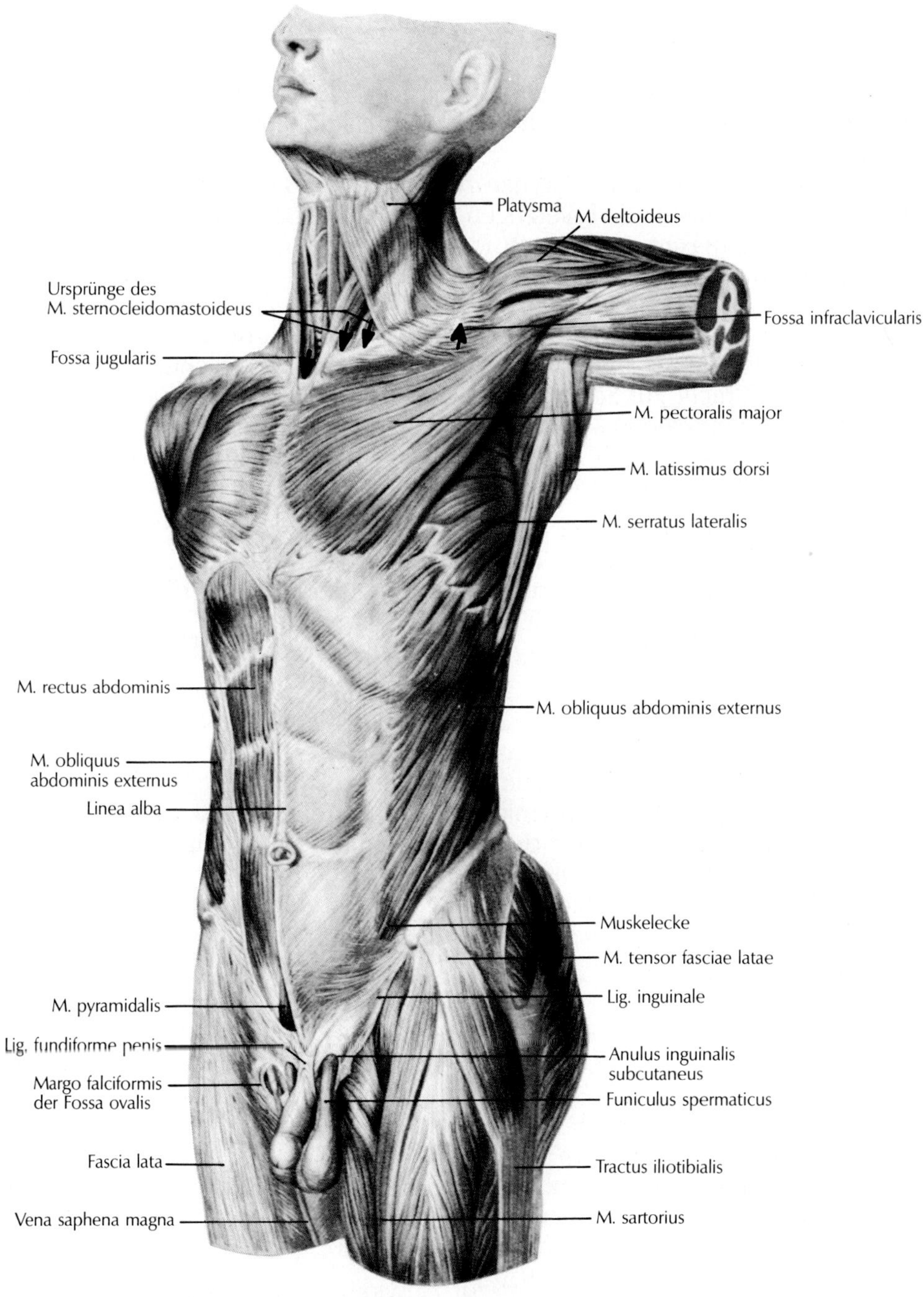

Abb. 69: Rumpfmuskeln schräg von vorn seitlich

Die Therapie erfolgt durch kurzes Anhaken von kranial nach kaudal-innen an die innere Lippe des Darmbeinkammes (Abb. 90).

Das Gewebe hinter dem *Trochanter major* in Höhe der Gesäßfalte *(Sulcus glutaeus)* zur Umstimmung bei Fehl- und Nichtreaktion im Bereich des Gesäßes und Beines.
Die Gesäßfalte ist die äußere Grenze zwischen Gesäß und Oberschenkel. Sie entspricht dem Verlauf von Faserzügen, die quer über den kaudalen Abschnitt des *M. glutaeus maximus* verlaufen (dem Sitzhalfter nach Lanz-Wachsmuth). Diese Züge dienen der *Fascia lata* als Verstärkung und treffen hinter dem *Trochanter major* im spitzen Winkel (ca. 45°) auf den *Tractus iliotibialis*. Beim Sitzen ziehen die Fasern den *M. glutaeus maximus* an den *Trochanter* heran, wodurch die *Tubera ischiadica* frei werden und zum Sitzen dienen. Würde das Muskelgewebe nicht zur Seite gleiten, könnten Druckschäden und Parästhesien im Muskel entstehen.
Die Therapie erfolgt durch kurzes Anhaken im Verlauf der Gesäßfalte von dorsal an den *Trochanter major* heran (Abb. 94).

Am unteren Rand der kleinen Genitalzone (Menseszone) zur Beeinflussung des Becken-Bauchraumes. Der Reaktionspunkt liegt auf der Kreuzbeinmitte (Abb. 68) zwischen mittlerem und unterem Kreuzbeindrittel, das ist in Höhe der *Spina iliaca posterior superior.*
Die Therapie erfolgt durch kurzes Anhaken von rechts und links quer über die Kreuzbeinmitte (Abb. 156).

Über der *Fossa ischioanalis*, früher *ischiorectalis*, zur Beeinflussung des Beckenbauchraumes bei Fehl- und Nichtreaktion.
Die *Fossae ischioanales* füllen beiderseits den keilförmigen Raum zwischen Beckenboden und Beckenwand mit einem verformbaren Fettkörper. Er ist von mächtigen Bindegewebsbalken durchzogen und führt wichtige Gefäßnerven für Analregion, Damm und äußeres Genitale.
Die Therapie erfolgt mit kurzem Anhaken am unteren Rand des *M. glutaeus maximus* über der *Fossa ischioanalis* beiderseits von kaudal nach kranial oder umgekehrt (Abb. 157).

Der *Hiatus tendineus adductorius* (Adduktorenschlitz) zur Umstimmung bei Fehl- und Nichtreaktion im Bereich des Beines. Der *Hiatus tendineus adductorius* ist eine Lücke in der Endsehne des *M. adductor magnus* ca. handbreit oberhalb des *Condylus medialis femoris*. Durch diese Lücke treten die großen Schenkelgefäße *(Arteria* und *Vena femoralis)* auf dem Wege zwischen der Leistenbeuge *(Lacuna vasorum)* und der Kniekehle.
Durch das Anhaken dieses Schlitzes von dorsal nach ventral erfolgt eine Einwirkung auf das Gefäßwandnervensystem, wodurch oft spontan die regelrechte Reaktion im ganzen Bein eintritt (Abb. 100).

Die Kniekehle *(Planum popliteum)* zur Einwirkung auf den Beinbereich bei Fehl- und Nichtreaktion. Gefäße und Nerven liegen hier sehr oberflächlich.
Die Therapie erfolgt durch kurzes Anhaken quer an die Ränder der Muskeln, die die Kniekehlenraute oberhalb des Gelenkspaltes begrenzen, [lateral *M. biceps femoris*, medial die Sehnen der Semimuskeln (Abb. 103)].

Zwischen dem *Caput laterale* und *mediale* des *M. gastrocnemius* zur Umstimmung bei Fehl- und Nichtreaktion im Bereich des Unterschenkels.
Der Punkt liegt zwischen den Muskelbäuchen distal am Übergang in die gemeinsame Sehne auf den *M. soleus*.
Die Therapie erfolgt durch kurzes Anhaken des Punktes von kranial nach kaudal [u. U. in umgekehrter Richtung (Abb. 105)].

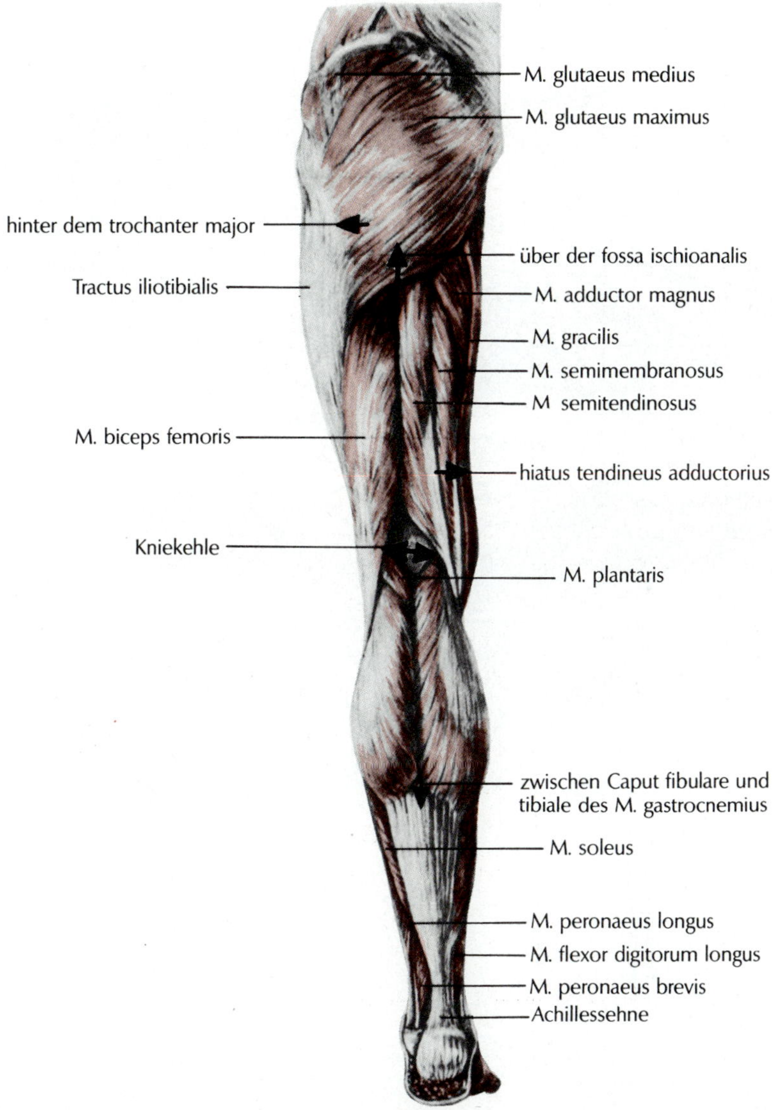

Abb. 70: Oberflächliche Muskeln der Hinterseite des linken Beines

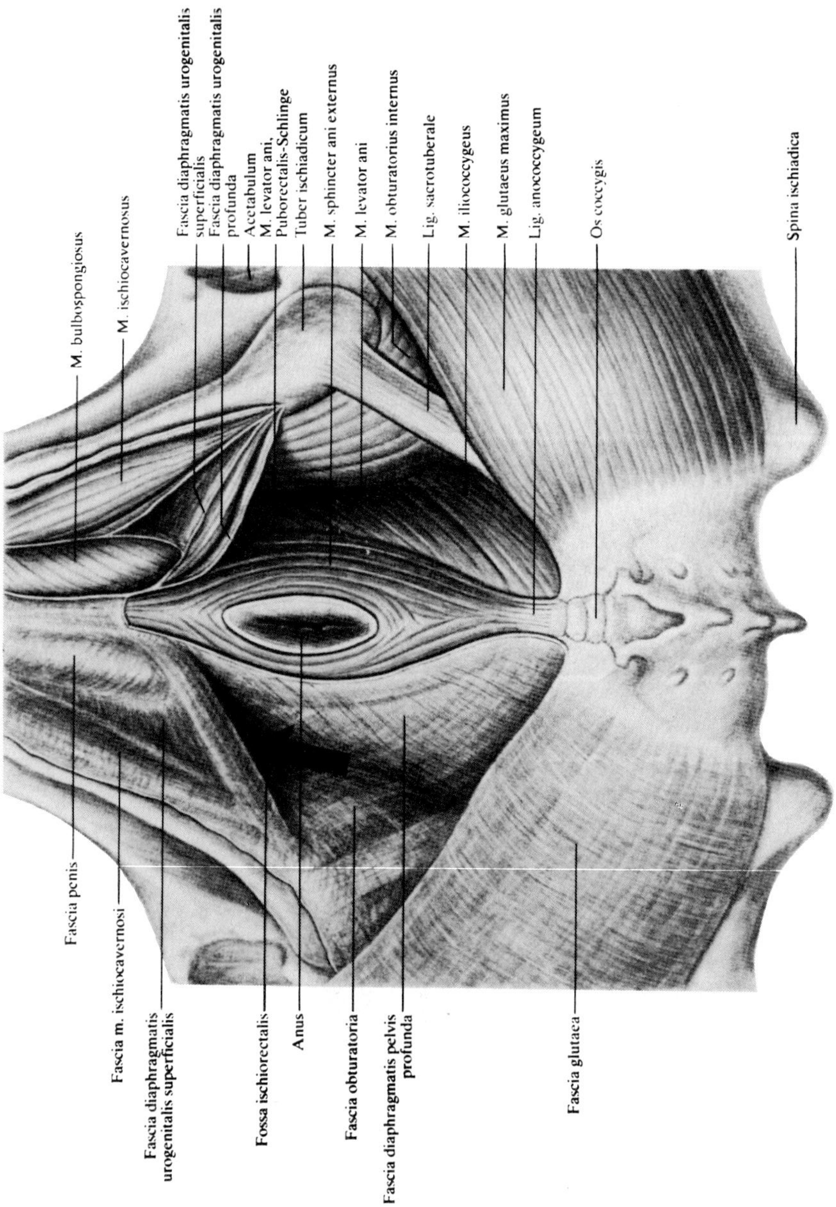

Abb. 71: Muskeln und Faszien des Beckenbodens – *Regio perinealis*

Im Winkel zwischen *Spina scapulae* und *Clavicula* zur Umstimmung bei Fehl- und Nichtreaktion im Schultergürtel-Armbereich.

Die Therapie besteht aus kurzem Anhaken von medial nach lateral tief in die Winkelspitze hinein (Abb. 114).

Die Ellenbeuge zur Umstimmung bei Fehl- und Nichtreaktion im Armbereich.
Die Therapie erfolgt durch kurze Züge parallel zur Sehne des *M. biceps brachii* von proximal nach distal tief in die Ellenbeuge hinein, besonders an der Ulnarseite (Abb. 116).

Die *Fossa infraclavicularis* (Mohrenheimsche Grube) zur vegetativen Umstimmung bei Störungen und Nichtreaktion im Bereich von Brustkorb und Schultergürtel.
Dieser Punkt liegt unterhalb vom lateralen Teil der *Clavicula,* medial begrenzt durch den *M. pectoralis major (pars clavicularis),* lateral durch den *M. deltoideus (pars clavicularis).*
Die Therapie erfolgt durch kurzes Anhaken von kaudal nach kranial an die *Clavicula* heran bzw. fast unter den Knochen (Abb. 121).

Die *Fossa jugularis* zur vegetativen Umstimmung bei Störungen und Nichtreaktion im Bereich des Brustkorbs und Halses.
Der Punkt liegt am oberen Rand des *Manubrium sterni* zwischen den Ursprüngen des rechten und linken *M. sternocleidomastoideus.*
Die Therapie erfolgt durch kurzes Anhaken von kranial nach kaudal an den Knochenrand. Dabei muß auf absolut druckfreies Ziehen geachtet werden, da sonst Atembeklemmungen bis zum asthmatischen Anfall ausgelöst werden können. Man behandelt diesen Punkt in der Regel erst, wenn sich Gewebsspannung und Funktionsstörungen im allgemeinen gebessert haben, aber hier im Halsbereich noch Restspannungen zu tasten sind (Abb. 121).

Die Ursprünge der *Mm. sternocleidomastoidei* am oberen Rand des *Manubrium sterni* und der *Clavicula* bds. zur vegetativen Umstimmung bei Fehl- und Nichtreaktion im Bereich von Brustkorb und Hals.
Die Therapie erfolgt durch kurzes Anhaken am medialen und lateralen Muskelrand sowie in der Lücke zwischen beiden Ursprüngen von kranial nach kaudal an die Knochenränder heran (Abb. 122).

Schema der Arbeitsgänge mit Unterhaut- und Faszientechnik

Fasziennahe BgZ und Zonen direkt im Faszienbereich stehen in einer Abhängigkeit voneinander. Unterhaut- und Faszientechnik müssen sich daher ergänzen und können im Rahmen der Therapie nicht voneinander getrennt werden. Hier im Schema werden daher die wichtigsten Arbeitsgänge beider Techniken miteinander beschrieben.

Im Bereich des Rückens
(Patient im Sitzen)

1. Anhaken am Kreuzbeinrand mit Unterhauttechnik (Abb. 72)

- Ansetzen der Fingerkuppenmitte oder Ulnarseite 2–3 cm lateral vom Kreuzbeinrand.

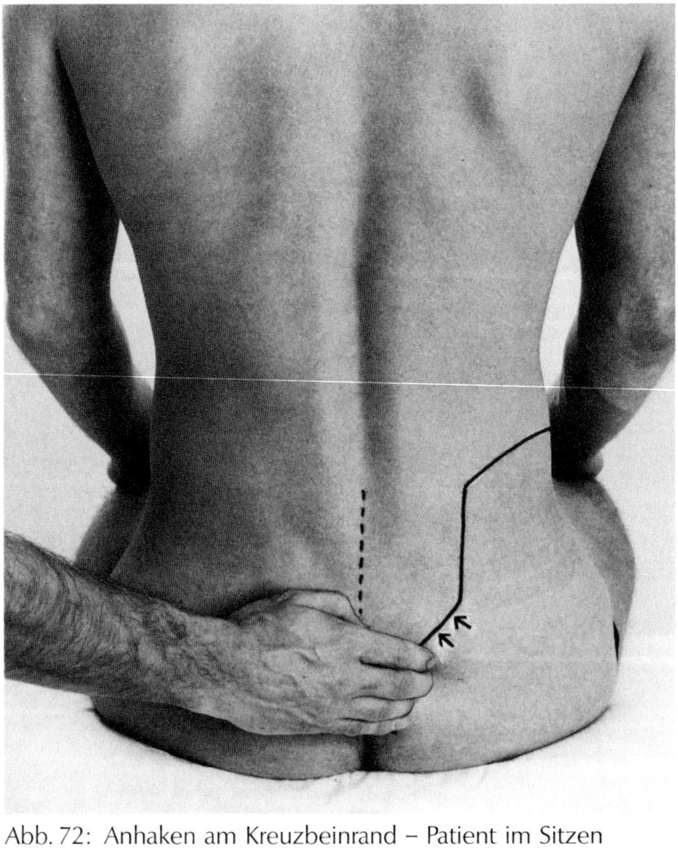

Abb. 72: Anhaken am Kreuzbeinrand – Patient im Sitzen

- Verschieben der Unterhaut im rechten Winkel auf den Kreuzbeinrand zu. Bis zur Verschiebegrenze ist oft nur ein kurzer Weg; man achte auf das exakte Verschieben zwischen Unterhaut und Glutäalfaszie!
- Therapeutischer Zug exakt an den Kreuzbeinrand heran. In der Regel wird hier auch ohne neurovegetative Störungen sehr starkes Schneiden ausgelöst.
  Die Arbeitsgänge beginnen direkt oberhalb der Analfalte und werden dicht nebeneinander gesetzt bis in Höhe der *Spina iliaca posterior superior.*

2. Anhaken am Dorsalabschnitt des Darmbeinkammes mit Unterhauttechnik (Abb. 73)

Es handelt sich um eine Linie in kaudo-kranialer Richtung. Sie entspricht dem annähernden Verlauf des Sakroiliakalgelenks in seiner Projektion auf die Körperoberfläche. Teirich-Leube bezeichnet diese Linie in allen Fällen als «Sakroiliakalgelenk». Die Arbeitsgänge schließen sich nahtlos an die von 1. an und enden in Höhe des 4. LWD.

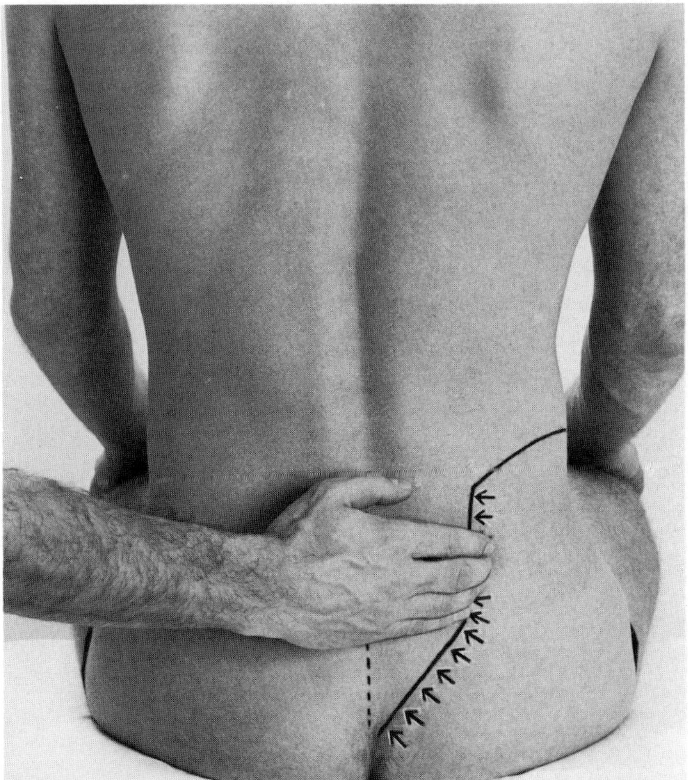

Abb. 73: Anhaken am Dorsalabschnitt des Darmbeinkammes – Patient im Sitzen

- Ansetzen der Fingerkuppenmitte oder Radialseite 3–5 cm lateral vom Dorsalabschnitt des Darmbeinkammes.
- Verschieben der Unterhaut nach medial bis zur Verschiebegrenze.
- Therapeutischer Zug exakt an den Knochen heran.

Bei Sakralgien, Arthrosen, Venenlymphstörungen, Genitalstörungen ist das Gewebe an dieser Stelle sehr empfindlich und verlangt eine sorgfältige Technik und gut dosiertes Schneiden.

Werden die Arbeitsgänge 1. und 2. am liegenden Patienten (Seitlage) ausgeführt, erfolgen sie von *medial nach lateral* und erreichen bei:

1. den Kreuzbeinrand (Abb. 74);
2. den Dorsalabschnitt des Darmbeinkammes in Höhe des Sakroiliakalgelenks (Abb. 75).

In dieser Richtung – von medial nach lateral – lassen sich die Arbeitsgänge auch als *Faszientechnik* ausführen, was selbstverständlich auch am sitzenden

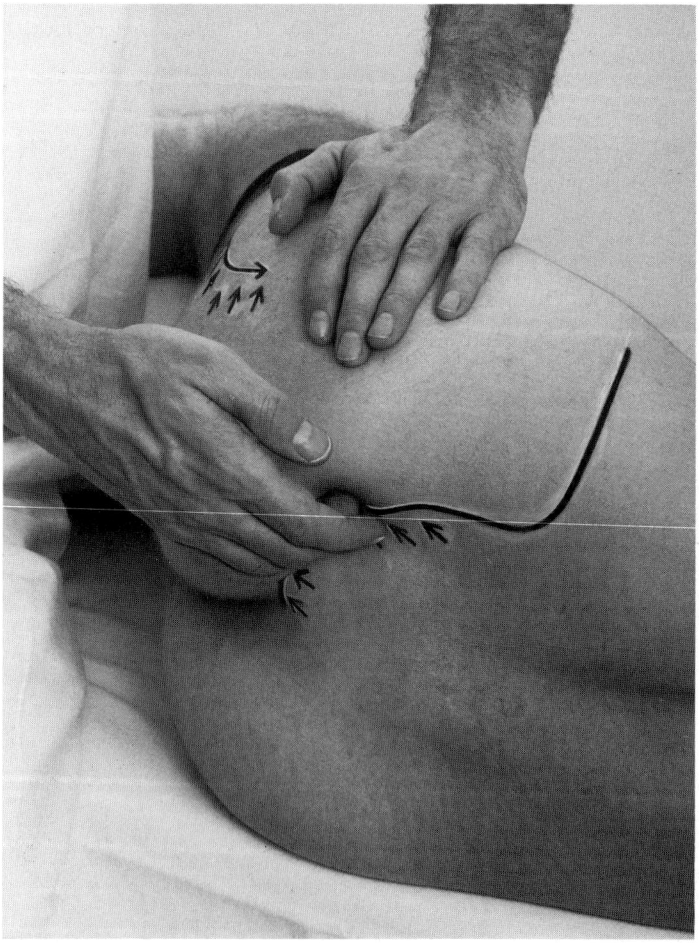

Abb. 74: Anhaken am Kreuzbeinrand – Patient in Seitlage

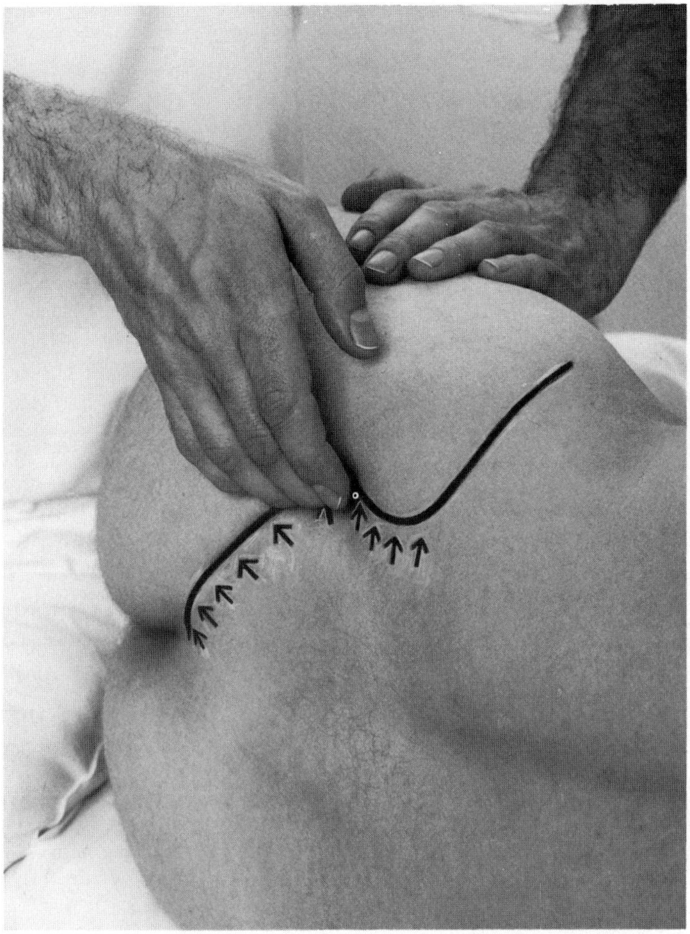

Abb. 75: Anhaken am Dorsalabschnitt des Darmbeinkammes – Patient in Seitlage

Patienten möglich ist. Die Fingerkuppenmitte wird an der «Nahtlinie» zwischen Kreuzbein und Gesäß – die sich im Oberflächenrelief meistens deutlich abzeichnet (Abb. 37) – angesetzt. Mit der Kontaktnahme zur Faszie wird bereits der Kreuzbeinrand erreicht, und mit geringstem Weg in Richtung Gesäß setzt der therapeutische Zug ein. Man kann sowohl mit der gleichseitigen als auch mit der gegenseitigen Hand arbeiten.

3. Anhaken am Darmbeinkamm mit Unterhauttechnik (Abb. 76)

- Ansetzen der Finger 3–5 cm kaudal vom Darmbeinkamm.
- Verschieben der Unterhaut nach kranial bis an die Verschiebegrenze, die wenig unterhalb des Darmbeinkammes erreicht sein soll.
- Therapeutischer Zug exakt an den Darmbeinkamm heran. Diese genaue Begrenzung ist sehr wichtig.

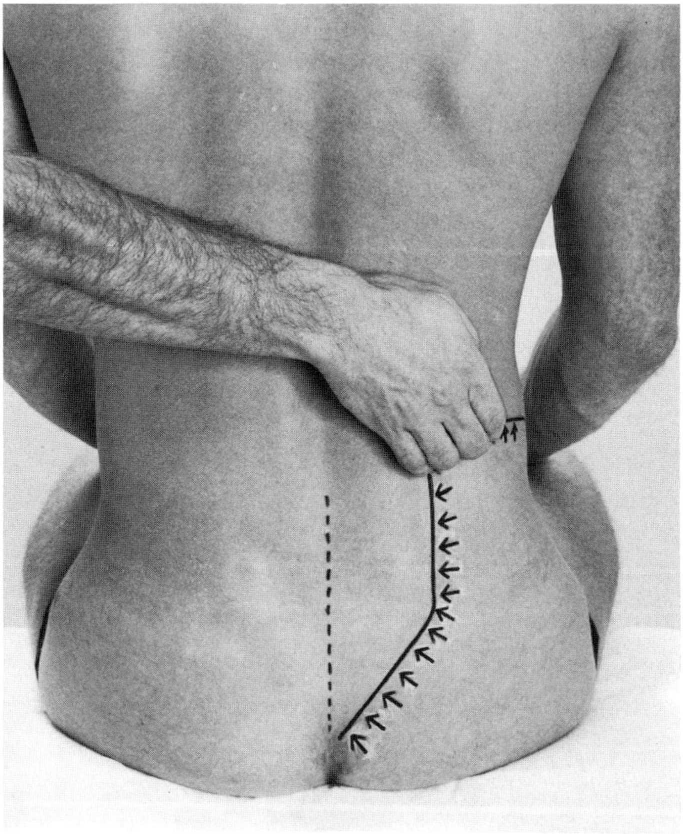

Abb. 76: Anhaken am Darmbeinkamm von kaudal

Bei mäßiger Gewebsspannung kann der Therapeut im Sitzen mit der Ulnarseite der Fingerkuppen arbeiten. Bei erhöhter Gewebsspannung ist es leichter, im Stehen mit der Mitte der Fingerkuppen zu ziehen. Es kann sowohl mit der gleichseitigen als auch mit der gegenseitigen Hand gearbeitet werden. Die Arbeitsgänge schließen sich nahtlos an die im Dorsalbereich des Darmbeinkammes von Punkt 2. an und werden dicht nebeneinander gesetzt bis an die hintere Axillarlinie. Wenn das Gewebe im Bereich des Sakroiliakalgelenks sehr empfindlich ist, beginnt man zunächst weiter lateral.

4. Anhaken auf dem Kreuzbein mit Unterhauttechnik
Die Arbeitsgänge verlaufen von kaudal nach kranial. Sie beginnen direkt oberhalb der Analfalte und werden dicht neben- und übereinander gesetzt bis in Höhe des 5. LWD.

Bei starker Gewebsspannung reicht hier u.U. die Kraft der Finger nicht aus,

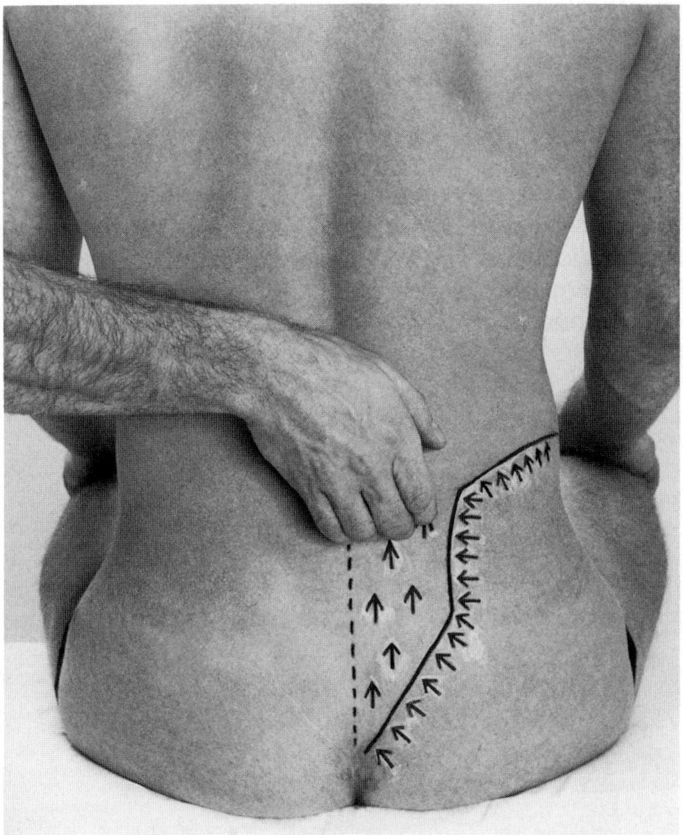

Abb. 77: Anhaken auf dem Kreuzbein mit Fingertechnik

und es muß mit den kräftigeren Daumen gearbeitet werden. Wir unterscheiden darum Finger- und Daumentechnik.

Fingertechnik (Abb. 77)

- Ansetzen der Fingerkuppen auf dem Kreuzbein unmittelbar oberhalb der Analfalte.
- Verschieben des Gewebes nach kranial bis zur Verschiebegrenze (sehr kurzer Weg).
- Therapeutischer Zug (meistens mit sehr scharfem Schneiden).

Bei mäßiger Gewebsspannung arbeitet der Therapeut im Sitzen mit der Ulnarseite der Fingerkuppen, bei stark erhöhter Spannung arbeitet man leichter im Stehen und setzt die Mitte der Fingerkuppen an.

Daumentechnik (Abb. 78)

- Ansetzen beider Daumen mit der Radialseite der Kuppen und dicht neben-

einander auf der rechten oder der linken Kreuzbeinseite – nicht ein Daumen rechts und der andere links von der Mittellinie!
- Verschieben der Unterhaut nach kranial bis zur Verschiebegrenze.
- Therapeutischer Zug.

Bei diesen Arbeitsgängen sitzt der Therapeut.

Der häufigste technische Fehler bei der Daumentechnik ist das Nachdrücken beim Ziehen, das unbedingt zu vermeiden ist!

Im Gegensatz zur Hauttechnik ist es bei der Unterhauttechnik mehr oder weniger belanglos, ob auf dem Kreuzbein eine Quellung liegt oder nicht. Wesentlich ist, daß der therapeutische Zug besonders sorgfältig fasziennah ausgeführt wird und nicht innerhalb der Unterhaut landet. Bei der kleinen Genitalzone (Menseszone) liegt eine Quellung häufig über dem unteren Teil, bei einer Blasen- und Dickdarmzone (bei Obstipation) über dem oberen Teil oder über dem ganzen Kreuzbein.

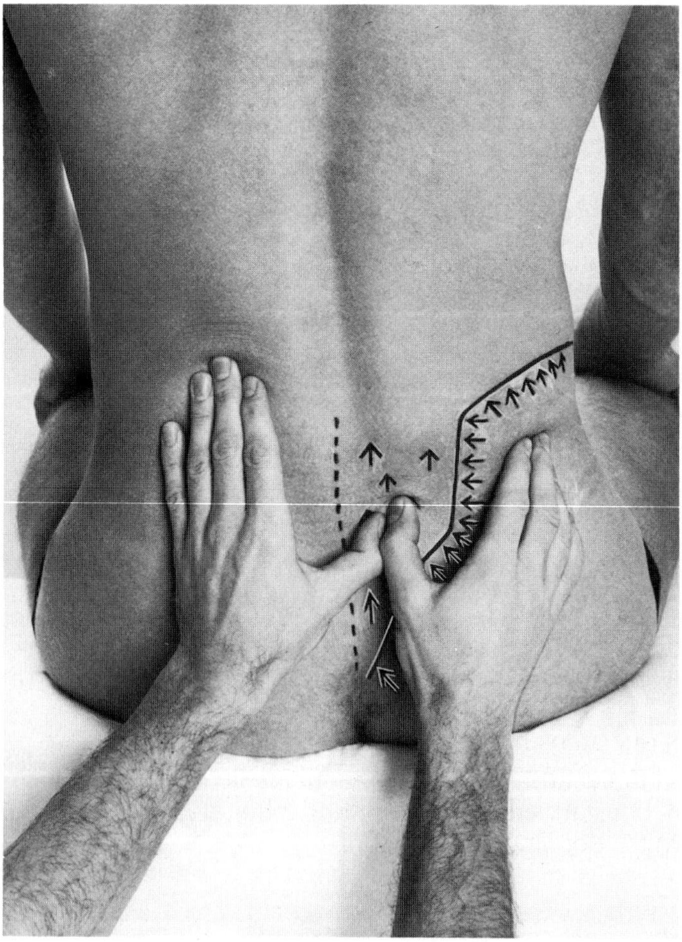

Abb. 78: Anhaken auf dem Kreuzbein mit Daumentechnik

5. Ziehen des Beckenganges mit Unterhauttechnik
Der Arbeitsgang beginnt am 5. LWD und verläuft nach lateral (Abb. 79). Im Bereich des Sakroiliakalgelenks erreicht er den Darmbeinkamm und wird etwas oberhalb der Kante (wie ein Bleistiftstrich am Lineal) bis zur *Spina iliaca anterior superior* gezogen. Bei erhöhter Gewebsspannung endet er bereits an der hinteren Axillarlinie, und bei geringer Spannung kann er bis an den Rand des *M. rectus abdominis* oberhalb der Symphyse durchgezogen werden.

Das Gewebe zwischen dem 5. LWD und dem Sakroiliakalgelenk ist in der Regel erhöht gespannt, so daß der therapeutische Zug anfänglich nicht als zusammenhängender Arbeitsgang auszuführen ist, sondern, wie bereits bei der Hauttechnik beschrieben, in zwei Abschnitte unterteilt werden muß.

a) Ziehen vom Sakroiliakalgelenk über den Darmbeinkamm nach lateral
- Ansetzen der Fingerkuppen oberhalb des Darmbeinkamms lateral vom Sakroiliakalgelenk.

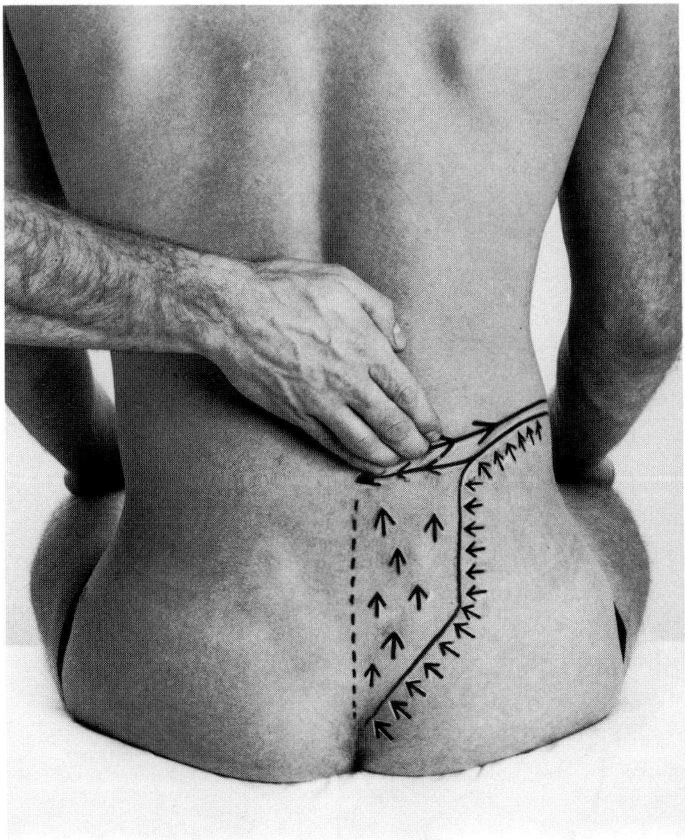

Abb. 79: Ziehen des Beckengangs von medial nach lateral

- Verschieben der Unterhaut nach lateral bis an die Verschiebegrenze.
- Therapeutischer Zug (mit sofort einsetzendem mäßigen Schneiden) entlang dem Darmbeinkamm.

Der Therapeut arbeitet mit der Ulnarseite der Fingerkuppen. Bei geringer Gewebsspannung ist es günstig, im Sitzen mit der Gegenhand zu ziehen; bei erhöhter Gewebsspannung ist es leichter, den Zug im Stehen mit der gleichseitigen Hand auszuführen. Wenn der Zug noch nicht fortlaufend auszuführen ist, arbeitet man schubweise, d.h. die Finger werden im Verlauf des Arbeitsganges nach kurzem Ziehen wieder neu angesetzt, um im gleichmäßigen Zug zu bleiben.

b) Ziehen vom Sakroiliakalgelenk nach medial zum 5. LWD (Abb. 80)
- Ansetzen der Fingerkuppenmitte oder Ulnarseite am oberen Rand des Sakroiliakalgelenks.
- Verschieben der Unterhaut bis an die Verschiebegrenze in Richtung zum 5. LWD (sehr kleiner Weg).
- Therapeutischer Zug (fortlaufend oder schubweise) muß *auf* dem 5. LWD «landen».

Je näher der Zug dem Dornfortsatz kommt, desto intensiver wird das Schneidegefühl. Patienten beschreiben es gelegentlich als «elektrische Funken», die

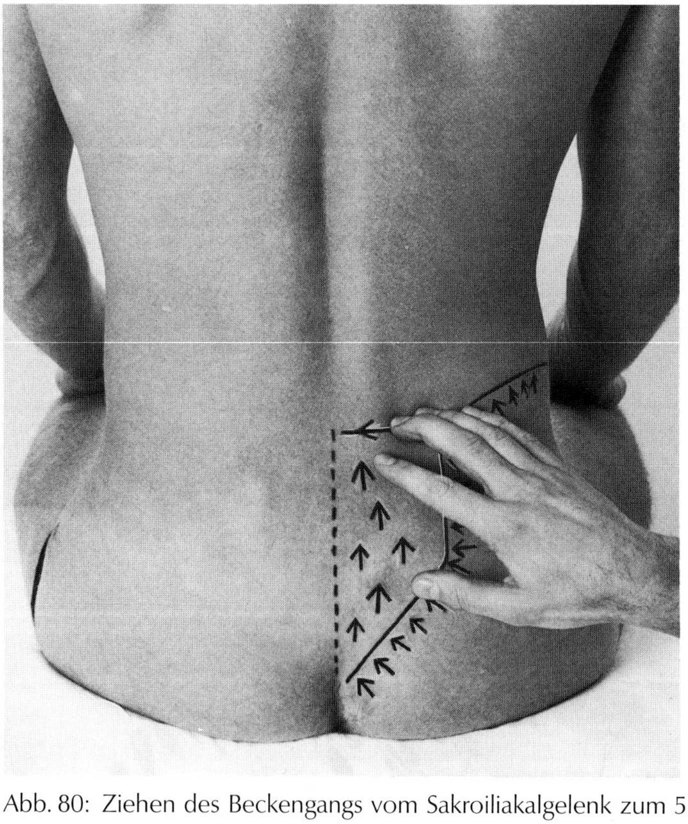

Abb. 80: Ziehen des Beckengangs vom Sakroiliakalgelenk zum 5. LWD

wie bei einer Wunderkerze nach allen Seiten auseinandersprühen. Trotz seiner prickelnden Schärfe wird dieses Gefühl meistens als «richtig» bezeichnet. Wird die Mitte auf dem Dornfortsatz nicht genau erreicht und der Zug u.U. etwas vorher beendet, wird das Gefühl als unbefriedigend angegeben.

Bei lockerem Gewebe schiebt der Finger u.U. noch eine Falte vor sich her, wenn die knöcherne Mitte bereits erreicht ist. Dann muß die Falte mit der anderen Hand langsam unter dem ziehenden Finger heraus nach lateral ausgeglichen werden. Bei geringer Gewebsspannung kann dieser Arbeitsgang im Sitzen mit der gleichseitigen Hand und der Radial- oder Ulnarseite der Fingerkuppen ausgeführt werden. Bei erhöhter Gewebsspannung wird die Fingerkuppenmitte angesetzt und nötigenfalls im Stand gearbeitet.

Hat die Gewebsspannung zwischen dem Sakroiliakalgelenk und dem 5. LWD nach einigen Behandlungen nachgelassen, so wird der Beckengang als zusammenhängender Arbeitsgang ausgeführt. Er beginnt exakt am 5. LWD mit sofort einsetzendem scharfen Schneiden, was sich im Verlauf des Zuges nach lateral abschwächen kann. Der Arbeitsgang endet wie oben beschrieben. Der Therapeut kann ihn im Sitzen oder im Stehen ausführen.

Nach Teirich-Leube werden durch die kurzen Arbeitsgänge am Kreuzbein- und Darmbeinkamm *«Einzelreaktionen»* ausgelöst, die durch den Beckengang zu einer *«einheitlichen Reaktion»* zusammengefaßt werden.

Störungen und Irritationen, die durch die kurzen Arbeitsgänge ausgelöst werden können, lassen sich durch den Beckengang in der Regel beseitigen. Die Voraussetzung ist in jedem Fall, daß der Arbeitsgang mit Schneidegefühl verbunden ist und nicht nur mit einem «Streichgefühl».

Ursache für die Störungen und Irritationen kann nach Teirich-Leube eine:
- besonders störbare Reaktionslage bei stark ausgeprägten BgZ in diesem Gewebe sein oder
- unexakte Technik. D.h.
  a) die therapeutische Schicht wurde nicht exakt getroffen und während des Ziehens nicht beibehalten;
  b) die Arbeitsgänge wurden nicht am richtigen Ort angesetzt und nicht richtig begrenzt.

So kann
- beim Anhaken am *Kreuzbeinrand* plötzlich schmerzhaftes Brennen an der Außenseite des Ober- und/oder Unterschenkels der gleichen sowie der Gegenseite ausgelöst werden.
- Beim Anhaken am *rechten Darmbeinkamm* fühlt der Patient u.U. starkes Jucken zwischen dem rechten Schulterblatt und der Wirbelsäule.
- Beim Anhaken *auf dem Kreuzbein* kann schwerer dumpfer Kopfschmerz auftreten, auch bei Menschen, die sonst nie derartige Beschwerden haben. Das passiert leicht, wenn eine Blasenzone ausgeprägt ist, in deren oberen Bereich die unterste Kopfzone hineinreicht.[1]

---

[1] Teirich-Leube berichtet, daß in Ausbildungskursen diese Störungen auch durch Nachdrükken beim Ziehen entstehen können. Sobald das Ziehen ohne Nachdrücken gelingt, werden auch keine Kopfschmerzen mehr ausgelöst.

Die Irritationen sind oft so flüchtig wie ein Hauch, dem Patienten selbst nicht bewußt: er streicht nur plötzlich – reflektorisch – über die betreffende Gewebsstelle; oft sind sie so stark und verursachen heftiges Jucken, was zum Reiben und Kratzen zwingt. Der Therapeut muß solche Reaktionen als Gewebsirritationen erkennen und *sofort zu beseitigen versuchen,* da sie anderenfalls Stunden nach der Behandlung wieder und gesteigert auftreten und auch die Nachtruhe stören können.

Zur Beseitigung der Irritationen muß der entsprechende Arbeitsgang in bezug auf

a) die Verschiebeschicht und
b) den Ort – die Gewebsstelle – wiederholt und korrigiert werden.

Bleiben die Störungen trotz korrigierter Technik und intensivem mehrmaligem Durchziehen des Beckengangs bestehen, so muß nach unserer Erfahrung das Gewebe hinter dem *Trochanter major* in die Behandlung mit einbezogen werden. Das ist besonders dann der Fall, wenn Patienten an Obstipation, Stauungsbeschwerden der Beine, Krampfadern, Durchblutungsstörungen nach Verletzungen eines Beines und dergleichen mehr leiden. In der Regel wird die Behandlung bei diesen Zonen in Seitlage ausgeführt. Treten jedoch die genannten Irritationen während der Behandlung im Sitzen auf, wird das Trochantergewebe auch im Sitzen behandelt, um Umlagerungen zu vermeiden.

6. Anhaken hinter dem Trochanter major (im Sitzen) mit Faszientechnik

(s. Reaktionspunkt)

- Ansetzen der Fingerkuppenmitte an der medialen Seite des *Trochanter major.* Die Hand wird von hinten her unter die laterale Seite des Gesäßes geschoben. Der Patient setzt sich dazu am besten etwas zurück, daß die

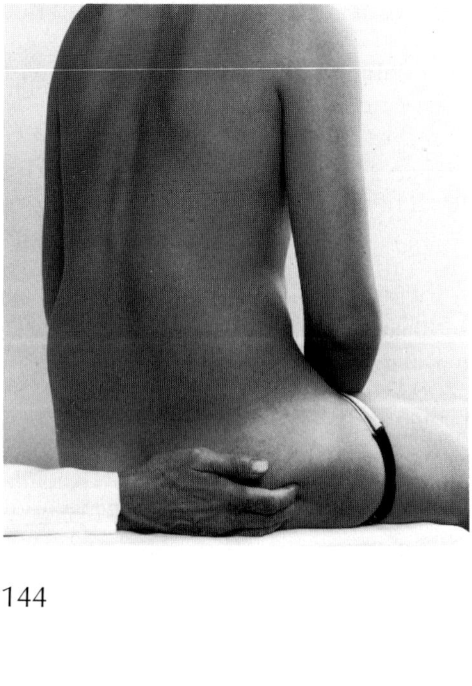

Abb. 81: Anhaken hinter dem *Trochanter major* – Patient im Sitzen

Finger leicht angelegt werden können (Abb. 81). Er muß auf das voraussichtlich sehr starke Schneidegefühl aufmerksam gemacht werden.
- Therapeutischer Zug nach dorsal, also in der Längsrichtung des *Femur* (sehr kleiner Weg).

Im allgemeinen genügt ein ein- bis zweimaliges Anhaken auf der Seite der Störung und das anschließende Durchziehen des Beckenganges, um die Irritationen zu beseitigen.

7. Anhaken am Rand des M. latissimus dorsi mit Faszien- oder Unterhauttechnik (Abb. 82)

Zur Feststellung des Muskelrandes legt der Patient die jeweilige Hand auf den Kopf und drückt den abduzierten Ellenbogen gegen den Widerstand des Therapeuten seitlich herunter. Hierbei zeichnet sich der Muskelrand durch die Haut ab oder ist mindestens gut tastbar.

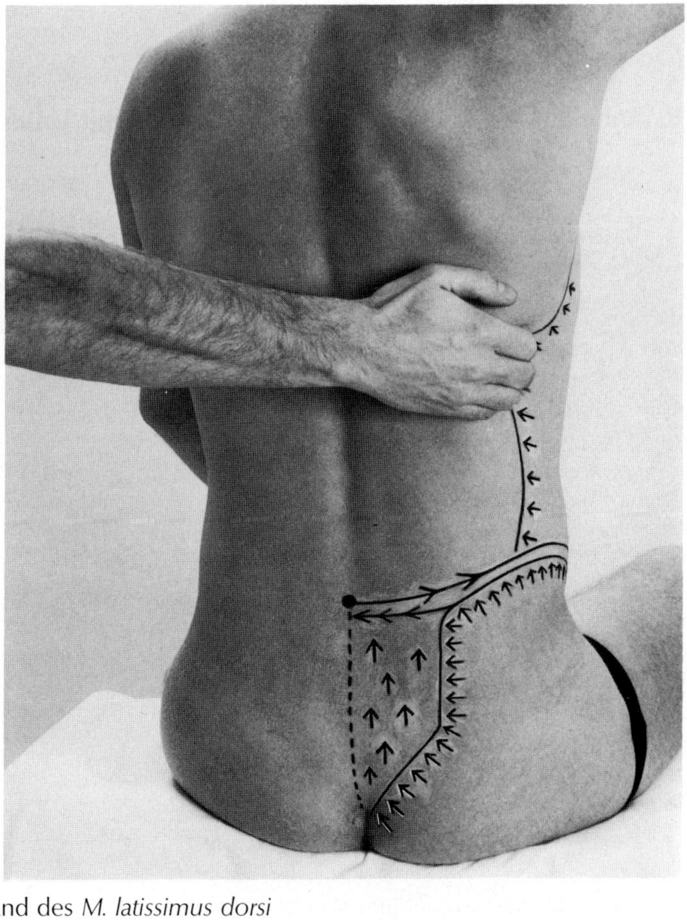

Abb. 82: Anhaken am Rand des *M. latissimus dorsi*

- Ansetzen der Fingerkuppenmitte der gleichseitigen Hand ventral an den Muskelrand dicht oberhalb des Darmbeinkammes. Therapeut sitzend oder stehend.
- Therapeutischer Zug rechtwinklig an den Muskelrand heran – eine Bewegung nach dorsal und etwas medial – (Schneidegefühl tritt sofort ein).

Das Anziehen des Muskelrandes ist zwischen Darmbeinkamm und 10. Rippe verhältnismäßig einfach, schwieriger ist es über dem Brustkorb wegen der engen Verbindung des *M. latissimus dorsi* mit dem *M. obliquus abdominis externus*.

Gelingt die Faszientechnik nicht, so arbeitet man in der gleichen Weise mit der *Unterhauttechnik*:
- Ansetzen der Fingerkuppenmitte vor dem Rand des *M. latissimus dorsi*.
- Verschieben der Unterhaut gegen die Faszie bis zur Verschiebegrenze (sehr kleiner Weg).
- Therapeutischer Zug in Richtung Wirbelsäule.

Die dicht übereinander gesetzten Arbeitsgänge enden in Höhe des unteren Schulterblattwinkels.

8. Anhaken am unteren Schulterblattwinkel mit Unterhauttechnik (Abb. 83)

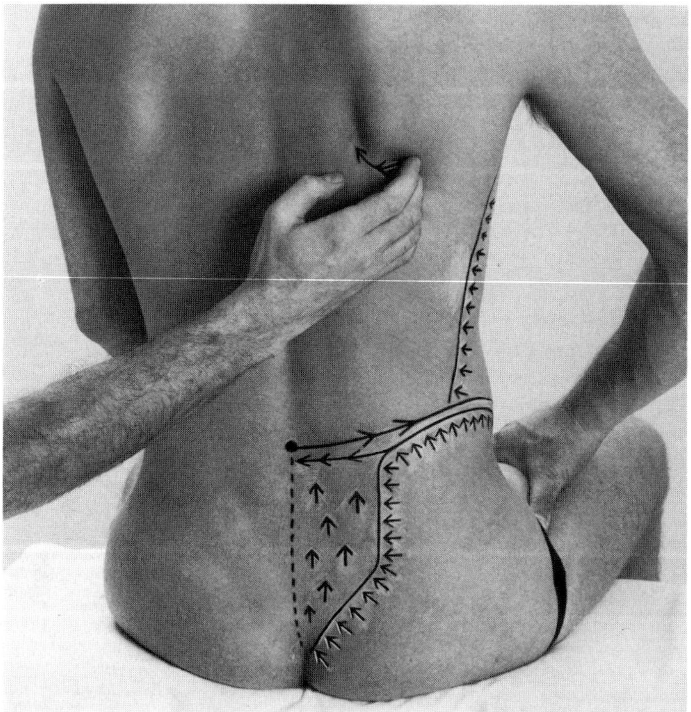

Abb. 83: Anhaken am unteren Schulterblattwinkel

- Ansetzen der gleichseitigen Hand mit der Fingerkuppenmitte oder der Radialseite etwas lateral vom unteren Schulterblattwinkel.
- Verschieben der Unterhaut um den Winkel herum auf die Innenseite bis zur Verschiebegrenze, die im allgemeinen nach Umrandung der Winkelspitze erreicht ist.
- Therapeutischer Zug (mit sofort einsetzendem Schneiden).

Der Patient hält den Ellenbogen etwas abgewinkelt vom Rumpf, indem er die Hand mit den Fingern nach innen auf den Oberschenkel legt.

Nachdem der Zug einige Male hintereinander ausgeführt wurde, kann wieder abwärts am Rand des *M. latissimus dorsi* mit Unterhaut- oder Faszientechnik gearbeitet werden.

9. Anhaken am medialen Rand des Schulterblattes mit Unterhauttechnik (Abb. 84)

- Ansetzen der Fingerkuppenmitte der gleichseitigen Hand einige cm lateral vom medialen Schulterblattrand (der Therapeut steht dabei hinter der anderen Rückenhälfte).
- Verschieben der Unterhaut zum medialen Schulterblattrand bis zur Verschiebegrenze.
- Therapeutischer Zug muß exakt am Knochenrand enden. Er darf nicht darüber hinaus gezogen werden.

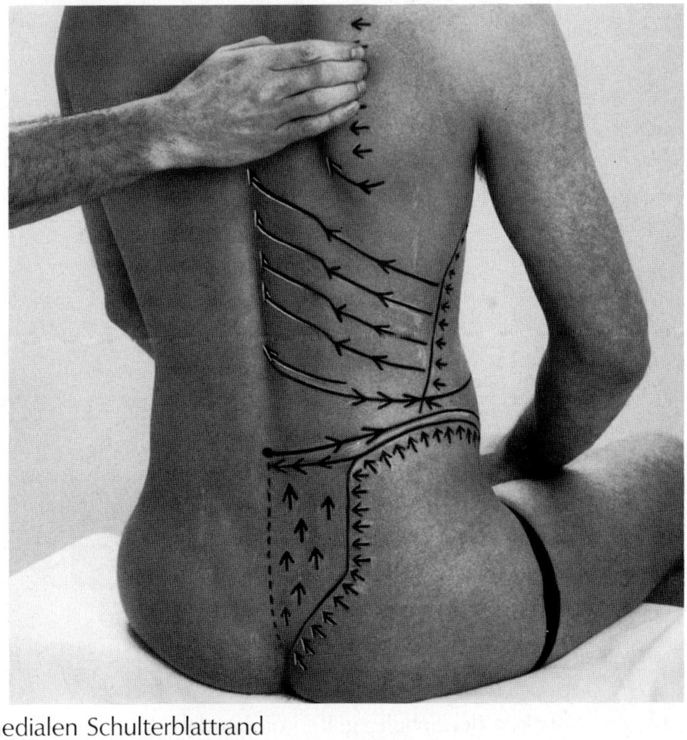

Abb. 84: Anhaken am medialen Schulterblattrand

Da sich über dem Schulterblatt häufig innerhalb der Unterhaut selbst Verschiebeschichten ausbilden, muß besonders sorgfältig in der tiefen Verschiebeschicht gearbeitet werden. Das gelingt am besten, wenn mit der anderen Hand über der lateralen Schulterblattseite etwas gegengehalten wird.

10. Anhaken an der Schultergräte mit Unterhauttechnik (Abb. 85)

- Ansetzen der Fingerkuppen etwas unterhalb der Schultergräte. Dabei steht der Therapeut seitlich vom Patienten und arbeitet entweder mit der Mitte der Fingerkuppe der gegen- oder gleichseitigen Hand, die von oben her greift; oder mit der Ulnarseite der Fingerkuppen, wenn er mit der gegenseitigen Hand von unten arbeitet.
- Verschieben der Unterhaut nach kranial bis an die Verschiebegrenze, die dicht unterhalb der Gräte erreicht sein soll.
- Therapeutischer Zug an die Schultergräte heran.

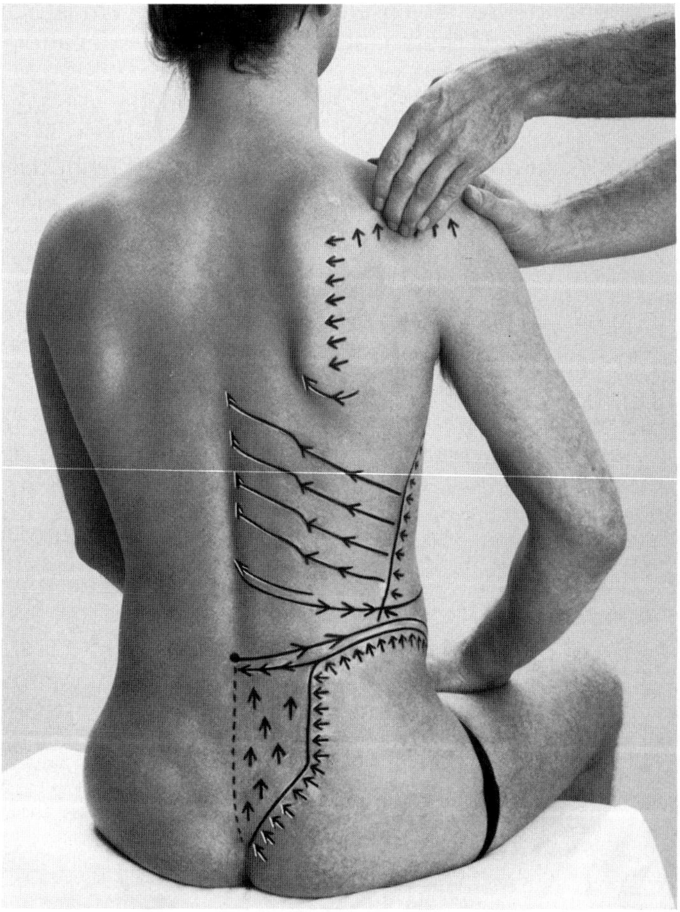

Abb. 85: Anhaken der Schultergräte von kaudal

11. Ziehen des Brustkorbrandes mit Unterhauttechnik

Entsprechend dem Beckengang ist auch der Brustkorbgang geeignet, bisher erzeugte «Einzelreaktionen» zu einer «einheitlichen Reaktion» zusammenzufassen.

Der Arbeitsgang beginnt exakt am 12. BWD und verläuft, dem unteren Brustkorbrand folgend, nach lateral über die Rumpfseite zum Rand des *M. rectus abdominis*, später bis hin zum *Processus xyphoideus*.

Über dem *M. erector spinae* ist das Gewebe in der Regel erhöht gespannt, so daß ein zusammenhängender Arbeitsgang selten von Anfang an möglich ist. Er wird entsprechend dem Beckengang in einen lateralen und einen medialen Abschnitt unterteilt.

a) Ziehen vom Rand des *M. erector spinae* dem unteren Brustkorbrand folgend nach lateral (Abb. 86).
– Ansetzen der Ulnarseite der Fingerkuppen am Rand des *M. erector spinae*.

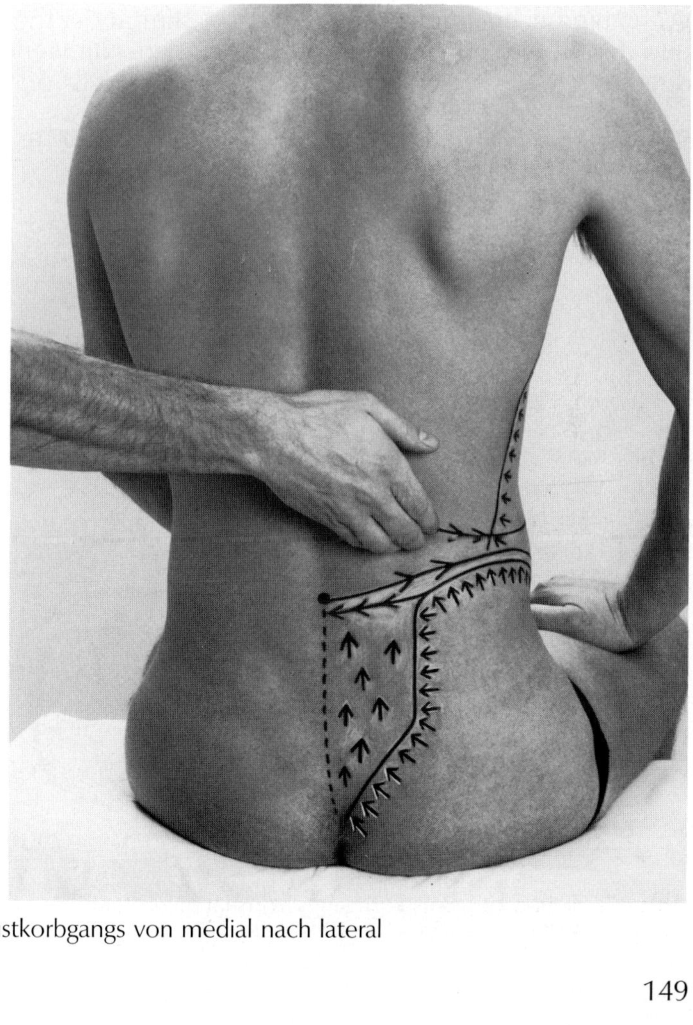

Abb. 86: Ziehen des Brustkorbgangs von medial nach lateral

- Verschieben der Unterhaut entlang dem unteren Brustkorbrand nach lateral bis an die Verschiebegrenze (kein Schneidegefühl).
- Therapeutischer Zug mit sofort einsetzendem, oft starkem Schneiden als fortlaufendes oder schubweises Ziehen.

Bei erhöhter Gewebsspannung arbeitet der Therapeut am besten im Stehen mit der gleichseitigen Hand. Um auch über der Rumpfseite den Zug in der tiefen Verschiebeschicht exakt beibehalten zu können, abduziert er seinen Ellenbogen etwas vom Rumpf, wodurch die Finger in therapeutisch günstigem Winkel von ca. 60° im Gewebe weiterziehen können.

Bei mäßiger und nachlassender Spannung kann der Therapeut im Sitzen mit der gegenseitigen Hand arbeiten – z. B. mit der linken Hand an der rechten Rumpfseite. Zu Beginn des Arbeitsganges kann dabei die rechte Hand breitflächig zum Gegenhalten an die Bauchseite des Patienten gelegt werden. Wenn die ziehende linke Hand die hintere Axillarlinie erreicht hat, kann ein Handwechsel erfolgen, d. h. daß die rechte Hand den Zug von der linken übernimmt und bis zum Rand des *M. rectus abdominis* weiterführt.

Wenn hierbei nur Streichen gefühlt wird, stimmt der therapeutische Zug nicht, und der Arbeitsgang muß wiederholt werden. Nur wenn regelrechtes Schneiden ausgelöst wird, erfolgt der «Zusammenschluß» der «Einzelreaktionen».

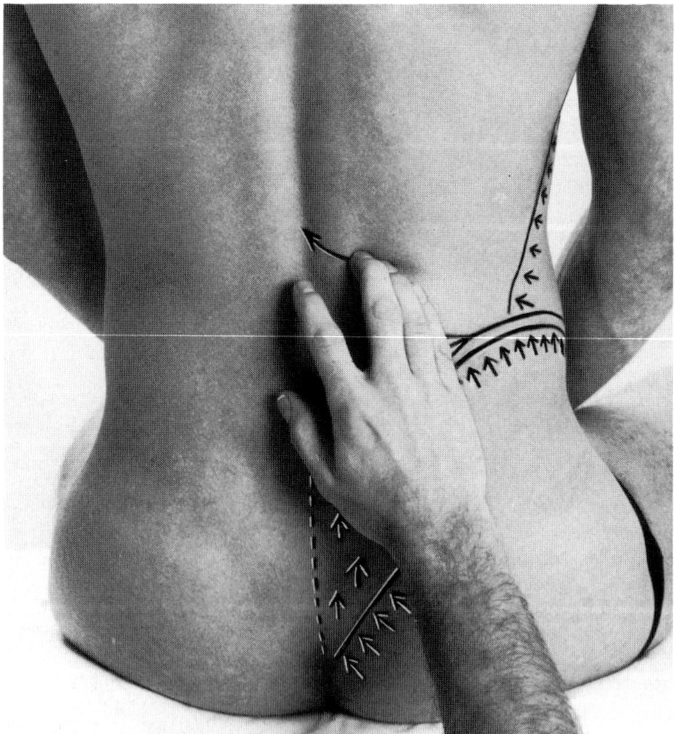

Abb. 87: Ziehen des Brustkorbgangs vom lateralen Rand des *M. erector spinae* zum 12. BWD

b) Ziehen vom lateralen Rand des *M. erector spinae* nach medial zum 12. BWD (Abb. 87).
- Ansetzen der Ulnarseite der Fingerkuppen der gleichseitigen Hand am Rand des *M. erector spinae* in Höhe des unteren Brustkorbrandes (etwas tiefer als der 12. BWD).
- Verschieben der Unterhaut nach medial bis an die Verschiebegrenze.
- Therapeutischer Zug fortlaufend oder schubweise direkt auf den 12. BWD.

Bei reichlichem Bewegungsspielraum des Gewebes ist der 12. BWD schon erreicht, wenn sich die Unterhaut noch als Falte vor dem ziehenden Finger wölbt. Die Falte muß dann mit der anderen Hand behutsam ausgeglichen werden, damit der Zug auch in der Unterhaut die Körpermitte erreicht.

In ähnlicher Weise wie beim 5. LWD steigert sich das Schneiden, je näher der Zug zum 12. BWD kommt, tritt hier aber im allgemeinen nicht so stark auf. Mit nachlassender Gewebsspannung kann der Brustkorbgang zusammenhängend ausgeführt werden; zunächst im Stehen mit der gleichseitigen Hand, später im Sitzen mit der gegenseitigen Hand. Er beginnt exakt am 12. BWD. Das Schneidegefühl muß kurz nach begonnenem Zug deutlich auftreten. Über dem Rücken läßt es in der Regel etwas nach, um im Bereich der Rumpfseite u. U. außerordentlich stark zu werden. Der Zug ist dann entsprechend zu verlangsamen. Wenn ausgeprägte BgZ im Bereich der rechten Rumpfseite (Leber-Gallenzonen) vorhanden sind, wird der Zug über den seitlichen Abschnitten zunächst beendet. Das gleiche gilt für die linke Rumpfseite (Herz- oder Magenzone).

12. Arbeitsgänge über dem M. latissimus dorsi mit Unterhauttechnik

Die Züge verlaufen von lateral nach medial annähernd im Verlauf der Rippen. Sie werden dicht übereinander gesetzt, so daß das Gewebe über den Rippen und den Rippenzwischenräumen behandelt wird. Man beginnt in Höhe des unteren Brustkorbrandes und endet in Höhe des unteren Schulterblattwinkels.

Ansetzen der Fingerkuppenmitte am Rand des *M. latissimus dorsi* in Höhe des unteren Brustkorbrandes (Daumenseite nach oben).
- Verschieben der Unterhaut bis zur Verschiebegrenze nach kranial (auch bei erhöht gespanntem Gewebe bleibt in diesem Bereich erheblicher Bewegungsspielraum. Durch die Kranialbewegung wird der Zug am besten erreicht).
- Therapeutischer Zug über die Fläche des *M. latissimus dorsi* nach medial bis an den Rand des *M. erector spinae*; bei erhöhter Gewebsspannung muß der Zug u. U. schon vorher beendet werden.

Bei geringer Gewebsspannung kann die Hand gedreht und der Zug mit der Radialseite der Fingerkuppen ausgeführt werden. Bei erhöhter Gewebsspannung arbeitet man am besten mit der Fingerkuppenmitte, indem die anfängliche Handstellung beibehalten wird.

Wie im Beckenbereich werden auch am Brustkorb durch kurze Arbeitsgänge

«Einzelreaktionen» ausgelöst, die durch den Brustkorbgang – wenn regelrechtes Schneiden und nicht nur ein Streichen gefühlt wird – zu einer «einheitlichen Reaktion» zusammengefaßt werden.

Auch Irritationen, die durch bisher beschriebene Arbeitsgänge im Bereich des Brustkorbs gelegentlich auftreten, lassen sich durch ein- bis zweimaliges intensives Durchziehen des Brustkorbganges rasch beseitigen.

Bei Arbeitsgängen
- an der *rechten* Rumpfseite «tönt» u. U. der zwischen Schulterblatt und Wirbelsäule gelegene Maximalpunkt an, der in Verbindung zum Leber-Gallensystem steht. Die Reaktion kann flüchtig oder so stark sein, daß der Patient sich energisch kratzen muß. Auch über dem *M. trapezius* am Übergang von Schulter/Nacken fühlt der Patient oft plötzlich ein Kribbeln: es handelt sich hier um das Gewebe, das bei allen Erkrankungen und Störungen im Bereich der Brust – und Bauchorgane erhöht gespannt ist.
- An der *linken* Rumpfseite kann Juckreiz lateral unterhalb der Schultergräte ausgelöst werden. Dieser Gewebsabschnitt ist bei Armstörungen und Magenbeschwerden immer erhöht gespannt.

Bleiben diese Irritationen auch nach dem Durchziehen des Brustkorbganges bestehen oder steigern sie sich, so kann der paravertebrale Längsgang gelegentlich günstig wirken.

13. Der paravertebrale Längsgang mit Unterhauttechnik (Abb. 88)

Dieser Arbeitsgang wurde früher als «diagnostischer Strich» bezeichnet und zu Beginn jeder Behandlung ausgeführt. Durch die enge neuronale Beziehung des paravertebralen Gewebes zu den inneren Organen löst dieser Strich, besonders im Brustkorbbereich, leicht vegetative Störungen aus, so daß er zur diagnostischen Tastung heute nicht mehr angewandt wird – die diagnostische Tastung wird heute durch das flächige Verschieben und Abheben einer Gewebsfalte (S. 70 ff.: Tasten der BgZ) ausgeführt. Für die Untersuchung hautnaher Bindegewebszonen hat der diagnostische Strich seine Bedeutung auch heute noch.

Zur Beseitigung von Irritationen kann dieser Arbeitsgang mit Unterhauttechnik, besonders im Bereich der LWS, jedoch günstig sein. Er wird folgendermaßen ausgeführt:
- Ansetzen der Fingerkuppen mit der Ulnarseite der gleichseitigen Hand 2–3 cm lateral vom 5. LWD.
- Verschieben der Unterhaut bis zur Verschiebegrenze nach kranial (sehr kleiner Weg).
- Therapeutischer Zug fortlaufend oder schubweise nach kranial bis in Höhe des 7. HWD.

Bei sehr erhöhter Spannung über dem Brustkorb muß der Strich entsprechend vorher beendet werden. *Er darf unter keinen Umständen erzwungen werden.* Erfahrungsgemäß können dadurch sehr schwere Organstörungen ausgelöst

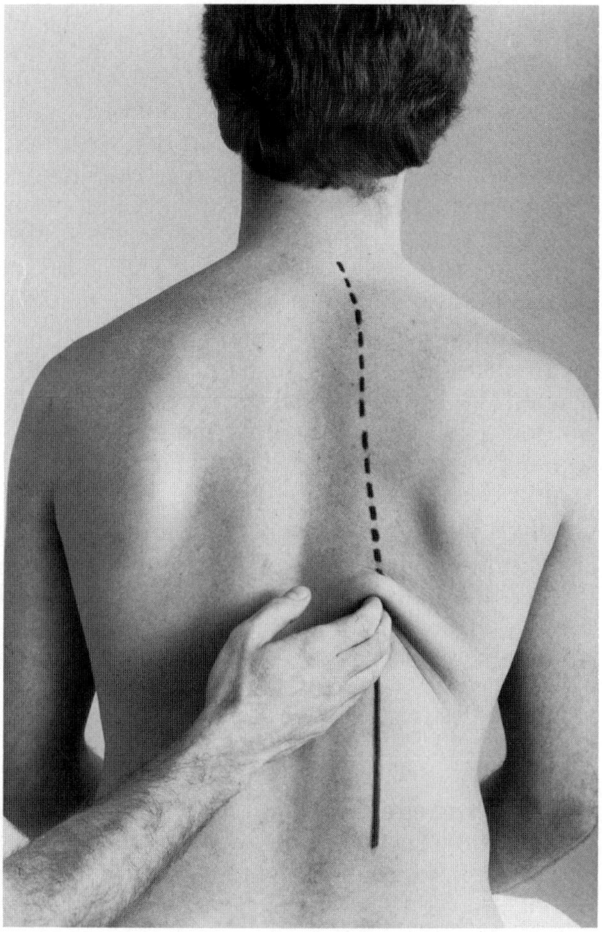

Abb. 88: Ziehen des «paravertebralen Längsgangs» mit Unterhauttechnik

werden, die nicht ohne weiteres zu beseitigen sind. Besondere Vorsicht ist zwischen den Schulterblättern angezeigt. Dieses Gewebe steht in enger Beziehung zu Herz, Magen, Leber-Gallensystem und Kopf. Weniger störbar sind offenbar Lungen und Bronchien, die auch diesen Segmenten zugeordnet sind. Zur Beseitigung von Irritationen und Störungen genügt in den meisten Fällen, wie erwähnt, das Ziehen zwischen Becken und unteren Brustkorbabschnitten. Ist der Therapeut unsicher, ob das Weiterziehen möglich ist, so verzichtet er besser darauf.

14. Anhaken an der seitlichen Brustkorbwand mit Unterhauttechnik

Es ist ein kurzes Anhaken in kaudo-kranialer Richtung, dessen seitliche Begrenzung die vordere und hintere Axillarlinie ist. Die Striche beginnen in Höhe des unteren Brustkorbrandes und enden je nach Gewebsspannung in Höhe des unteren Schulterblattwinkels oder in der Achselhöhle. Sie werden in waagerechten Reihen von ventral nach dorsal oder umgekehrt dicht übereinander gesetzt (Abb. 113). Damit der Abschnitt gut zugänglich ist, legt der Patient die jeweilige Hand mit den Fingerspitzen nach innen auf den Oberschenkel, wodurch der Ellenbogen vom Rumpf etwas abgewinkelt wird.

- Ansetzen der Fingerkuppen an der seitlichen Brustkorbwand eben unterhalb vom unteren Brustkorbrand – der Therapeut arbeitet mit der gleichseitigen Hand: im *Stehen* mit der Fingerkuppenmitte, im *Sitzen* mit der Ulnarseite der Fingerkuppen.
- Verschieben des Gewebes nach kranial bis an die Verschiebegrenze.
- Therapeutischer Zug nach kranial (Schneidegefühl setzt sofort ein).

Wenn Armbeschwerden bestehen, z. B. Parästhesien bei HWS-Syndrom, chronischen Störungen des Leber-Gallensystems (rechts), Herzbeschwerden (links), können die kleinen Anhakstriche u. U. bis in die Achselhöhlen durchgeführt werden. Die Gefahr von Irritationen ist gering, wenn keine hautnahen BgZ vorhanden sind, weil das darunterliegende Muskelgewebe nicht autochthon ist und die vegetative Verbindung nur zum Halsmark und nicht zu inneren Organen besteht.

Diese Arbeitsgänge können mit denen über dem *M. latissimus dorsi* (s. 12.) im Wechsel ausgeführt werden. Das Anhaken an der seitlichen Brustkorbwand läßt die erhöhte Spannung im Gewebe über dem *M. latissimus dorsi* oft rasch verringern, so daß das Ziehen über ihm erleichtert wird.

15. Arbeitsgänge über dem M. erector spinae mit Unterhauttechnik

Diesen Arbeitsgängen gingen mindestens 3–4 Behandlungen ausschließlich im lateralen Rumpfbereich voraus, um die erhöhte Gewebsspannung hier zu verringern. Wenn zu früh in paravertebralen Abschnitten gearbeitet wird, können leicht Organstörungen ausgelöst werden.

Die Arbeitsgänge beginnen in Höhe des unteren Brustkorbrandes und enden in Höhe des unteren Schulterblattwinkels; sie werden dicht übereinander gesetzt.

- Ansetzen der Fingerkuppenmitte der gleichseitigen Hand am lateralen Rand des *M. erector spinae*.
- Verschieben des Gewebes *nach kranial (!)* bis an die Verschiebegrenze.
- Therapeutischer Zug *nach medial* fortlaufend oder schubweise über den Muskelwulst bis exakt an die Dornfortsätze oder in ihre Zwischenräume.

Wie beim Ziehen des Becken- und Brustkorbganges steigert sich auch hier das Schneidegefühl, je näher der Zug an die Dornfortsätze herankommt. In technischer Hinsicht sind die letzten 2–3 cm am schwierigsten, aber sie sind therapeutisch besonders wichtig. Um bis zuletzt im wirksamen Zug zu bleiben, wird das Gewebe an den Dornfortsätzen noch einmal nach kranial verschoben. Gegebenenfalls muß eine Gewebsfalte, die sich über den Dornfortsätzen gebildet hat, mit der anderen Hand nach lateral weggezogen werden, so weit, bis auch für die Haut die Körpermittellinie erreicht ist.

Mit nachlassender Gewebsspannung können diese Arbeitsgänge mit denen über dem *M. latissimus dorsi* (s. 12.) zu einem zusammenhängenden Arbeitsgang miteinander verbunden werden (Abb. 89).

- Ansetzen der Fingerkuppenmitte am lateralen Rand des *M. latissimus dorsi.*
- Verschieben des Gewebes nach *kranial* bis an die Verschiebegrenze.
- Therapeutischer Zug nach *medial* über dem *M. latissimus dorsi* bis an den Rand des *M. erector spinae.*
- Hier nochmaliges Verschieben nach *kranial,* um wieder die Verschiebegrenze zu erreichen.
- Therapeutischer Zug über den Muskelwulst bis an die Dornfortsätze und nochmaliges Verschieben nach *kranial* (direkt an den Dornfortsätzen), um wirklich bis zuletzt im therapeutischen Zug zu bleiben.

Wenn bei den bisherigen Arbeitsgängen trotz richtiger Technik bei vorhandenen BgZ kein Ritzen oder Schneiden ausgelöst wird, sondern der Patient lediglich ein Streichen fühlt oder dumpfen Druck, versucht man, das Schneiden durch Anhaken des *Trigonum lumbale* zu erwirken.

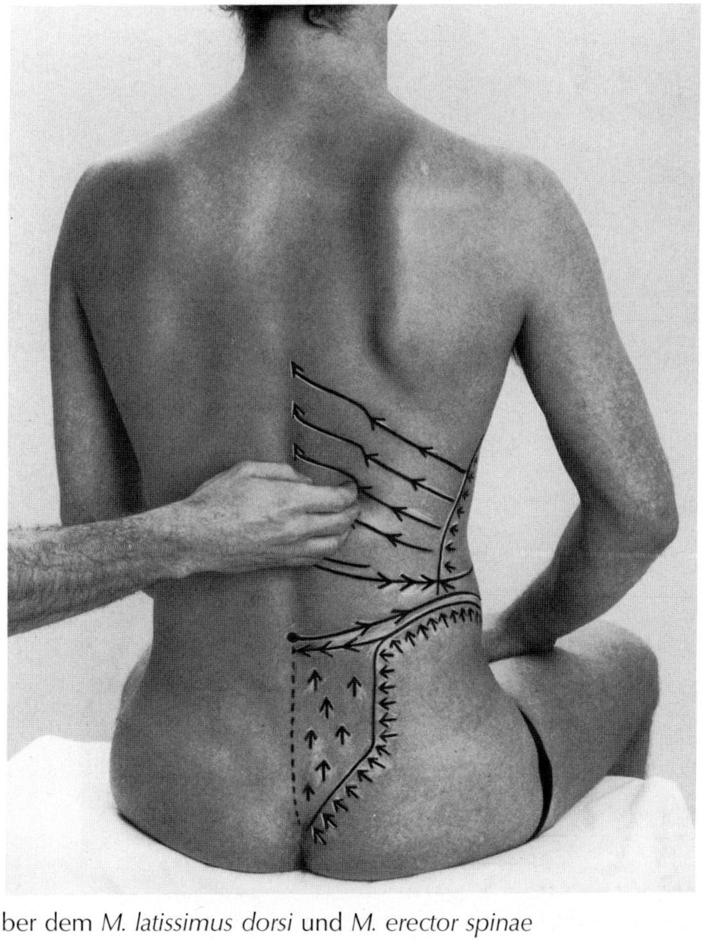

Abb. 89: Arbeitsgänge über dem *M. latissimus dorsi* und *M. erector spinae*

16. Anhaken des Trigonum lumbale mit Faszientechnik (Abb. 90)

- Ansetzen der Fingerkuppenmitte 2–4 cm oberhalb des Darmbeinkammes vor dem Rand des *M. latissimus dorsi.*
- Therapeutischer Zug nach kaudal innen, endet am Darmbeinkamm.

Da dieser Zug, wenn er richtig sitzt, ein außerordentlich starkes Schneidegefühl auslöst, muß der Patient darauf vorbereitet werden und verstehen, warum dieser Zug ausgeführt wird (s. Reaktionspunkt S. 127 f).

Tritt das Schneidegefühl nicht stark und stechend ein, so saß der Zug nicht richtig und muß wiederholt werden. Öfter als dreimal versucht man es aber nicht, auch wenn es nicht richtig gelang. Der Punkt ist reizempfindlich, und bei falscher Technik sind unangenehme Reaktionen wie Schmerzen im Bauchbereich, dumpfe, schwer zu lokalisierende Gewebsschmerzen, Hexenschuß u. a. m. auszulösen.
Ist der Zug in der richtigen Weise gelungen, so ist in den meisten Fällen an allen Gewebsabschnitten, die vorher nicht oder falsch reagierten, jetzt das helle, klare Schneidegefühl vorhanden.

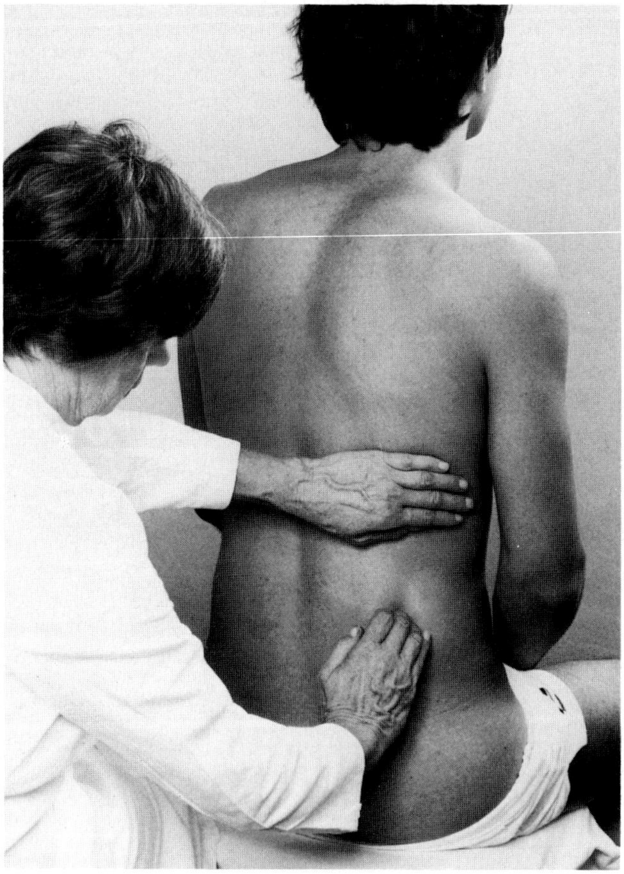

Abb. 90: Anhaken des *Trigonum lumbale*

Die Reihenfolge der bisher beschriebenen Arbeitsgänge hat keine grundsätzliche Bedeutung, aber die Erfahrung hat gezeigt, daß bei dieser Reihenfolge am wenigsten Störungen und Irritationen auftreten. Die Behandlung kann durchaus auch im Bereich von Brustkorb und Schulterblättern beginnen und mit den wichtigsten Arbeitsgängen im Kreuzbein-Beckenbereich enden. Wesentlich bleibt, das Ganze im Auge zu behalten und eine ausgeglichene Gewebsspannung zu erreichen. Alle bisherigen Arbeitsgänge sind in gleicher Weise auch in Seitlage ausführbar. Eine Ausnahme in der Strichrichtung ergibt sich lediglich bei den Arbeitsgängen am Kreuzbein, wie bereits unter 1. und 2. beschrieben.

Im Bereich der vorderen Rumpfseite

(Patient in Rückenlage)

Die Arbeitsgänge an der vorderen Rumpfwand schließen sich immer an die bisherige Behandlung an. Sehr häufig werden nämlich durch die Bindegewebsmassage am Rücken *Spannungsverschiebungen* und neue Spannungen über der Bauchseite ausgelöst, die Beschwerden verursachen können. Sorgfältiges Nachziehen im Bereich der vorderen Rumpfseite kann solche Spannungen beseitigen. Die Arbeitsgänge werden bevorzugt am Rand des Brustkorbs und Beckens ausgeführt als Fortsetzung des unter 5. und 11. beschriebenen Brustkorb- und Beckengangs nach ventral (Abb. 91).

1. Ziehen des Brustkorbgangs mit Unterhauttechnik

- Ansetzen der Fingerkuppenmitte oder Ulnarseite im Bereich der mittleren Axillarlinie direkt unterhalb des Brustkorbrandes.
- Verschieben der Unterhaut parallel zum unteren Brustkorbrand nach medial bis an die Verschiebegrenze.
- Therapeutischer Zug fortlaufend oder schubweise entlang dem unteren Brustkorbrand (auf dem Bauch, nicht auf dem Brustkorb!).

In den ersten Behandlungen muß der Zug meistens am lateralen Rand des *M. rectus abdominis* enden; später kann er bis zum *Processus xyphoideus* durchgezogen werden.

Falls kein fortlaufendes oder auch kein schubweises Ziehen möglich ist, muß mit kurzem Anhaken am Brustkorbrand vorgearbeitet werden.

2. Anhaken am Brustkorbrand mit Unterhauttechnik (Abb. 91)

- Ansetzen der Fingerkuppenmitte 2–3 cm oberhalb des Brustkorbrandes.
- Verschieben der Unterhaut nach kaudal in Richtung Brustkorbrand bis an die Verschiebegrenze.

- Therapeutischer Zug nach kaudal endet exakt am Brustkorbrand und darf nicht darüber hinausgezogen werden und am Bauch enden (sehr deutliches Schneidegefühl).

Die Arbeitsgänge beginnen an der vorderen Axillarlinie und werden dicht nebeneinander gesetzt bis zum lateralen Rand des *M. rectus abdominis,* evtl. auch weiter bis nahe an den *Processus xyphoideus.*

Danach versucht man erneut, den Brustkorbgang zu ziehen. Der Zug über dem 7./8. ICR an der Rippen-Knorpelverbindung (Mamillarlinie) löst bei fast allen Menschen eine Mitreaktion am *Epicondylus ulnaris* der gleichen Seite aus. Die Reaktion kann vom Gefühl eines zarten Lufthauchs bis schmerzhaften Stiches gehen (wie ein Wespenstich). Sie ist bedingt durch den *Nervus intercostobrachialis,* der zwischen der Brustwand und dem Armgewebe vermittelt.

In dieser Weise wird die BgM auch an der anderen Brustkorbseite ausgeführt.

3. Ziehen des Beckenganges mit Unterhauttechnik (Abb. 91)

- Ansetzen der Fingerkuppenmitte oder Ulnarseite etwa im Bereich der mittleren Axillarlinie direkt oberhalb des Darmbeinkammes.
- Verschieben der Unterhaut parallel zum Darmbeinkamm nach ventral bis an die Verschiebegrenze.
- Therapeutischer Zug fortlaufend oder schubweise über die *Spina iliaca anterior superior* in Richtung Symphyse.

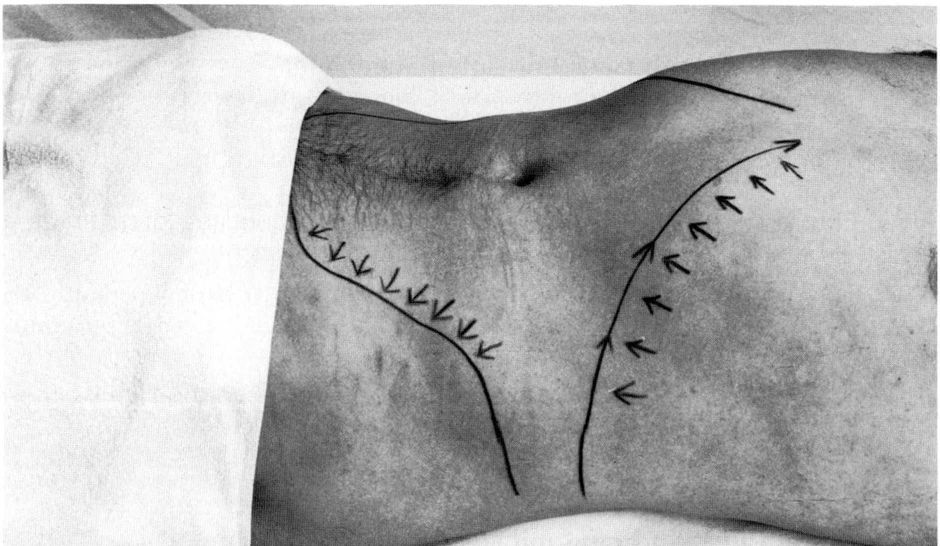

Abb. 91: Schema der Arbeitsgänge im Bauchbereich

Medial von der *Spina iliaca anterior superior* kann das Gewebe so gespannt sein, daß dieser Arbeitsgang durch kurzes Anhaken vorbereitet werden muß, um das Schneiden erträglich zu gestalten.

4. Anhaken am Beckenrand mit Unterhauttechnik (Abb. 92)

- Ansetzen der Fingerkuppenmitte 2 bis 3 cm kranial vom Beckenrand auf dem Bauch.
- Verschieben der Unterhaut rechtwinklig an den Beckenrand bis zur Verschiebegrenze. Dabei wird die andere Hand flach auf den Bauch gelegt, um bei lockerer Bauchhaut das Gewebe etwas gegen den Zug zurückzuhalten.
- Therapeutischer Zug exakt an den Beckenrand heran. Das Schneiden kann hierbei fast unerträglich stark sein, so daß in «Zeitlupe» gezogen werden muß.

Die Arbeitsgänge beginnen an der *Spina iliaca anterior superior* und werden dicht nebeneinander gesetzt bis zur *Symphyse*. Danach versucht man erneut das Ziehen des Beckenganges.

Wenn im Bereich des Beckenrandes sowohl das Anhaken als auch das fortlaufende oder schubweise Ziehen mit sehr starkem Schneidegefühl verbunden ist, bewährt sich als weitere Vorbereitung dieses wichtigen zusammenfassenden Arbeitsgangs das Anhaken am Rand des *M. rectus abdominis.*

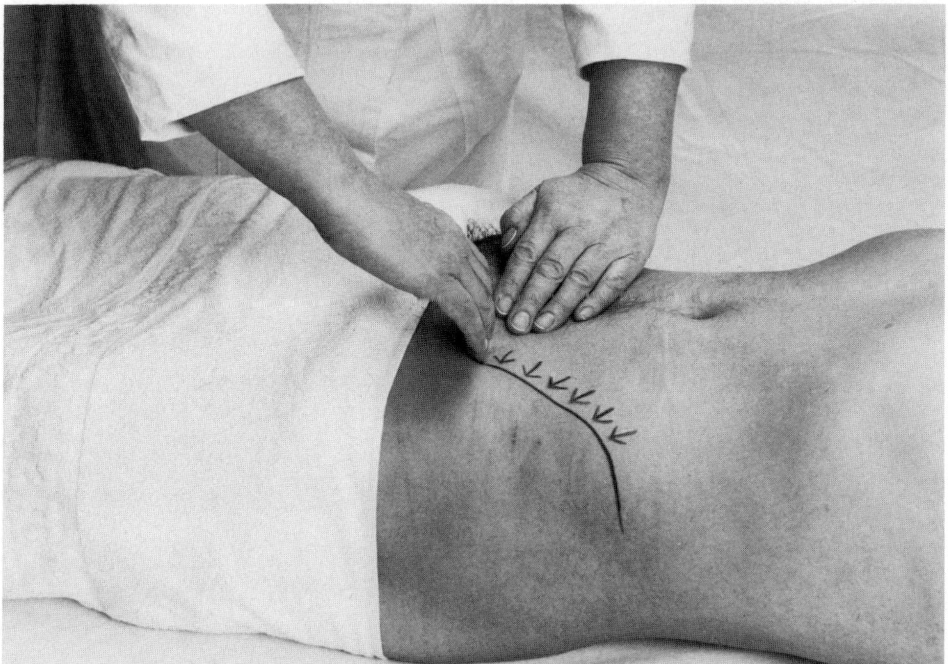

Abb. 92: Anhaken am Beckenrand mit Gegenhalten der anderen Hand

5. Anhaken am Rand des M. rectus abdominis mit Faszientechnik (Abb. 93)

- Ansetzen der dicht nebeneinander liegenden Mittelfingerkuppen beider Hände (diese liegen dabei flach auf dem Bauch des Patienten) an dem jeweiligen gegenüberliegenden Muskelrand.
- Therapeutischer Zug nach medial (das Schneidegefühl tritt sofort, aber im allgemeinen erträglich ein).

  Die Arbeitsgänge werden in Nabelhöhe begonnen, weil der Muskelrand hier am besten zugänglich ist. Sie werden dicht nebeneinander gesetzt und erreichen kranial die Höhe des *Processus xyphoideus* auf dem Brustkorb und kaudal die Symphyse.

  Anschließend an diese mehrmals auszuführenden Arbeitsgänge ist die Gewebsspannung meistens deutlich verringert, so daß das Schneidegefühl im Bereich des Beckenrandes leichter zu ertragen ist und auch der Beckengang fortlaufend bis zur Symphyse gezogen werden kann.

Wenn die erhöhte Gewebsspannung und die vegetative Störbarkeit nach einigen Behandlungen nachgelassen haben, können Becken- und Brustkorbgang schon im Rahmen der Rückenbehandlung bis ventral hin ausgeführt werden. Die Behandlung wird dann im Sitzen durchgeführt, und das spezielle Nachziehen aus Rückenlage erübrigt sich.

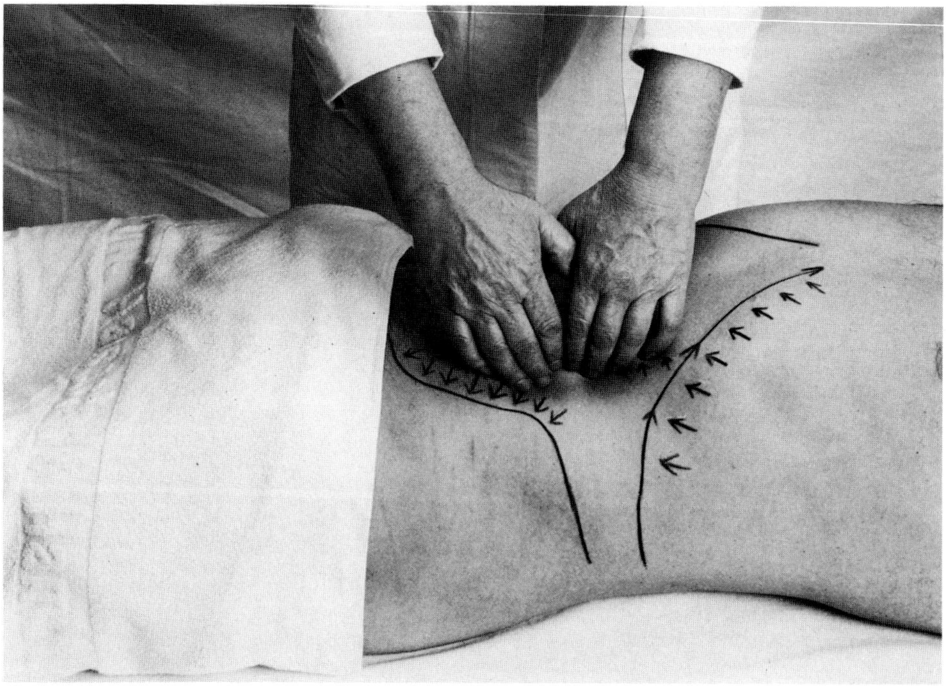

Abb. 93: Anhaken am Rand des *M. rectus abdominis* mit beiden Mittelfingern

Der **vollständige Beckengang** beginnt am 5. LWD oder im Bereich des Sakroiliakalgelenks und wird dem Darmbeinkamm folgend bis zum Rand des *M. rectus abdominis* bzw. zur *Symphyse* durchgezogen.

Der **vollständige Brustkorbgang** beginnt am 12. BWD oder am Rand des *M. erector spinae* und folgt dem Verlauf des Brustkorbrandes bis zum Rand des *M. rectus abdominis* bzw. zum *Processus xyphoideus*.

Beide Arbeitsgänge werden *an* den Knochenrändern, aber nicht *auf* ihnen gezogen. Bei unklarer Lage der Knochenränder ist es sicherer, den Beckengang etwas mehr kranial und den Brustkorbgang etwas mehr kaudal zu ziehen. Auf den Knochenrändern gezogen wirken sie nicht als «zusammenfassender» Arbeitsgang und verlieren damit ihre therapeutische Wirkung.

Im Bereich der Hüften
(Patient in Seitlage)

Wenn im Bereich der Hüften und des Gesäßes BgZ ausgeprägt sind, liegt der Behandlungsschwerpunkt im kaudalen Rumpfbereich und der unteren Extremität. Das ist bei weiblichen Patienten so gut wie immer der Fall, wenn Venen-Lymphzonen, Dickdarmzone, arterielle Gefäßzone der Beine u.a. vorhanden sind. Nach den Arbeitsgängen im Sitzen folgen dann die aus Seitlage, oder die Behandlung wird von vornherein in Seitlage ausgeführt – mit Arbeitsgängen am Kreuzbeinrand, dem Dorsalabschnitt des Darmbeinkammes, dem Beckengang und evtl. Vorarbeiten mit kurzem Anhaken am Darmbeinkamm von kaudal nach kranial.

1. Anhaken des Gewebes hinter dem Trochanter major mit Unterhaut- oder Faszientechnik (Abb. 94)

Der Therapeut steht oder sitzt vor dem Patienten.

- Ansetzen der Fingerkuppenmitte (u.U. mit unterstützter Hand) etwa 10 cm distal vom *Trochanter major* über dem Ansatz des *M. glutaeus maximus* am Femur.
- Verschieben der Unterhaut bis an die Verschiebegrenze auf den *Trochanter major* zu (sehr kurzer Weg).
- Therapeutischer Zug fast ohne Weg bis zum *Trochanter major*, meistens mit intensivem Schneidegefühl.

Die Arbeitsgänge werden nach proximal dicht nebeneinander gesetzt (annähernd in einem Halbkreis hinter dem *Trochanter*). Über dem Ansatz des *M. glutaeus medius*, der den *Trochanter major* von kranial umgreift, ist das Verschieben der Unterhaut in der Regel nicht möglich, so daß die Arbeitsgänge in Trochanterhöhe enden. Auch das Anhaken um den *Trochanter major* herum bis nach ventral ist erfahrungsgemäß nicht günstig und sollte unterbleiben.

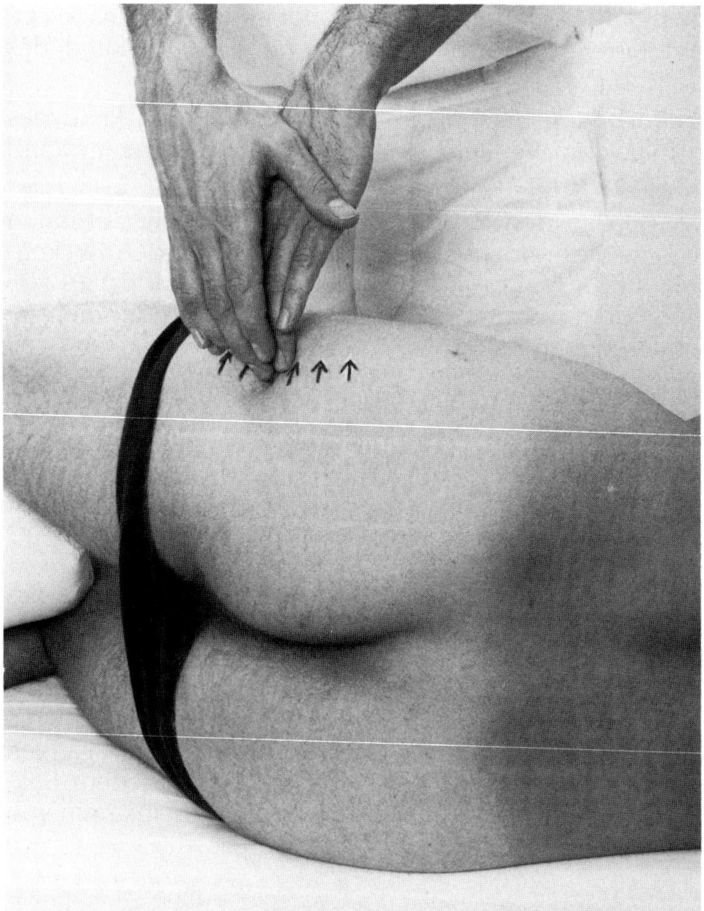

Abb. 94: Anhaken des Gewebes hinter dem *Trochanter major* – Patient in Seitlage

Entspricht das Schneidegefühl bei der *Unterhauttechnik* nicht dem Spannungsgrad des Gewebes oder wird dumpfer Druck angegeben, so werden gleiche Arbeitsgänge mit *Faszientechnik* ausgeführt. Hierbei entfällt nach dem Ansetzen der Fingerkuppen das Verschieben der Unterhaut, und der therapeutische Zug setzt sofort ein. Wird auch hierbei kein Schneidegefühl erreicht, so bewährt sich das Anhaken des *Trigonum lumbale* (Abb. 90), wodurch meistens spontan die richtige Reaktion ausgelöst wird.

2. Ziehen in der Längsrichtung hinter dem Trochanter major mit Unterhauttechnik (Abb. 95)

Dieser Arbeitsgang verbindet die kurzen Anhakstriche von 1. miteinander.
- Ansetzen der Fingerkuppenmitte oder Ulnarseite ca. 10 cm distal vom *Tro-*

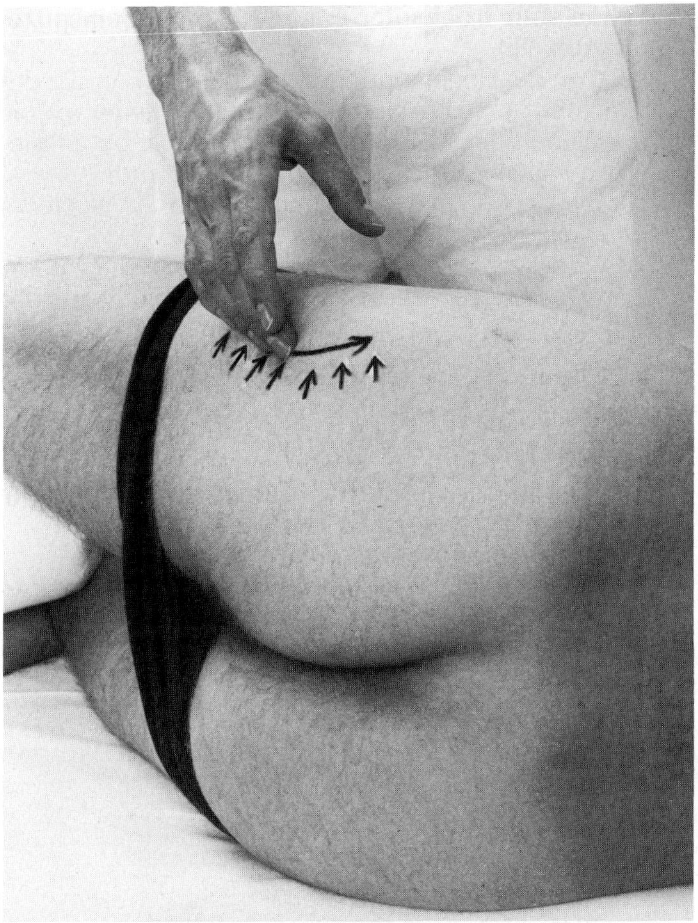

Abb. 95: Ziehen in Längsrichtung hinter dem *Trochanter major*

chanter major über dem Ansatz des *M. glutaeus maximus* am Femur.
- Verschieben der Unterhaut nach proximal bis zur Verschiebegrenze.
- Therapeutischer Zug, wenn möglich bis in Höhe des *Trochanter major*.

In den ersten Behandlungen können oft nur eine, zwei oder drei Anhakstellen miteinander verbunden werden, bis später das fortlaufende Ziehen möglich ist. Der Zug muß fasziennah bleiben!

Durch falsch angesetztes Ziehen können durch diesen Längsgang schwere und **hartnäckige Störungen** im Bein ausgelöst werden wie Schweregefühl, «Lähmungs»-Gefühl, starke und lang anhaltende Parästhesien, stechende Schmerzen in Unterschenkelvenen und in bisher schmerzlosen Unterschenkelgeschwüren, Knöchelschwellungen und dergleichen mehr.

Umgekehrt können bei richtiger Technik bestehende Beschwerden dieser Art durch das Anhaken und den Längszug hinter dem *Trochanter major* beseitigt werden.

3. Ziehen vom Trochanter major zur Kreuzbeinspitze mit Unterhauttechnik (Abb. 96)

- Ansetzen der Fingerkuppenmitte über dem Ansatz des *M. glutaeus maximus* am Femur ca. 10 cm unterhalb des *Trochanter major.*
- Verschieben der Unterhaut nach proximal bis an die Verschiebegrenze an den kaudalen Rand des *M. glutaeus maximus.*
- Therapeutischer Zug im Faserverlauf des *M. glutaeus maximus* in Richtung Kreuzbeinspitze.

  Der Arbeitsgang ist lange Zeit nur in kleinen Schüben möglich, die nicht in jedem Fall bis zur Kreuzbeinspitze ausgeführt werden können.

  Führt man das Ziehen gewaltsam aus und ohne klares Schneidegefühl, können die gleichen Störungen auftreten wie bei 2. angegeben.

4. Anhaken in der Gesäßfalte (Sulcus glutaealis) hinter dem Trochanter major mit Faszientechnik (Abb. 94)

(s. S. 127f: Reaktionspunkte)

- Ansetzen der Fingerkuppenmitte in der Gesäßfalte einige cm medial vom Trochantergebiet.
- Therapeutischer Zug nach lateral und etwas proximal in Richtung *Trochanter major* (sehr kurzer Weg mit starkem Schneidegefühl).

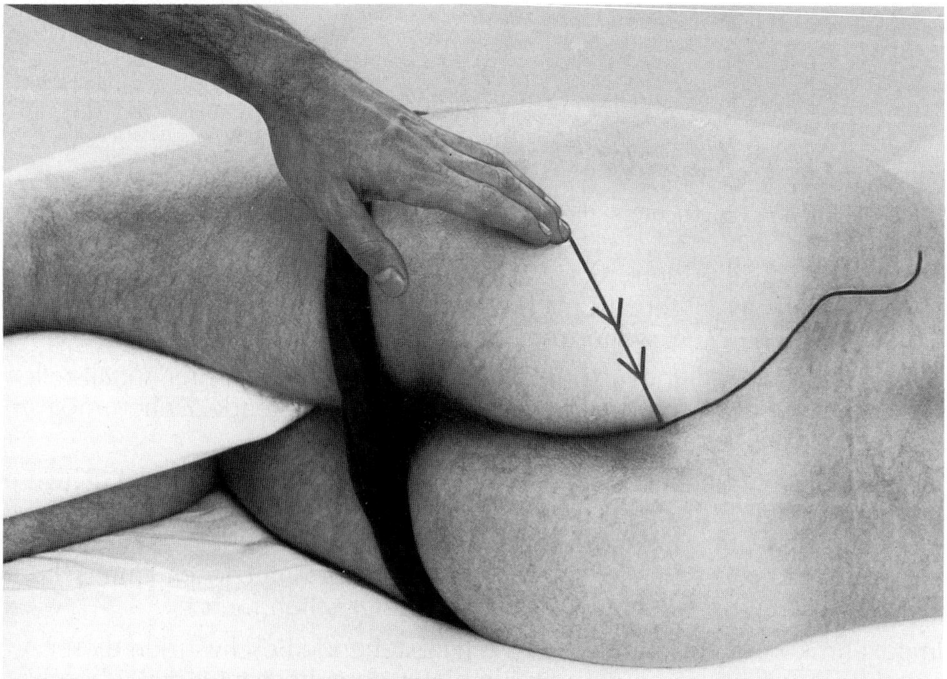

Abb. 96: Ziehen vom *Trochanter major* zur Kreuzbeinspitze

Dieser Zug wird ausgeführt bei *Fehl- und Nichtreaktion* (ungenügendes Schneiden, nur Streichen, dumpfer Druck), *sekundärer Amenorrhoe* und anderen Behandlungen, bei denen ein besonders intensiver Reiz erforderlich ist.

Der Patient muß auf das außerordentlich starke Schneidegefühl vorbereitet werden. Der Zug erfolgt sehr langsam und höchstens 2–3mal hintereinander.

Um bisher gesetzte «Einzelreaktionen» zu einer «einheitlichen Reaktion» zusammenzufassen, schließt die Behandlung mit dem Beckengang beiderseits ab (Abb. 97).

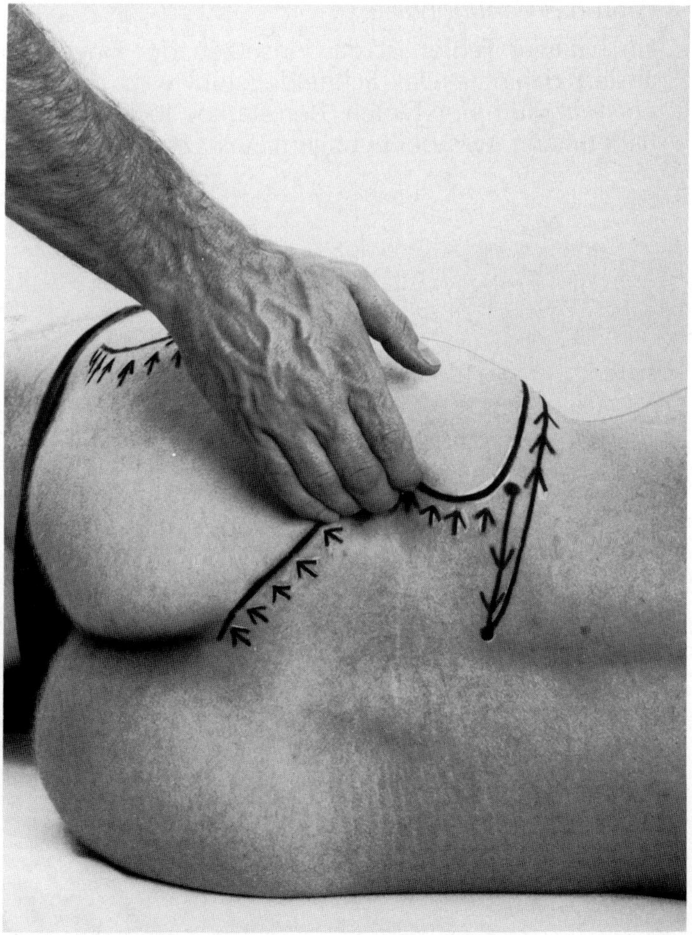

Abb. 97: Übersicht der Arbeitsgänge im Becken-Hüftbereich aus Seitlage

Im Bereich der Beine
Patient in Rückenlage – der Therapeut steht oder sitzt an der zu behandelnden Seite.

1. Anhaken am Rand des Tractus iliotibialis mit Faszientechnik (Abb. 98)

- Ansetzen der Fingerkuppenmitte am dorsalen Rand des *Tractus iliotibialis* etwa in der Mitte zwischen Knie- und Hüftgelenk, weil der Rand hier am sichersten zu tasten ist.
- Therapeutischer Zug rechtwinklig an den dorsalen Rand heran (sehr kurzer Weg, oft stechendes Schneiden).

Die Arbeitsgänge werden dicht nebeneinander gesetzt bis in Höhe des *Trochanter major*. Wenn die Gewebsspannung es erlaubt, sind die Züge auch von der Oberschenkelmitte aus nach distal hin möglich, sie erreichen dann das *Caput fibulae*.

Ein häufiger **Fehler** ist das Ansetzen der Fingerkuppen auf dem Tractus anstatt dahinter. Das Schneidegefühl wird dadurch unerträglich oder es entsteht dumpfer Druck, der starkes Jucken am ganzen Bein zur Folge haben kann, was bei richtigem Ansetzen nicht der Fall ist.

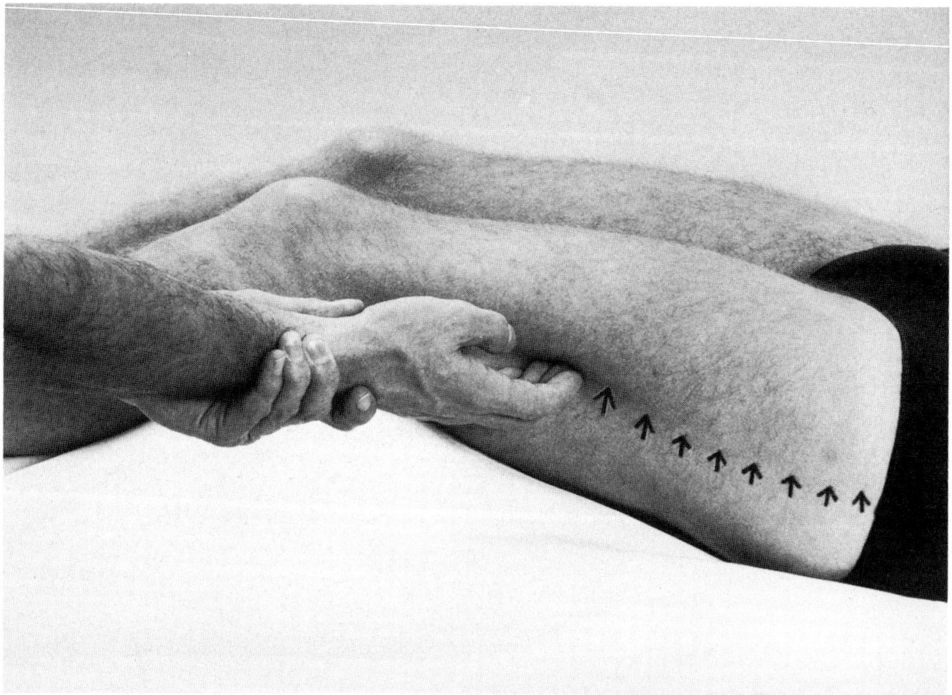

Abb. 98: Anhaken am Rand des *Tractus iliotibialis* mit unterstütztem Handgelenk

2. Längsgang am Rand des Tractus iliotibialis mit Unterhauttechnik (Abb. 99)

- Ansetzen der Fingerkuppen mit der Ulnarseite am dorsalen Rand des *Tractus*, ungefähr in der Mitte des Oberschenkels.
- Verschieben der Unterhaut nach proximal in Richtung *Trochanter major* bis zur Verschiebegrenze.
- Therapeutischer Zug zunächst in kleinen Schüben, später fortlaufend bis zum *Trochanter major*.

Wenn die Spannung im proximalen Bereich nachgelassen hat, kann der Zug von der Oberschenkelmitte aus auch nach distal bis zum *Caput fibulae* gezogen werden, sofern das noch erforderlich ist. Im distalen Drittel ist das Gewebe oft sehr empfindlich, und lange Zeit wird nur dumpfer Druck ausgelöst. Die Technik muß besonders sorgfältig ausgeführt werden.
Tritt bei den Arbeitsgängen 1. und 2. das Schneidegefühl nicht entsprechend dem Grad der Gewebsspannung auf, z. B. bei Blasenstörungen, Dystrophie nach Beinverletzungen und dgl., so wird als besonderer Reaktionspunkt der *Hiatus tendineus adductorius* angezogen.

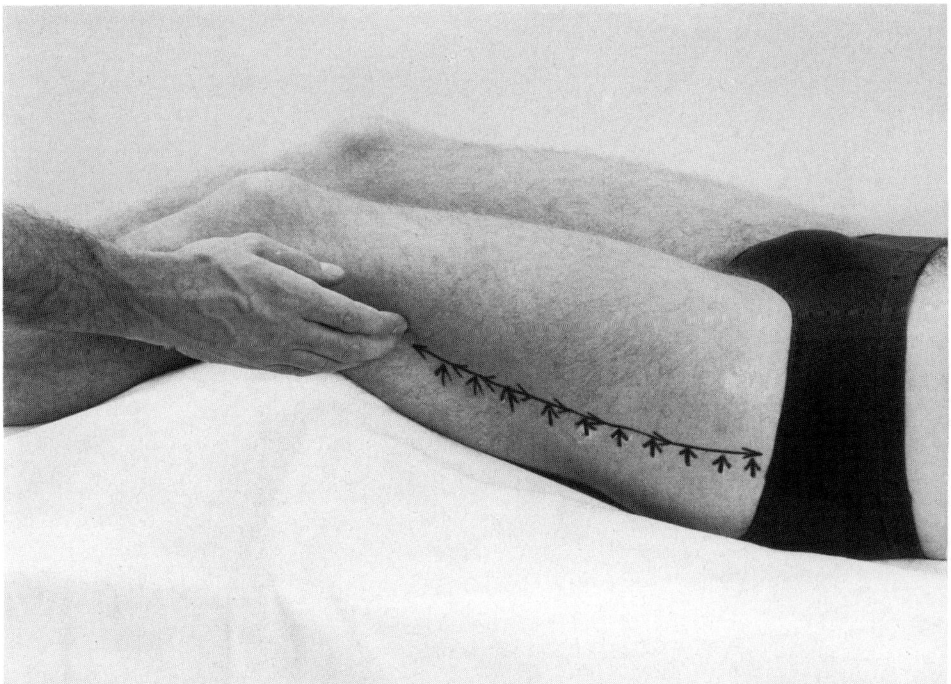

Abb. 99: Längsgang am Rand des *Tractus iliotibialis*

3. Anhaken am Hiatus tendineus adductorius mit Faszientechnik

Dieser Punkt gehört zu den sog. Reaktionspunkten, die bei Fehl- und Nichtreaktion im Bereich des Beines angehakt werden (s. S. 130). Man ertastet die Stelle handbreit proximal vom medialen *Condylus femoris*. Das Anziehen erfolgt nur ein- bis zweimal. Der Patient muß auf das meist messerscharfe Schneiden vorbereitet werden.

- Ansetzen der Fingerkuppenmitte (u. U. auch mit beschwerter Fingerkuppe) an der Innenseite des Oberschenkels ca. handbreit oberhalb des *Condylus medialis femoris*, zwischen Adduktoren und Semimuskeln, ohne Druck und Fingernagelgefühl.
- Therapeutischer Zug von dorsal nach ventral quer zum Faserverlauf der Muskeln (sehr kurzer Weg und messerscharfes Schneiden), u. U. mit Gegenhalten der anderen Hand wie auf Abb. 100.

Tritt hierbei kein scharfes Schneiden ein, so war der Zug nicht richtig angesetzt. Wenn auch bei korrigiertem Ziehen kein Schneiden erfolgt, wird der Zug in dieser Behandlung nicht noch einmal wiederholt, da sonst Beschwerden im Bein auftreten können. Bei klarer Vorstellung der örtlichen Anatomie und richtigem Ansetzen der Fingerkuppen gelingt der Zug in der Regel ohne Schwierigkeiten.

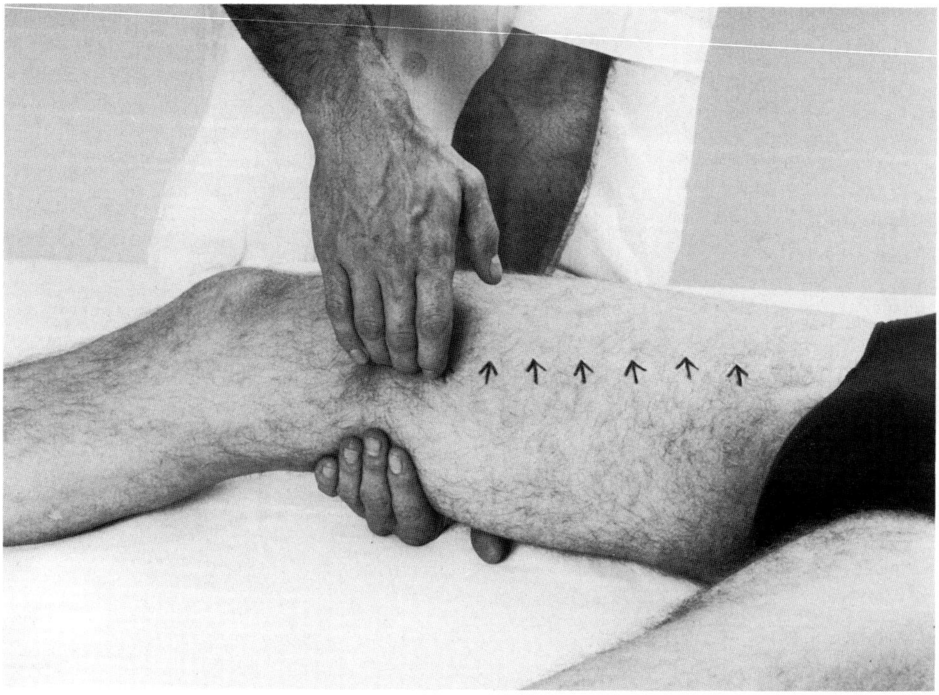

Abb. 100: Anhaken am *Hiatus tendineus adductorius* mit Gegenhalten des Gewebes

4. Anhaken am medialen Rand des M. sartorius mit Unterhaut- und Faszientechnik (Abb. 101)

- Ansetzen der Mittelfingerkuppen beider Hände dicht nebeneinander am medialen Muskelrand (Abb. 67) in der Mitte des Oberschenkels (die Hände liegen dabei flach auf dem Oberschenkel) oder nur mit einem Mittelfinger und Gegenhalten des Gewebes von dorsal mit der anderen Hand. Dadurch wird das Gewebe im Arbeitsbereich etwas gestrafft und die tangentiale Strichführung begünstigt. Sonst besteht an dieser Stelle leicht die Gefahr, in die Tiefe zu drücken.
- Bei *Unterhauttechnik* entsteht ein Verschiebeweg von ca. 1–2 cm bis zum therapeutischen Zug, der rechtwinklig an den Muskelrand herangeführt wird.
- Bei *Faszientechnik* setzt der therapeutische Zug sofort beim Verschieben ein. Faszientechnik ist möglich, wenn die Gewebsspannung das tiefere Eindringen des Fingers ins Gewebe erlaubt.

Die kurzen Arbeitsgänge werden zunächst von der Mitte des Oberschenkels aus dicht nebeneinander nach proximal gesetzt und enden eine Handbreit unterhalb der *Spina iliaca anterior superior*. Später können sie auch nach distal hin ausgeführt werden und erreichen den *Pes anserinus*.

Das Gewebe im Ursprungsbereich des *M. sartorius* und *M. tensor fasciae latae* (etwas unterhalb der Leistenbeuge) ist äußerst empfindlich und wird in der Regel ausgespart, weil von hier aus im ganzen Bein leicht Irritationen ausgelöst werden können. Nur in besonderen Fällen wird hier mit *Faszientechnik* gearbeitet.

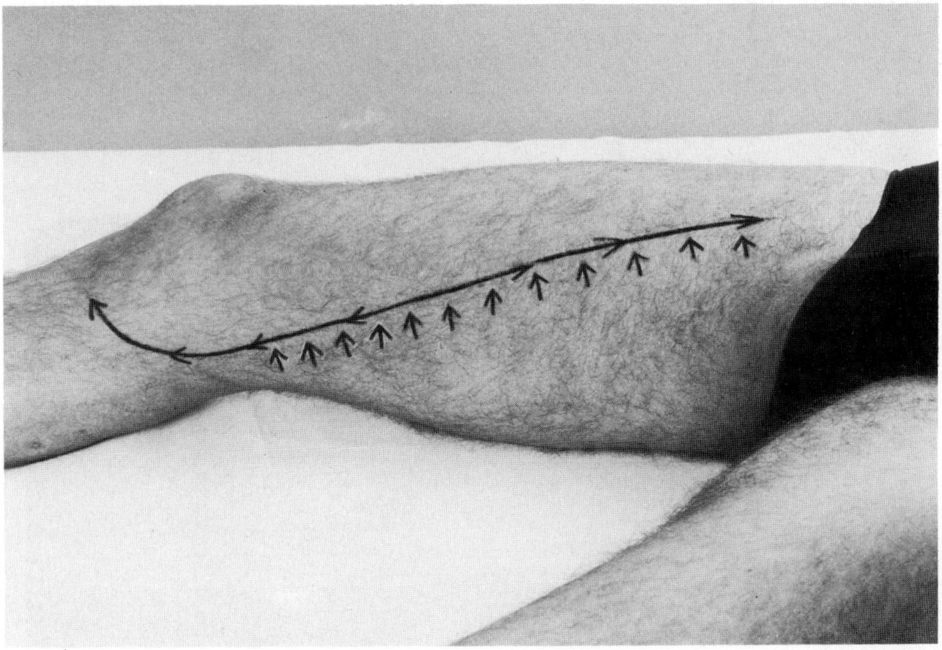

Abb. 101: Anhaken und Längsgang am medialen Rand des *M. sartorius*

5. Längsgang am medialen Rand des M. sartorius mit Unterhauttechnik

- Ansetzen der Fingerkuppenmitte oder Ulnarseite einer Hand am medialen Rand des *M. sartorius* in der Mitte des Oberschenkels. Die andere Hand spannt das Gewebe durch den Griff von dorsal, wodurch das tangentiale Ziehen begünstigt wird.
- Verschieben des Gewebes entlang dem Muskelrand zuerst nach proximal, dann nach distal bis an die Verschiebegrenze.
- Therapeutischer Zug fortlaufend oder schubweise – *proximal* endet er handbreit unter der *Spina iliaca anterior superior* und nur in besonderen Fällen an der *Spina* (mit Faszientechnik) – *distal* endet er am *Pes anserinus*.

6. Arbeitsgänge im Bereich der Kniescheibe mit Unterhaut- und Faszientechnik (Abb. 102)

a) Von allen Seiten werden kurze Anhakstriche rechtwinklig an den Rand der Kniescheibe gezogen. Wo das Gewebe beim Verschieben reichlich Spielraum gewährt, hält der Therapeut es mit der anderen Hand etwas zurück. Das ist besonders kranial der Fall.

- Ansetzen der Fingerkuppenmitte am jeweiligen Ort ca. 2–4 cm entfernt von der Kniescheibe.

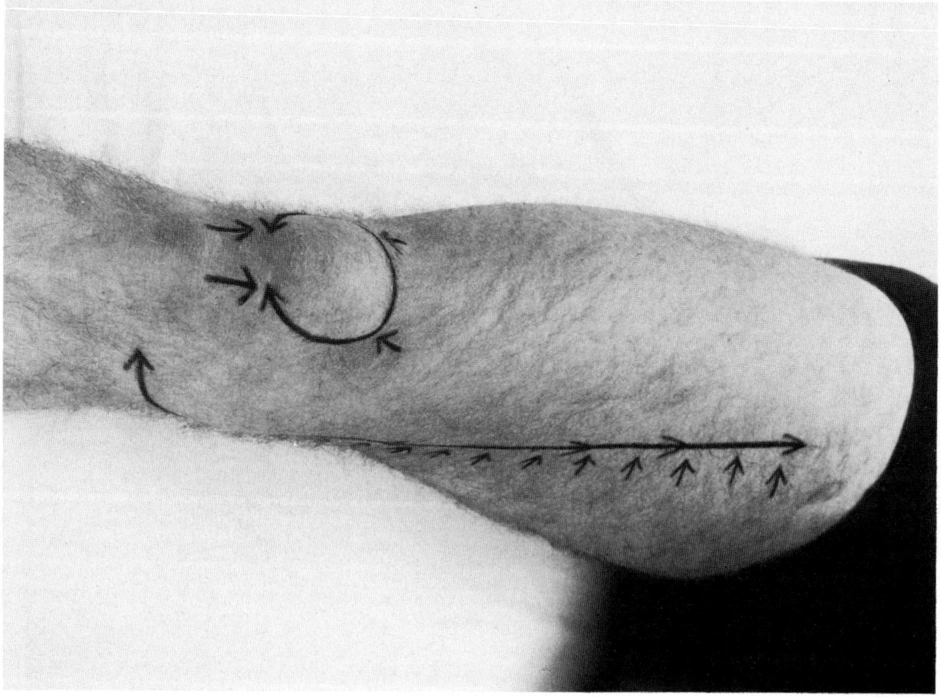

Abb. 102: Arbeitsgänge im Bereich der Kniescheibe

- Verschieben der Unterhaut bis zur Verschiebegrenze, die dicht vor der Kniescheibe erreicht ist.
- Therapeutischer Zug an den Rand der Kniescheibe.

  Wichtig sind die Züge parallel zum medialen und lateralen Rand des *Ligamentum patellae*. Sie enden jeweils im Winkel zwischen dem Band und der Kniescheibe und sind besonders wirksam mit *Faszientechnik*. Sie erfolgen von distal nach proximal.

b) Die Verbindung der Anhakstellen zu einem Arbeitsgang mit fortlaufender *Unterhauttechnik* gelingt nur selten in therapeutisch wirksamer Weise. Das Schneidegefühl tritt meistens nur bei kurzen Verbindungszügen mit Unterhaut- oder Faszientechnik ein.

7. Arbeitsgänge im Bereich der Kniekehle mit Unterhaut- und Faszientechnik (Abb. 103)

- Ansetzen der Fingerkuppenmitte beider Hände im oberen Winkel der Kniekehlenraute, die von den Sehnen der Kniebeugemuskulatur gebildet wird.
- Therapeutischer Zug *nach lateral* an die Sehne des *M. biceps femoris,* während die andere Hand das Gewebe vorsichtig gegenhält und umgekehrt: therapeutischer Zug *nach medial* an die Sehnen der Semimuskeln.

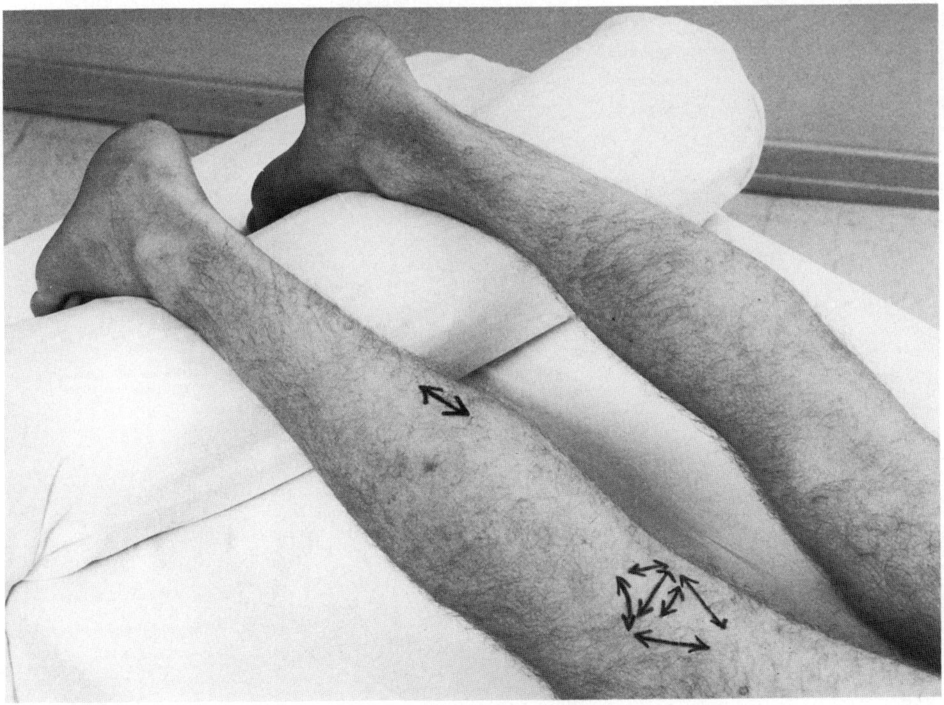

Abb. 103: Arbeitsgänge im Bereich der Kniekehle

Diese Züge beginnen im oberen Winkel der Raute und enden in Höhe des Kniegelenkspaltes.

Die Verbindung der Anhakstellen durch einen fortlaufend oder schubweise ausgeführten Arbeitsgang erfolgt durch *Unterhauttechnik*.

- Ansetzen der Fingerkuppenmitte im oberen Winkel der Kniekehlenraute.
- Verschieben der sehr dünnen Unterhautschicht bis zur Verschiebegrenze (sehr langsamer und sehr kurzer Weg) nach distal entlang den Sehnen der Kniebeuger.
- Therapeutischer Zug wird in Höhe des Kniegelenkspaltes erreicht und kann diesem folgend an die Innen- und Außenseite des Knies gezogen werden.

Dieser Arbeitsgang ist besonders wichtig bei Kniegelenksarthrosen, nach Verletzungen und Frakturen, wenn das Gewebe sehr empfindlich ist; sie können als Reaktionspunkte wirken (s. S. 130).

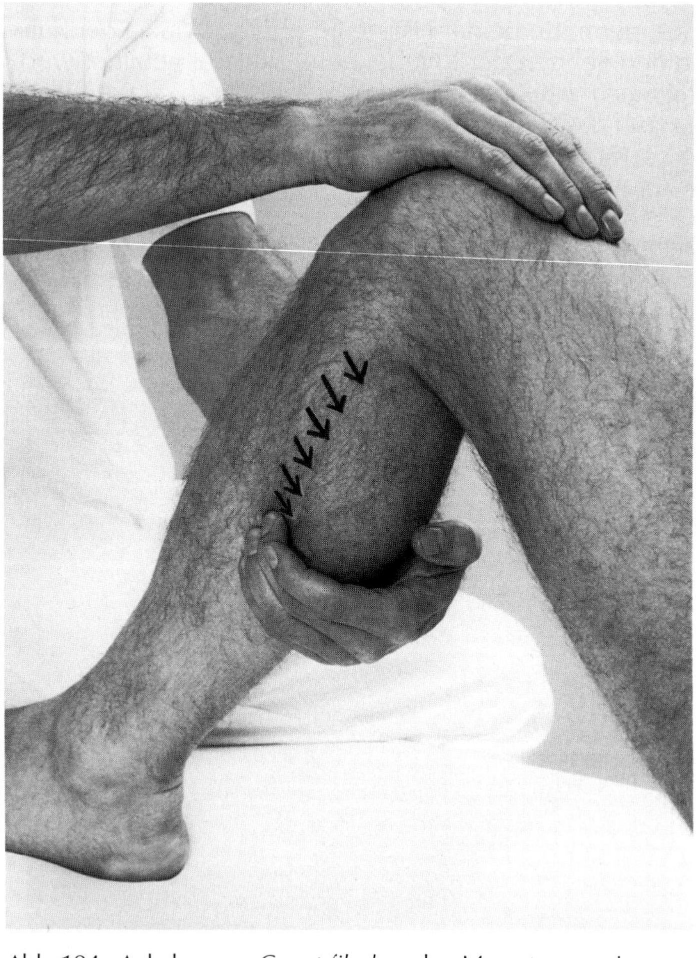

Abb. 104: Anhaken am *Caput fibulare* des *M. gastrocnemius*

8. Anhaken am Caput fibulare des M. gastrocnemius mit Unterhaut- und Faszientechnik (Abb. 104)

Der Patient stellt das Bein an mit annähernd rechtwinklig gebeugtem Knie, der Therapeut steht oder sitzt an der Außenseite und umgreift mit der Gegenhand von medial die Wade.

- Ansetzen der Fingerkuppenmitte am lateralen Rand des *Caput fibulare* vom *M. gastrocnemius* dicht unterhalb des Wadenbeinköpfchens (bei *Unterhauttechnik* mit geringerem Druck, bei *Faszientechnik* mit vermehrtem Druck).
- Verschieben der Unterhaut nach schräg unten in Richtung Muskelrand.
- Bei *Unterhauttechnik* wird der therapeutische Zug über den Muskelbauch gezogen,
- bei *Faszientechnik* direkt an den Muskelrand heran.

Die Arbeitsgänge werden dicht untereinander gesetzt in einer Länge von 5 bis 8 cm.

9. Anhaken zwischen Caput fibulare und tibiale des M. gastrocnemius mit Unterhaut- und Faszientechnik (Abb. 105)

- Ansetzen der Fingerkuppenmitte im Winkel zwischen den Muskelbäuchen distal am Übergang in die gemeinsame Sehne (bei Unterhauttechnik mit geringerem, bei Faszientechnik mit stärkerem Tiefenkontakt).
- Therapeutischer Zug von proximal nach distal.

Bei *Unterhauttechnik* wird bis zum Schneiden ein kurzer Weg zurückgelegt.

Bei *Faszientechnik* setzt das Schneiden sofort ein (stark und stechend). (s. Reaktionspunkte S. 131).

Die Arbeitsgänge 8. und 9. können im Wechsel ca. zwei- bis dreimal hintereinander ausgeführt werden.

Durch Arbeitsgänge am *Tractus iliotibialis* (Anhaken, fortlaufendes oder schubweises Ziehen) und durch den Beckengang werden die peripher gesetzten «Einzelreize» zusammengefaßt.

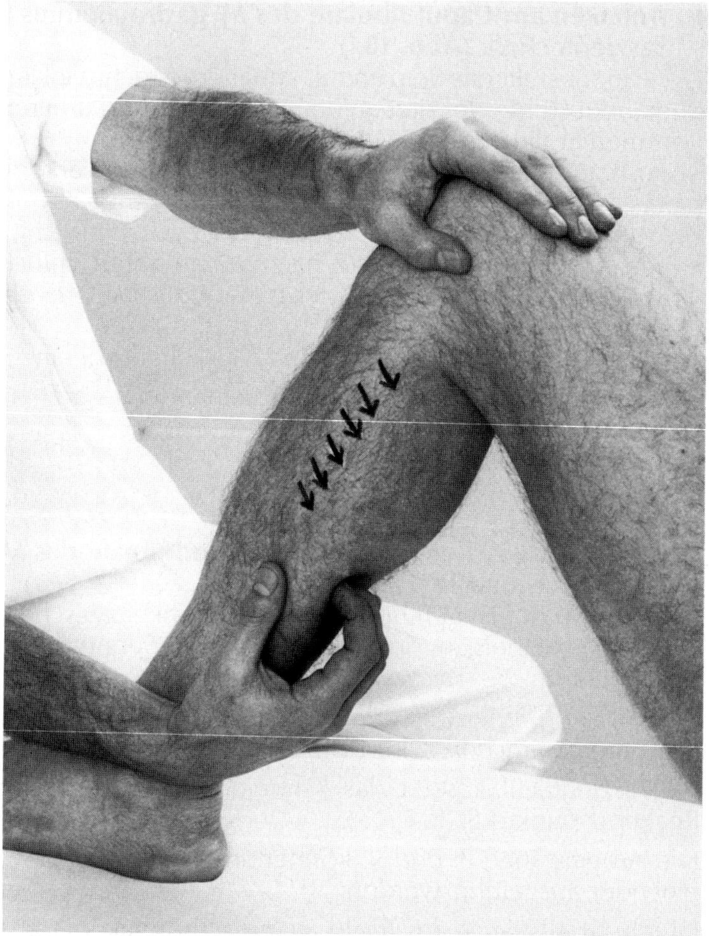

Abb. 105: Anhaken zwischen *Caput fibulare et tibiale* des *M. gastrocnemius* auf dem *M. soleus*

Im Bereich der Füße

Die Behandlung der Füße kann bei peripheren Dystrophien (Lähmungen, Arthrosen, Frakturfolgen, Durchblutungsstörungen usw.) notwendig sein. Gewebselastizität und Gelenkbeweglichkeit sind dadurch u. U. entscheidend zu beeinflussen.

Der therapeutische Zug gelingt hier an manchen Stellen weniger gut durch das Ziehen der Finger als durch eine *Gelenkbewegung* gegen den fest aufgesetzten Finger.

1. Anhaken am oberen Sprunggelenk mit Faszientechnik

- Ansetzen der Fingerkuppenmitte ventral an der Malleolengabel, Fußgelenk in Mittelstellung (Abb. 106).
- Therapeutischer Zug entweder durch eine Plantarbewegung (Abb. 107) des Fußes bei fest aufgesetzt bleibender Fingerkuppe oder durch Zug der Fingerkuppe von proximal oder distal an die Gelenklinie heran bei feststehendem Fußgelenk. Das typische Schneidegefühl muß in jedem Fall sofort einsetzen.

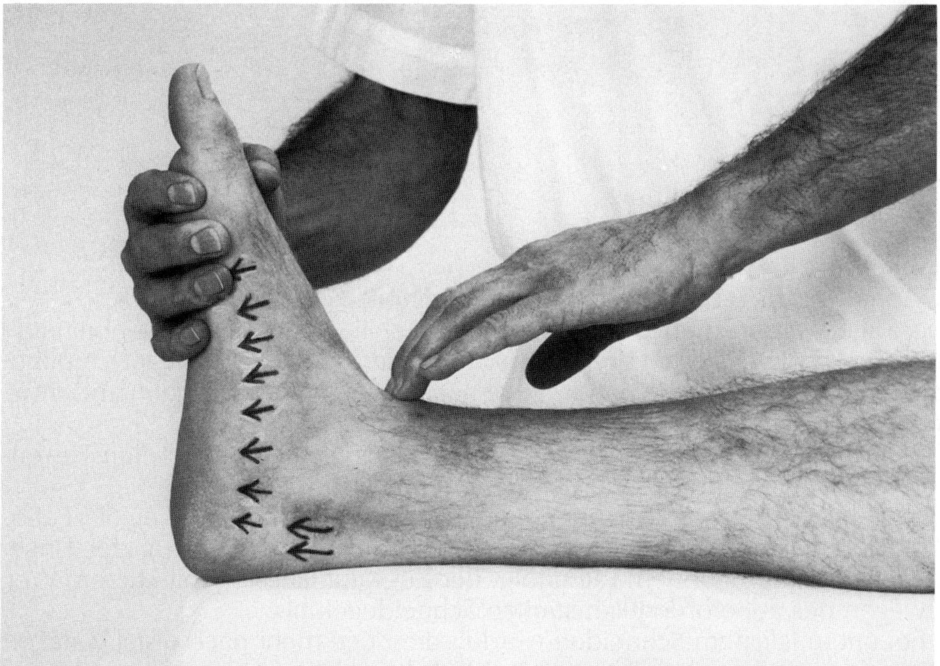

Abb. 106: Anhaken am oberen Sprunggelenk – Gelenk in Mittelstellung

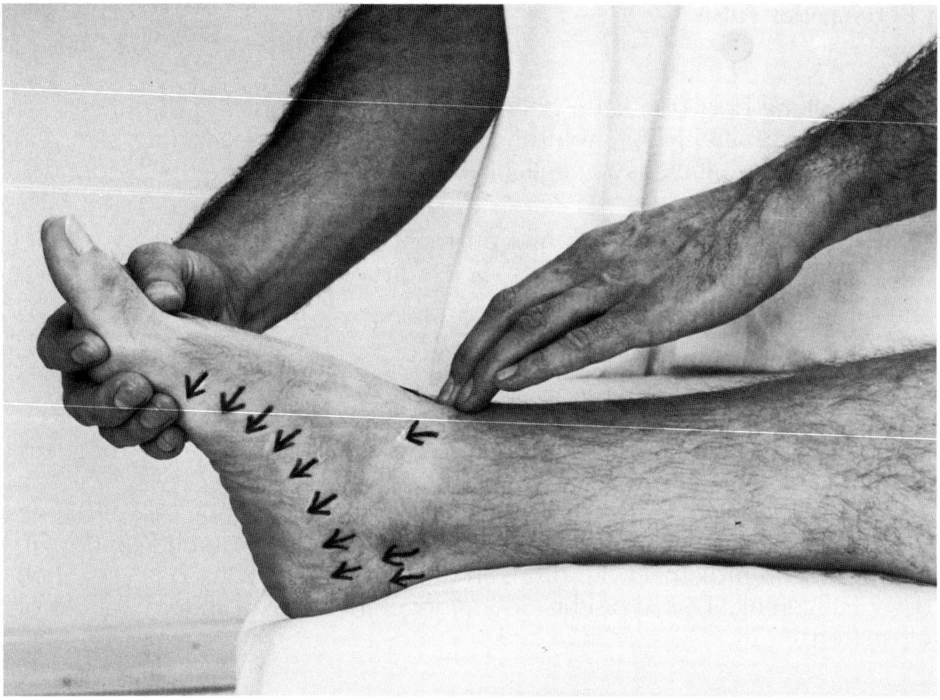

Abb. 107: Therapeutischer Zug durch Plantarbewegung des Fußes

2. Anhaken am Fersenbein mit Faszientechnik

Die Züge werden medial und lateral der Achillessehne am Fersenbeinrand angesetzt und verlaufen von distal nach proximal. Nur bei geringer Empfindlichkeit ist der Zug auch von proximal nach distal an den Knochenrand möglich.

- Ansetzen der Fingerkuppenmitte medial oder lateral am oberen Fersenbeinrand, die andere Hand hält den Fuß plantarwärts.
- Therapeutischer Zug entweder durch langsame Dorsalbewegung des Fußes bei fest aufgesetzt bleibenden Fingerkuppen oder durch Zug der Finger nach proximal. In jedem Fall erfolgt der Zug sehr langsam mit kurzem Weg wegen des außerordentlich starken Schneidegefühls.
  Bei unerträglichem Schneiden werden die Züge mehr nach distal verlagert und verlaufen *auf* dem Fersenbein. Medial und lateral können ca. 2–3 Züge dicht nebeneinander gesetzt werden.

3. Anhaken im Bereich der Zehengrundgelenke mit Faszientechnik

Dorsal:

- Ansetzen der Fingerkuppenmitte – bei dorsal flektierten Zehen – in Höhe der Zehengrundgelenke (Abb. 108).
- Therapeutischer Zug entweder durch Zug der Finger von der Gelenklinie aus nach proximal oder durch Plantarbewegung der Zehen (Abb. 109) bei fest aufgesetzt bleibenden Fingerkuppen.

Plantar:

- Ansetzen der Fingerkuppenmitte – bei plantar flektierten Zehen – in Höhe der Zehengrundgelenke auf der Fußsohle.
- Therapeutischer Zug entweder durch Zug der Finger nach proximal oder durch Dorsalbewegung der Zehen bei fest aufgesetzt bleibenden Fingerkuppen.

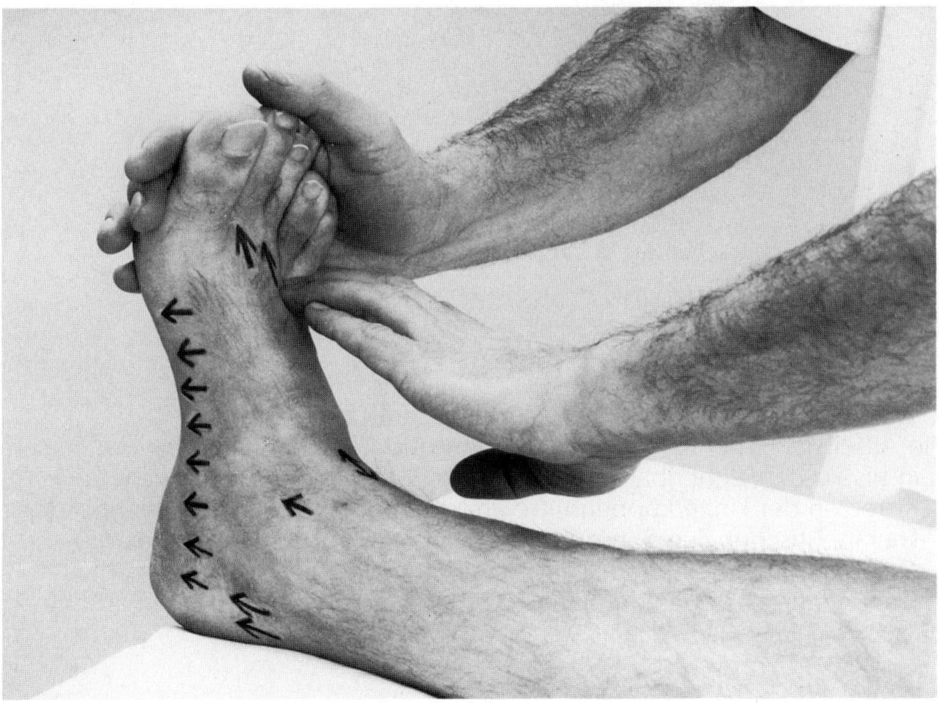

Abb. 108: Anhaken im Bereich der Zehengrundgelenke – Gelenke in Dorsalextension

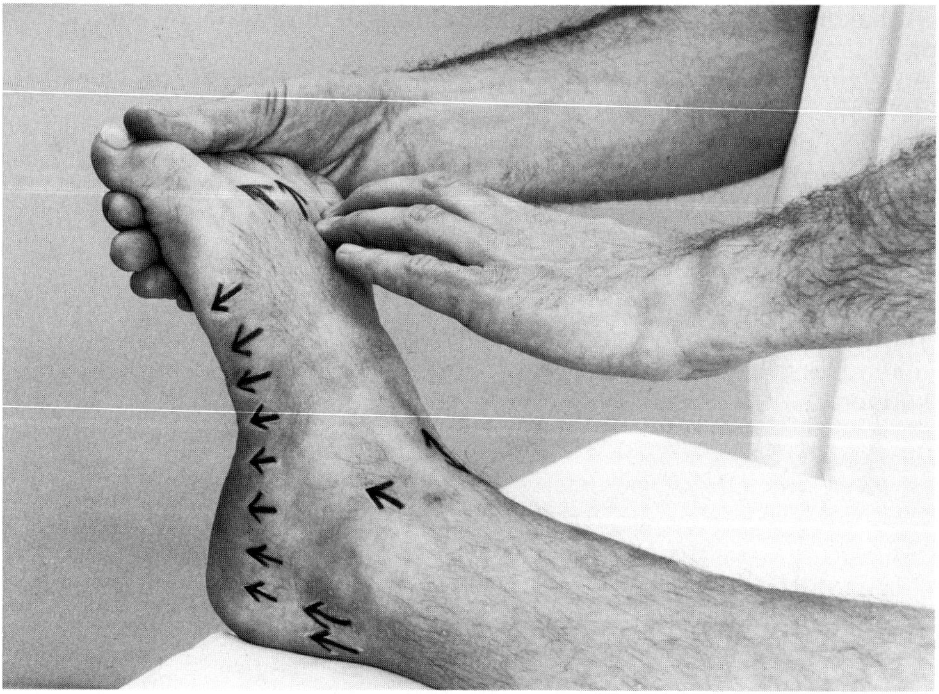

Abb. 109: Therapeutischer Zug durch Plantarbewegung der Zehen

4. Anhaken der Fußränder mit Faszientechnik (Abb. 110)

Die Arbeitsgänge erfassen den medialen und lateralen Fußrand vom Fersenbein bis zu den Zehenballen.

- Ansetzen der Fingerkuppenmitte am oberen Rand des Fußsohlenpolsters.
- Therapeutischer Zug von dorsal nach plantar an das Polster heran;
- Ansetzen der Fingerkuppenmitte am Rand der Fußsohle von plantar.
- Therapeutischer Zug von plantar nach dorsal an den Fußsohlenrand heran.

5. Anhaken am Fersenbein auf der Fußsohle von distal nach proximal mit Faszientechnik (s. Abb. 110)

- Ansetzen der Fingerkuppenmitte ca. 1 cm distal vom Fersenbein.
- Therapeutischer Zug von distal nach proximal heran an die Knochenkante.

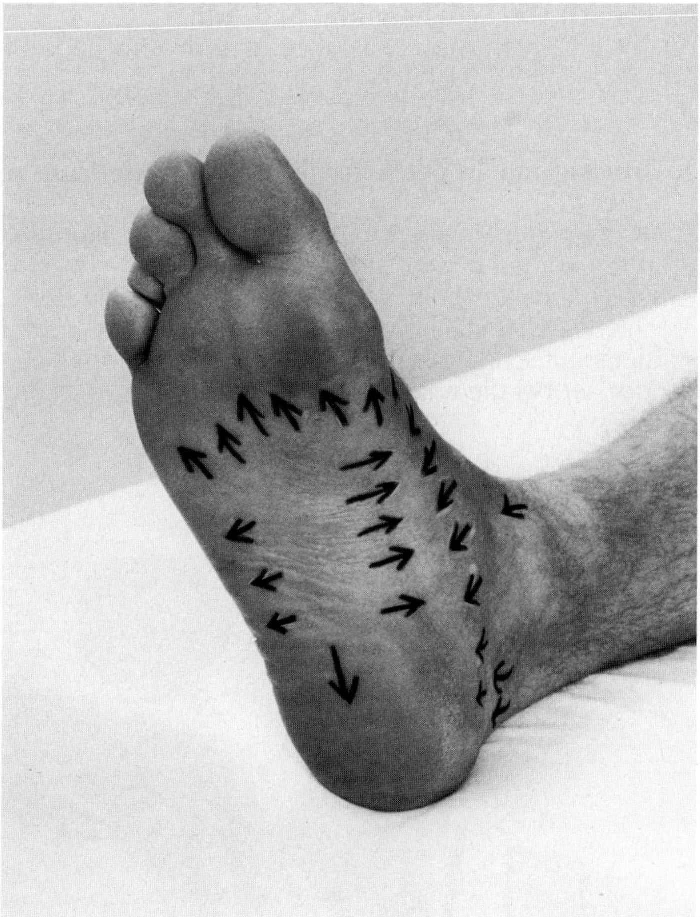

Abb. 110: Arbeitsgänge
an Fußrändern
und Sohle

Im Bereich von Schultergürtel und Arm
Patient im Sitzen mit etwas abduziertem Arm und aufgestützter Hand; nur notfalls in Seit- oder Rückenlage (Abb. 111).

1. Arbeitsgänge in der Achselhöhle mit Unterhaut- und Faszientechnik (Abb. 112)

- Ansetzen der Fingerkuppenmitte im rumpfnahen Bereich der Achselhöhle an der vorderen bzw. hinteren Wand.
- Bei *Unterhauttechnik*: vorsichtiges Verschieben der Unterhaut bis zur Verschiebegrenze nach dorsal bzw. ventral an die begrenzenden Muskeln.
- Therapeutischer Zug sehr langsam nach dorsal gegen den *M. latissimus dorsi*, wobei die andere Hand das Gewebe vorsichtig nach ventral gegen-

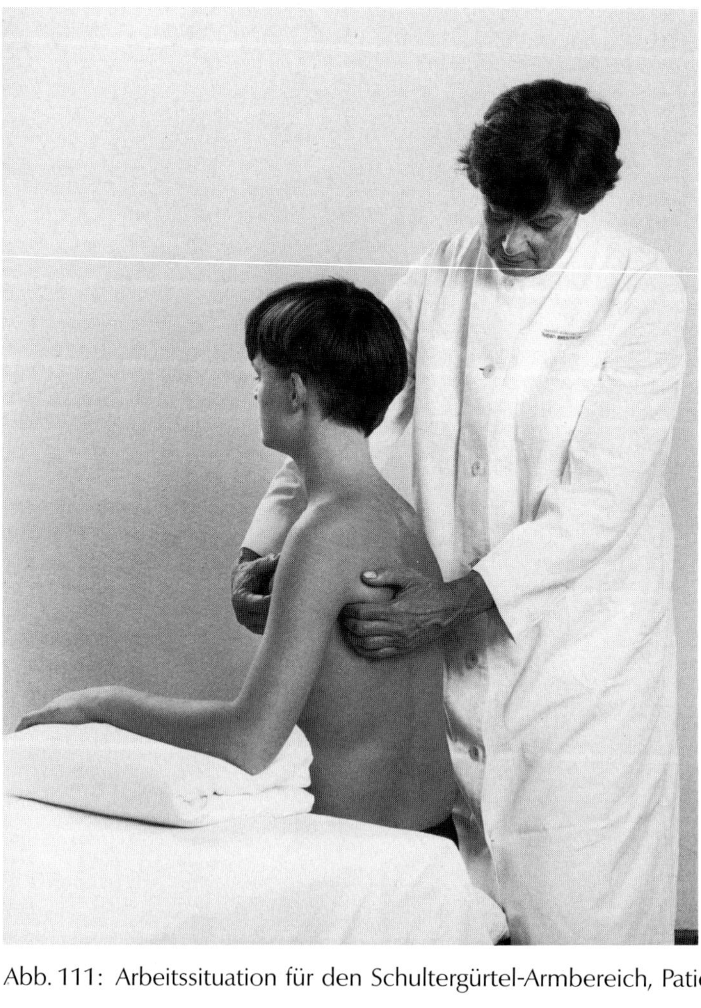

Abb. 111: Arbeitssituation für den Schultergürtel-Armbereich, Patient im Sitzen

hält – und nach ventral gegen den *M. pectoralis major* mit Gegenhalten der anderen Hand nach dorsal. Der Arbeitsweg ist in jedem Falle sehr kurz.

Bei *Faszientechnik* wird tiefer im Gewebe gearbeitet, so daß der therapeutische Zug sofort nach dem Ansetzen der Fingerkuppen erfolgt.
Die Arbeitsgänge werden dicht nebeneinander gesetzt bis in das Gewölbe der Achselhöhle hinein. Je tiefer in der Achselhöhle gearbeitet wird, desto stärker ist das Schneidegefühl, daher sorgfältiges Ansetzen der Finger und langsames Ziehen, fast ohne Weg.

Anschließend können diese kurzen Arbeitsgänge mit *Unterhauttechnik* durch einen zusammenhängenden Zug miteinander verbunden werden – beginnend im Rumpfbereich, endend in der Achselhöhle. Mit *Unterhauttechnik* sind in der Achselhöhle selbst längs- und querverlaufende Arbeitsgänge möglich, je nach Gewebsbefund.

Die Gefahr einer Haarbalgreizung ist bei richtiger Technik mit Bindegewebsmassage nicht gegeben. Alle Arbeitsgänge liegen außerhalb der Achselbehaarung. Es erfolgt auch kein unphysiologisches Reiben und Zerren, was zu einer Reizung und Entzündung führen könnte.

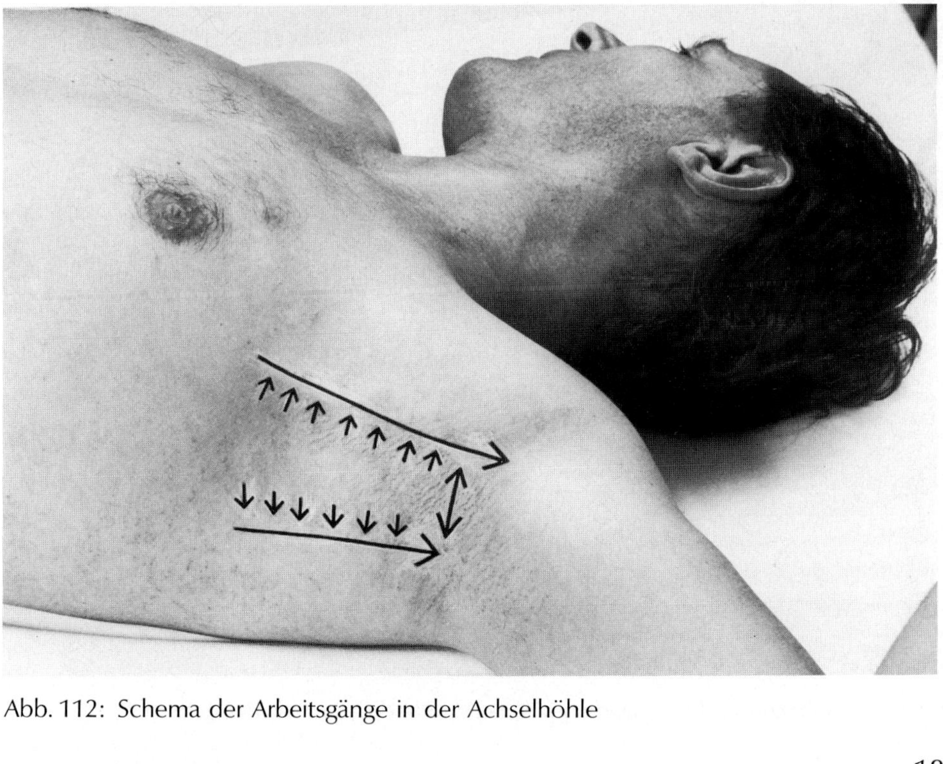

Abb. 112: Schema der Arbeitsgänge in der Achselhöhle

2. Anhaken am dorsalen Rand des M. deltoideus mit Unterhaut- und Faszientechnik (Abb. 113)

Der Arm liegt locker und abduziert, damit die Muskelansätze einander genähert sind und die Faszie entspannt ist.

- Ansetzen der Fingerkuppenmitte etwas unterhalb des Muskelrandes, ungefähr in der Mitte zwischen Ursprung und Ansatz.
- Verschieben der Unterhaut bis zur Verschiebegrenze in Richtung Muskelrand.
- Therapeutischer Zug rechtwinklig an den Muskelrand heran.

Von der Mitte aus werden die Arbeitsgänge dicht nebeneinander gesetzt, einmal zum Muskelursprung an der *Spina scapulae,* dann zum Muskelansatz an der *Tuberositas deltoidea humeri.*

Oft ist das Gewebe am Muskelrand derart verhaftet, daß ein Verschieben mit Unterhauttechnik anfänglich nicht möglich ist. Außerdem tritt vielfach anstatt des Schneidens dumpfes Druckgefühl auf. Dann müssen die Arbeitsgänge als *Faszientechnik* ausgeführt werden.

- Der therapeutische Zug setzt sofort mit dem Verschieben ein.

Tritt auch hierbei das dumpfe Druckgefühl auf, so ist weitere Vorarbeit nötig durch:

- Arbeitsgänge in der Achselhöhle
- Anhaken der *Spina scapulae* (s. S. 148, 10)

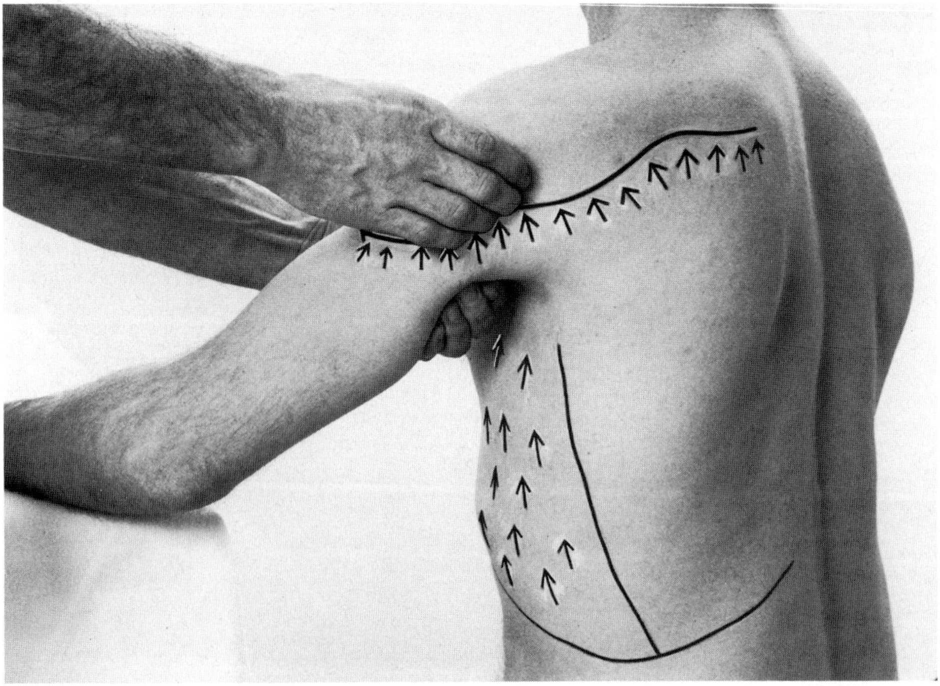

Abb. 113: Anhaken und Längsgang am dorsalen Rand des *M. deltoideus*

Unter Umständen ist auch das Anhaken spezifischer Reaktionspunkte erforderlich:
- im Winkel zwischen *Spina scapulae* und *Clavicula* (s. 4.) und
- in der *Fossa infraclavicularis* (Abb. 121).

Nach jedem dieser Arbeitsgänge versucht man erneut das Ziehen am Rand des *M. deltoideus*. Wenn das richtige klare Schneidegefühl vorhanden ist, kann mit fortlaufenden Arbeitsgängen weiterbehandelt werden.

3. Längsgang am dorsalen Rand des M. deltoideus mit Unterhauttechnik (Abb. 113)
- Ansetzen der Fingerkuppenmitte oder Ulnarseite am dorsalen Rand des Muskels etwa in der Mitte zwischen Ursprung und Ansatz (s. o.).
- Verschieben der Unterhaut bis an die Verschiebegrenze, einmal nach proximal, zum anderen nach distal.
- Therapeutischer Zug fortlaufend oder schubweise, einmal nach proximal zum Muskelursprung, zum anderen nach distal zum Muskelansatz.

Je näher der Zug an Ursprung und Ansatz kommt, desto stärker wird das Schneidegefühl. Zwischen Schulterblatt und Arm ist besonders auf druckfreies Ziehen zu achten. In der Tiefe unter diesem Abschnitt liegen die beiden Achsellücken, durch die Gefäße und Nerven ziehen. Dumpfes Druckgefühl ist hier oft länger vorhanden als an anderen Stellen. Wenn trotz Druckgefühls weitergearbeitet wird, können im Arm Schweregefühl, Parästhesien, Gefühl einer geschwollenen Hand und dgl. auftreten. Durch den gleichseitigen Brustkorbgang lassen sich diese Störungen in der Regel rasch beseitigen. Mit nachlassender Gewebsspannung kann dieser Arbeitsgang vom Muskelursprung an der *Spina scapulae* bis hin zu seinem Ansatz am *Humerus* oder in umgekehrter Richtung in einem zusammenhängenden Zuge ausgeführt werden.

Die Bindegewebsmassage am ventralen Rand des *M. deltoideus* spielt nur eine Rolle, wenn der örtliche Gewebsbefund es erfordert. Sie wird dann in derselben Weise ausgeführt wie am dorsalen Rand des Muskels.

4. Anhaken im Winkel zwischen Clavicula und Spina scapulae mit Unterhaut- und Faszientechnik (Abb. 114)

Dieser Gewebsabschnitt hat erfahrungsgemäß die Bedeutung eines besonderen Reaktionspunktes (s. S. 131) für den Arm. Bei Fehl- und Nichtreaktion der Bindegewebsmassage am dorsalen Rand des *M. deltoideus* am *M. triceps brachii* und im Bereich der hinteren Wand der Achselhöhle wird er ein- bis zweimal angehakt.
- Ansetzen der Fingerkuppenmitte einige Zentimeter medial des Winkels.
- Verschieben des Gewebes nach lateral bis an die Verschiebegrenze, die kurz vor dem Winkel erreicht sein soll.

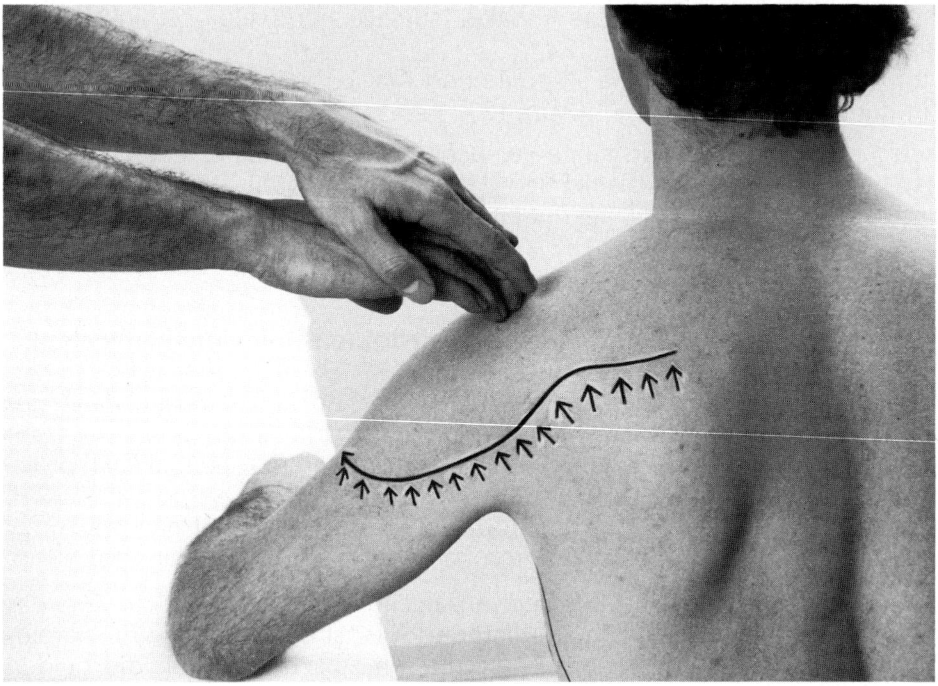

Abb. 114: Anhaken im Winkel zwischen *Clavicula* und *Spina scapulae* – mit unterstütztem Mittelfinger

- Therapeutischer Zug direkt in die Winkelspitze hinein (helles, punktförmiges Schneidegefühl).

  Wenn er als *Faszientechnik* ausgeführt wird, erfolgt der therapeutische Zug unmittelbar nach Ansetzen des Fingers, und es bewährt sich das Arbeiten mit belastetem Finger.

5. Anhaken am medialen Rand des M. biceps brachii mit Faszientechnik

- Ansetzen der Fingerkuppenmitte am medialen Rand des Muskels.
- Therapeutischer Zug an den Muskelrand heran quer zu seinem Faserverlauf.

  Man beginnt am besten in der Mitte des Oberarms, weil der Rand hier am sichersten zu tasten ist, und setzt die Züge dicht nebeneinander erst nach proximal und dann nach distal, der Länge des Muskelbauches entsprechend. Das Schneidegefühl ist gering, wichtig ist druckfreies Ziehen!

6. Längsgang am medialen Rand des M. biceps brachii mit Unterhauttechnik

- Ansetzen der Fingerkuppenmitte oder Ulnarseite am medialen Rand des Muskels in der Mitte des Oberarmes. Die andere Hand umgreift den Oberarm von außen und hält das Gewebe im Arbeitsbereich etwas gespannt, um den tangentialen Zug zu begünstigen.
- Verschieben der Unterhaut bis zur Verschiebegrenze, einmal nach proximal, zum andern nach distal.
- Therapeutischer Zug fortlaufend oder in kleinen Schüben nach proximal bis an die Achselhöhle heran, nach distal bis in die Ellenbeuge.
  Dieser Arbeitsgang kann auch ohne Unterteilung ausgeführt werden. Er beginnt dann an der vorderen Achselhöhlenwand und endet in der Ellenbeuge.

  Die Bindegewebsmassage am lateralen Rand des *M. biceps brachii* ist entsprechend dem ventralen Rand des *M. deltoideus* erfahrungsgemäß nur bei hartnäckigen Restbeschwerden im Bereich des Oberarmes erforderlich, z. B. nach Oberarmschaftfrakturen, bei Narben und dgl. Die Technik wird dann in gleicher Weise ausgeführt wie am medialen Rand. Die proximale Begrenzung der Arbeitsgänge liegt in Höhe der *Tuberositas deltoidea humeri*, die distale in der Ellenbeuge. Das Ansetzen der Fingerkuppenmitte und das therapeutische Ziehen sind hier schwieriger als am medialen Muskelrand wegen der festeren Verbindung mit dem darunterliegenden *Septum intermusculare*. Häufig tritt selbst bei exaktester Technik lange Zeit hindurch dumpfes Druckgefühl auf.

7. Längsgang über dem M. triceps brachii mit Unterhauttechnik (Abb. 115)

- Ansetzen der Fingerkuppenmitte oder Ulnarseite auf dem *M. triceps brachii* direkt am dorsalen Rand des *M. deltoideus*.
- Verschieben der Unterhaut bis an die Verschiebegrenze nach distal (sehr kurzer Weg), die andere Hand umgreift den Oberarm von ventral und drückt den *M. triceps brachii* dadurch etwas vom Knochen weg, wodurch der Zug technisch leichter wird.
- Therapeutischer Zug fortlaufend oder schubweise über der Mitte des Muskels bis zum *Olecranon*. Der Zug löst in der Regel scharfes Schneidegefühl aus und muß entsprechend langsam gezogen werden.

8. Arbeitsgänge im Bereich der Ellenbeuge mit Faszien- und Unterhauttechnik

Diese Arbeitsgänge wirken auch als spezifische Reaktionsbehandlungen bei Fehlreaktionen im Arm.

- Mit *Faszientechnik* wird kurz von medial und lateral rechtwinklig an der Endsehne des *M. biceps brachii* angehakt. Die Arbeitsgänge beginnen am

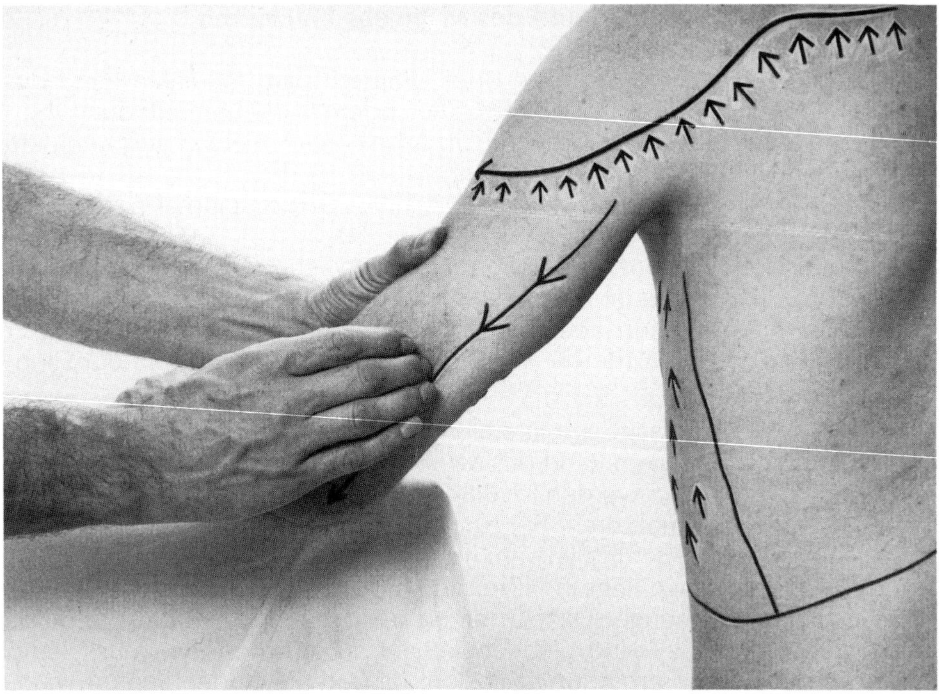

Abb. 115: Längsgang über dem *M. triceps brachii*

Übergang vom Muskelbauch zur Sehne und enden in der Ellenbeuge (s. S. 133).

- Mit *Unterhauttechnik* können die beschriebenen Anhakstellen durch einen zusammenhängenden Arbeitsgang miteinander verbunden werden. Er verläuft medial und lateral neben der Sehne und kann von proximal nach distal oder umgekehrt gezogen werden.
  Der Zugreiz kann auch bei feststehendem Finger durch Ellenbogenstrekkung erreicht werden (Abb. 116).

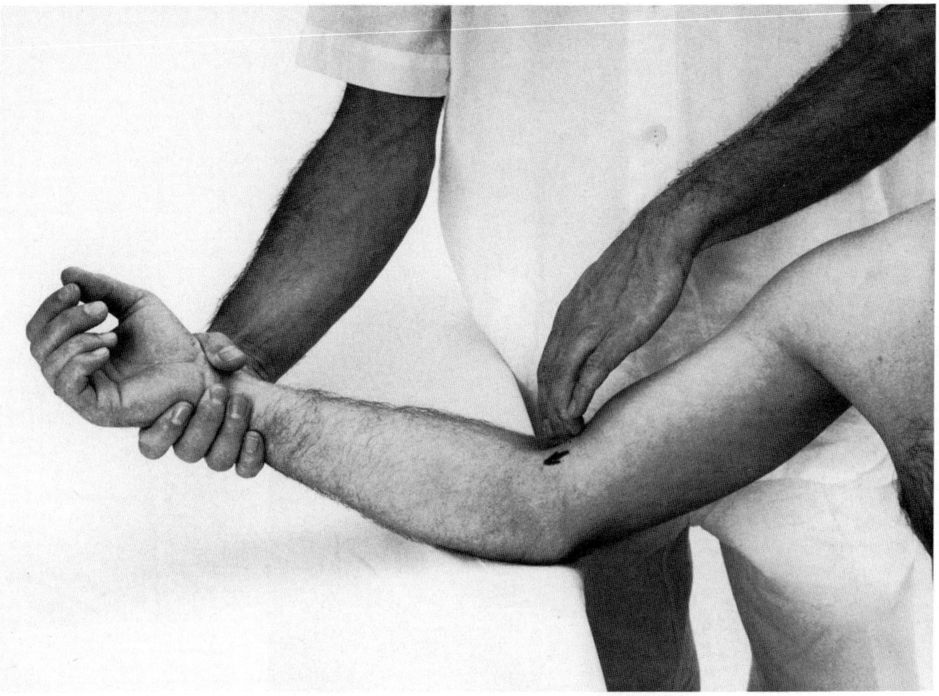

Abb. 116: Zug in der Ellenbeuge durch Gelenkbewegung

9. Arbeitsgänge am Unterarm im Ulnarbereich mit Faszien- und Unterhauttechnik (Abb. 117)

Mit *Faszientechnik*:

- Ansetzen der Fingerkuppenmitte zwischen der gut tastbaren Ulnarkante und den Flexoren (bei gebeugtem Arm, damit die Faszien entspannt sind).
- Therapeutischer Zug rechtwinklig an den Rand der Unterarmflexoren. Das Schneidegefühl entsteht erst nach einem kurzen Weg, nämlich wenn die Faszie gespannt ist.

Die Arbeitsgänge werden entsprechend der Knochenlänge dicht nebeneinander gesetzt. Dabei beginnt man am besten in der Unterarmmitte und arbeitet einmal nach proximal bis zum *Olecranon*, zum anderen nach distal bis an das *Capitulum ulnae*.

Mit *Unterhauttechnik* ist es gelegentlich möglich, einen Arbeitsgang parallel zur Ulnarkante auszuführen. Entweder von der Unterarmmitte aus nach proximal und nach distal oder bei geringer Gewebsspannung als ein zusammenhängender Arbeitsgang vom *Olecranon* bis zum Handgelenk oder umgekehrt. Dieser Zug gelingt entweder fortlaufend oder in Schüben, in jedem Fall muß er fasziennah bleiben.

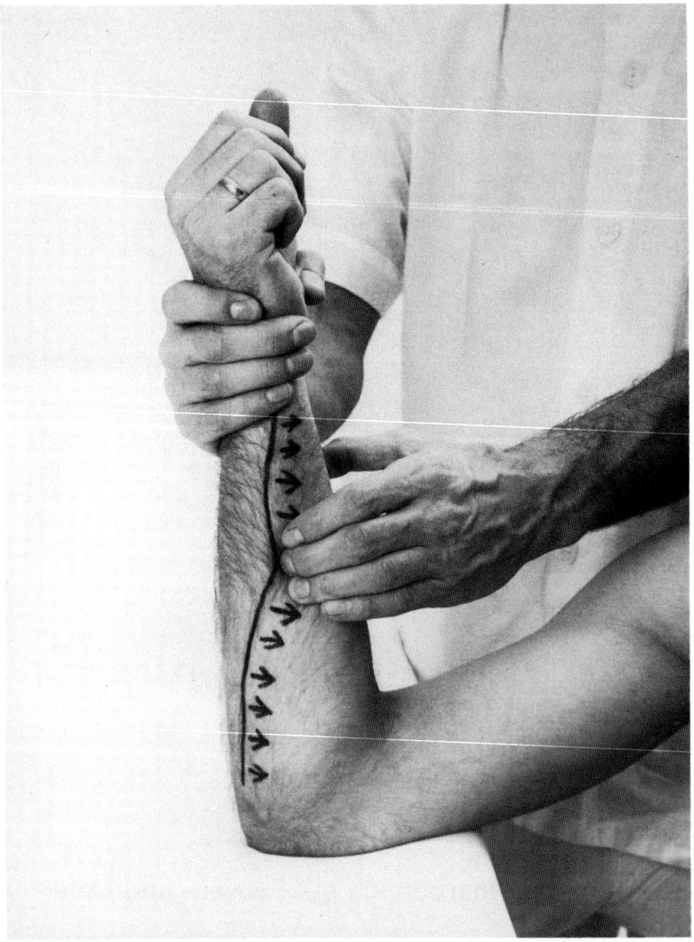

Abb. 117: Arbeitsgänge im Ulnarbereich

10. Arbeitsgänge für die Extensorengruppe am Unterarm
Sie lassen sich aufgrund der differenzierteren Muskelverläufe nicht so schematisch gliedern wie im Bereich der Flexoren. Erhöhte Spannungen an Muskelrändern und zwischen Unterhaut und Faszie müssen individuell erfaßt werden.

Im Bereich der Hände

Die Behandlung der Hände kann wie bei den Füßen erforderlich werden, wenn periphere Erkrankungen und Störungen vorliegen, die durch Arbeitsgänge am Rumpf nicht beseitigt werden konnten. Je nach Gewebsbefund wird mit Unterhaut- oder Faszientechnik gearbeitet.

Bei *Faszientechnik* werden die Finger fest aufgesetzt und finden Kontakt zu den Sehnenlücken, der Bewegungsweg ist gering. Bei *Unterhauttechnik* werden die Finger leichter aufgesetzt, sie haben Kontakt zur Faszie, und der Bewegungsweg ist länger.

1. Arbeitsgänge am Handgelenk

Sie können an allen Seiten ausgeführt werden; dabei kann der therapeutische Zug erfolgen durch:

a) Ziehen der Finger:

- Ansetzen der Fingerkuppenmitte 1–2 cm proximal oder distal vom Handgelenk.
- Therapeutischer Zug jeweils heran an die Handgelenklinie. U. U. kann auch über das Gelenk herüber und in der Verlaufslinie des Gelenks (in beiden Richtungen) gezogen werden.

b) Handgelenkbewegung gegen den feststehenden Finger:

- Ansetzen der Fingerkuppenmitte 1–2 cm distal vom Gelenkspalt (der Therapeut greift von proximal).
- Therapeutischer Zug durch Bewegung des Handgelenks gegen den feststehenden Finger bei:
  Zug an der **Dorsalseite** – aus der Dorsalextension in die Volarflexion (Abb. 118 u. 119). Je nachdem, wie eng die Arbeitsgänge erforderlich sind, wird 4–6 mal nebeneinander angehakt.
  Zug an der **Volarseite** – aus der Volarflexion in die Dorsalextension. Je nachdem, wie eng die Arbeitsgänge erforderlich sind, wird 4–6mal nebeneinander angehakt.
  Zug an der **Ulnarseite** – aus der Ulnarduktion in die Radialduktion. Zwischen der Sehne des *M. flexor carpi ulnaris* und dem *Processus styloideus* ist 2–3mal nebeneinander anzuhaken.
  Zug an der **Radialseite** aus der Radialduktion in die Ulnarduktion. Zwischen der Sehne des *M. extensor carpi radialis* und den Extensoren des Daumens wird 2–3mal nebeneinander angehakt.

2. Arbeitsgänge in der Handfläche sind möglich (Abb. 120)

- Im Längs- und Querverlauf zu den Fasern der Palmaraponeurose.
- Im Längs- und Querverlauf am medialen und lateralen Rand des Daumen- und Kleinfingerballens.

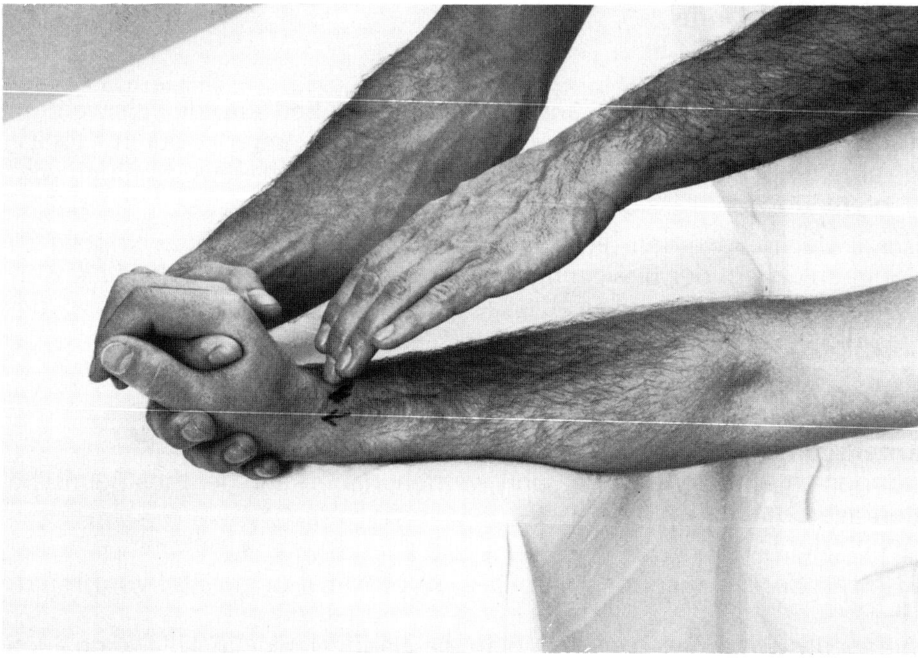

Abb. 118: Anhaken dorsal am Handgelenk, Gelenk in Dorsalextension

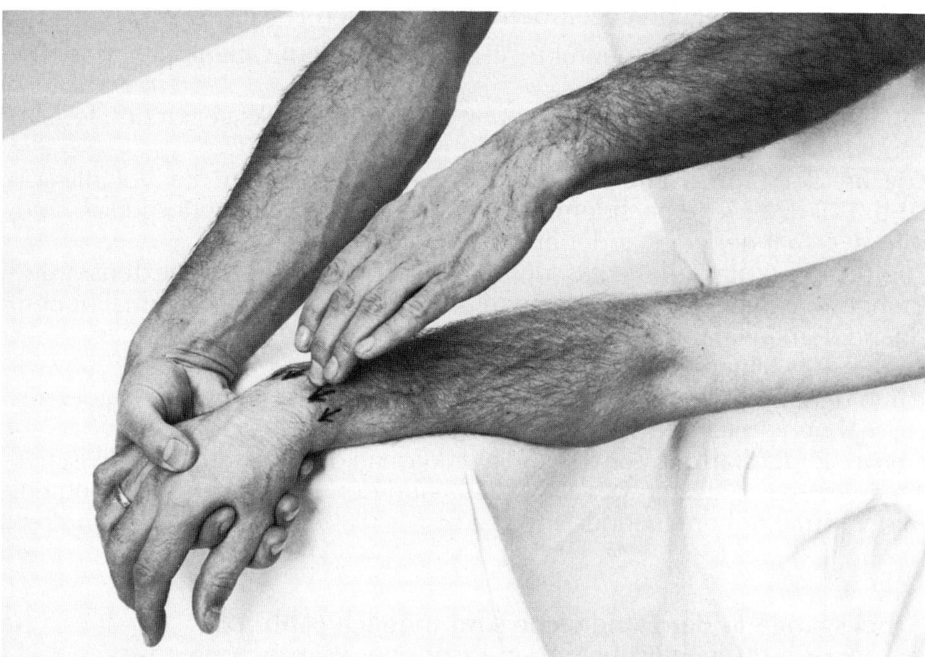

Abb. 119: Therapeutischer Zug durch Volarflexion

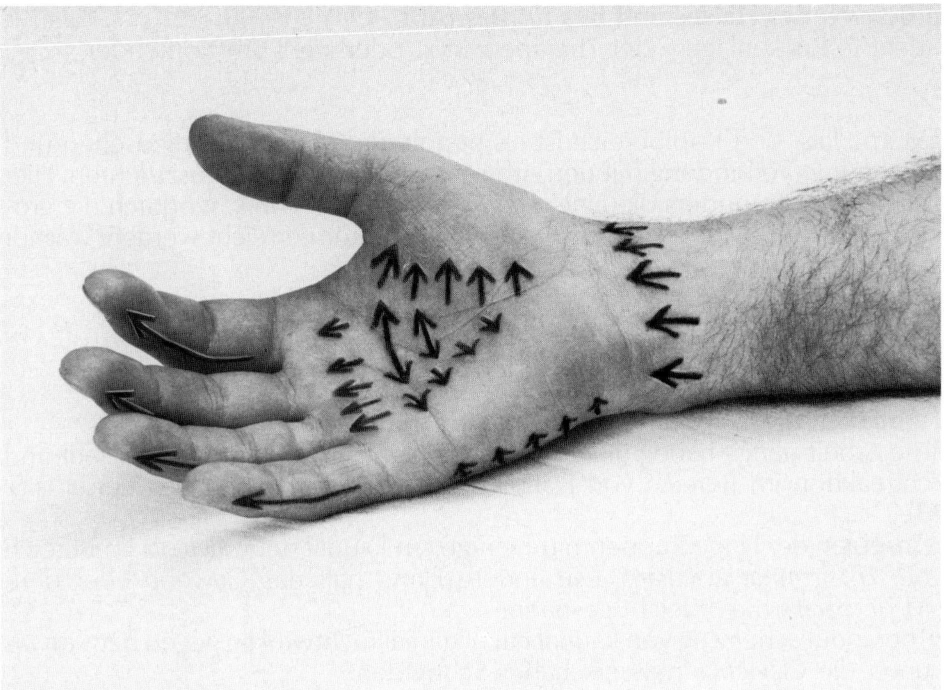

Abb. 120: Schema der Arbeitsgänge in der Handfläche

3. Arbeitsgänge am Handrücken
Sie verlaufen vorwiegend zwischen den Mittelhandknochen, sind aber je nach Gewebsbefund in jeder anderen Richtung möglich.

4. Arbeitsgänge im Bereich der Finger
- An der Volar- und Dorsalfläche der Fingergrund-, -mittel- und -endgelenke ist der therapeutische Zug sowohl durch Zug des Fingers als auch durch Gelenkbewegung bei feststehendem Finger zu erreichen.
- An den Fingerseiten (Zug durch Gelenkbewegung entfällt).

Kürzere oder längere Arbeitswege ergeben sich aus der Gewebsspannung.

Im Bereich des Halses und des Kopfes (Abb. 121)
(Patient in Rückenlage – der Therapeut sitzt oder steht am Kopfende)

BgM im Hals- und Kopfbereich ist als periphere Behandlung anzusehen und immer nur in Verbindung mit den Arbeitsgängen am Rumpf auszuführen. Hier bewährt sich besonders die *Unterhaut- und Faszientechnik*, wodurch die großen Gefäße und damit das Gefäßwandnervensystem erreicht werden, was für die vegetativen Reaktionen ausschlaggebend ist.

Die wichtigsten Arbeitsgänge sind:

1. Anhaken in der Fossa infraclavicularis mit Faszientechnik
Diese Arbeitsgänge haben die Bedeutung einer **Reizbehandlung** bei Fehl-und Nichtreaktion im Bereich von Hals, Kopf, Brustkorb und Schultergürtel (s. S. 133).
- Ansetzen der Fingerkuppenmitte einige cm kaudal der *Clavicula* im Bereich der *Fossa infraclavicularis*. Die andere Hand hält das Gewebe über dem *M. pectoralis major* leicht gespannt.
- Therapeutischer Zug von kaudal nach kranial rechtwinklig gegen bzw. etwas unter die *Clavicula* (messerscharfes Schneiden!).

2. Anhaken in der Fossa jugularis mit Faszientechnik
Diese Arbeitsgänge können die Wirkung einer **Reizbehandlung** bei Fehl- und Nichtreaktion im Bereich von Brustkorb und Hals haben (s. S. 133).
- Ansetzen der Fingerkuppenmitte direkt am oberen Rand des *Manubrium sterni* zwischen den Ursprüngen des rechten und linken *M. sternocleidomastoideus.*
- Therapeutischer Zug nach kaudal und innen (messerscharfes Schneiden!). Die andere Hand hält das Gewebe am Halse etwas gegen den Zug.

Wenn das Ziehen nicht absolut druckfrei ist, können Fehlreaktionen ausgelöst werden wie Schluckstörungen, Beengungsgefühl am Hals u. ä. Besondere Vorsicht ist bei der Behandlung des Asthma bronchiale geboten; der Strich wird, wenn noch erforderlich, ohnehin erst in späteren Behandlungen angewandt, wenn sich das Zustandsbild im ganzen gebessert hat.

3. Anhaken an den Ursprüngen des M. sternocleidomastoideus mit Faszientechnik
Diese Arbeitsgänge können die Wirkung einer **Reizbehandlung** bei Fehl- und Nichtreaktion im Bereich von Brustkorb und Hals haben (s. S. 133).

Muskelursprung und -ansatz werden einander genähert durch Kopf- oder Schultergürtelstellung.

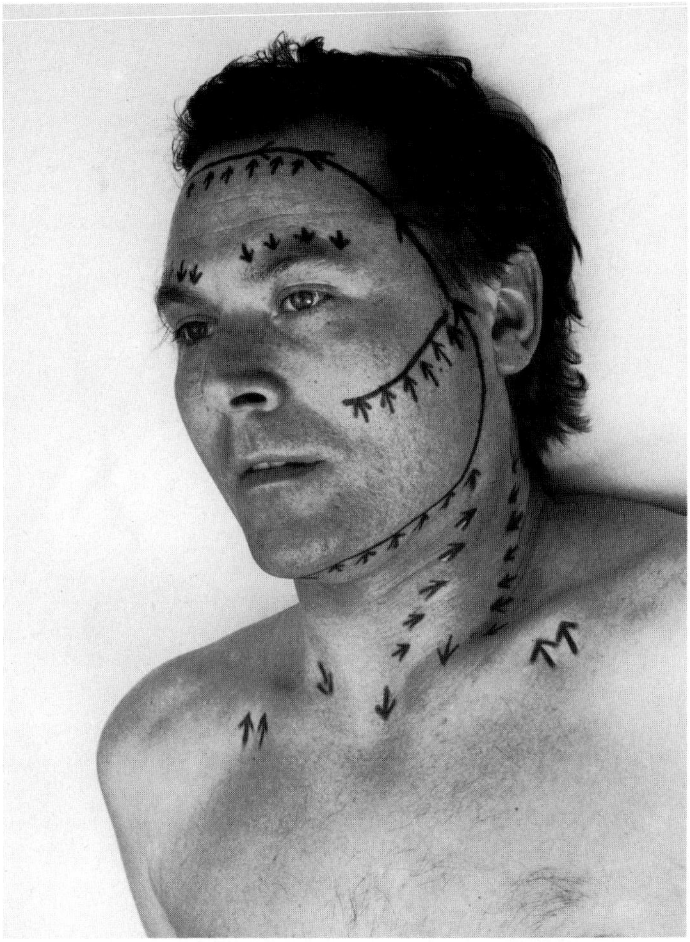

Abb. 121: Schema der Arbeitsgänge an Hals und Kopf

- Ansetzen der Fingerkuppenmitte am lateralen und medialen Rand des Muskels sowie zwischen den Ursprüngen am *Manubrium sterni* und an der *Clavicula*.
- Therapeutischer Zug an allen drei Stellen von kranial nach kaudal heran an den Knochen, jeweils parallel zum Faserverlauf des Muskels.

4. Anhaken an den Rändern des M. sternocleidomastoideus mit Faszientechnik

- Ansetzen der Fingerkuppenmitte am medialen und lateralen (Abb. 122) Rand des Muskels quer zum Faserverlauf.
- Therapeutischer Zug rechtwinklig an den jeweiligen Muskelrand heran. Die andere Hand umgreift den Hals von dorsal, wodurch das Gewebe im

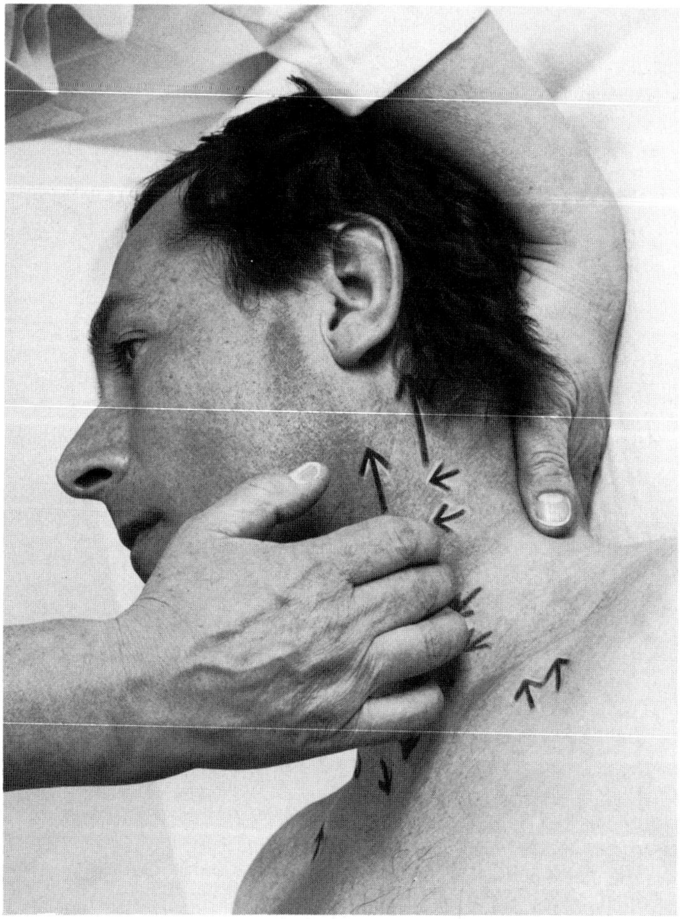

Abb. 122: Anhaken am lateralen Rand des *M. sternocleidomastoideus* mit Gegenhalten des Gewebes

Arbeitsbereich etwas gespannt wird und der Zug exakter angesetzt werden kann.

Auch bei diesen Arbeitsgängen ist absolut druckfreies Ziehen wichtig, um Fehlreaktionen zu vermeiden (s. 2.).

5. Anhaken am Unterkieferrand mit Faszientechnik (Abb. 123)

- Ansetzen der Fingerkuppenmitte am Mundboden einige cm vom Knochenrand entfernt.
- Therapeutischer Zug rechtwinklig an den Knochen heran.

Die kurzen Züge beginnen in der Mitte und werden dicht nebeneinander nach rechts und links bis an den Kieferwinkel oder weiter bis in die Höhe der

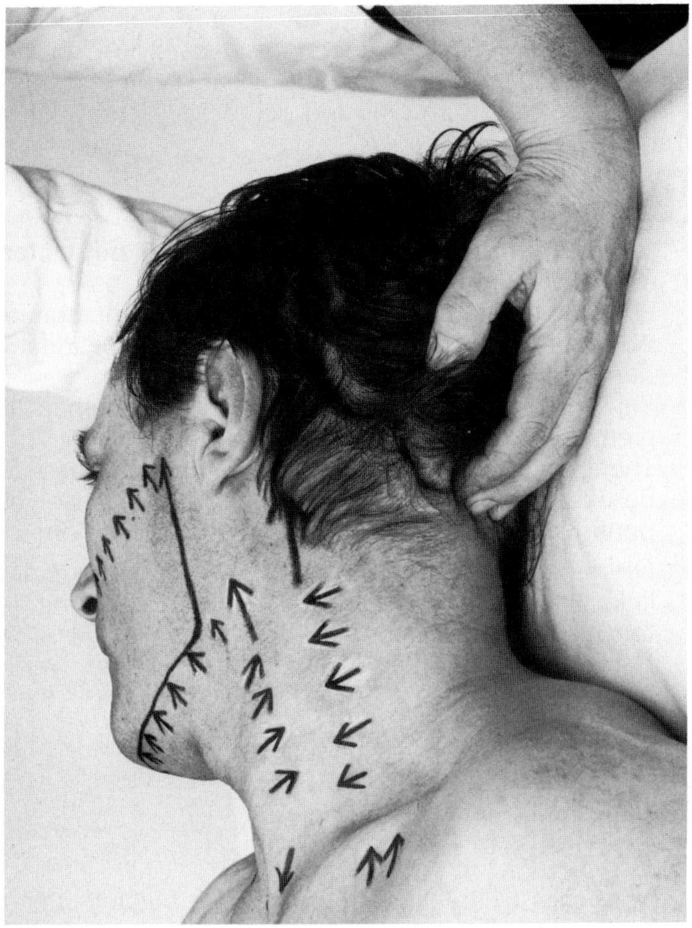

Abb. 123: Anhaken am Hinterhaupt

Ohren gesetzt. Durch entsprechende Lagerung des Kopfes oder das Gegenhalten mit der anderen Hand wird das Gewebe im Arbeitsbereich etwas gespannt, wodurch der Zug genau am Kieferrand wirksam wird.

6. Längsgang im Verlauf des Unterkiefers mit Unterhauttechnik

Die kurzen Arbeitsgänge von 5. lassen sich durch einen zusammenhängenden Arbeitsgang miteinander verbinden.

- Ansetzen der Fingerkuppenmitte oder Ulnarseite unter dem Kinn in der Mitte des Unterkiefers.
- Verschieben der Unterhaut nach lateral rechts und links bis an die Verschiebegrenze.
- Therapeutischer Zug fortlaufend bis an den Unterkieferwinkel und weiter dem Knochenrand folgend bis zum Kiefergelenk *vor dem Ohr*. Wird der

Zug ab Kieferwinkel hinter dem Ohr ausgeführt, bis an den *Processus mastoideus*, werden leicht Störungen ausgelöst wie Druck auf dem Ohr, oft stundenlang anhaltende Schwerhörigkeit oder Taubheit, Ohrensausen und -klingeln, Stechen im Ohr und dgl. Beim Ziehen vor dem Ohr treten solche Fehlreaktionen nicht auf.

7. Anhaken im Bereich des Hinterhauptes mit Unterhaut- und Faszientechnik

(Das Hinterhaupt liegt auf der Hand des Therapeuten)

- Ansetzen der Fingerkuppenmitte einige cm kaudal vom Hinterhaupt über den Dornfortsätzen.
- Bei *Unterhauttechnik*: Verschieben der Unterhaut bis an die Verschiebegrenze nach kranial.
- Therapeutischer Zug endet an der *Linea nuchae inferior.*
- Bei *Faszientechnik* dringt der Finger tiefer ins Gewebe ein, und der therapeutische Zug erfolgt ohne vorheriges Verschieben.

Die kurzen Arbeitsgänge werden dicht nebeneinander nach rechts und links weitergeführt bis an die laterale Begrenzung der Nackenstrecker, selten weiter bis an den *Processus mastoideus*. U.U. muß das Gewebe am Nacken mit der anderen Hand gegengehalten werden.

Im Bereich des Gesichts

(Patient in Rückenlage)

Im Gesicht ist eine Trennung von *Haut-, Unterhaut- und Faszientechnik* aus anatomischen Gründen nicht möglich, weil die mimische Muskulatur in die Lederhaut einstrahlt und kaum eine Gewebsverschiebung zuläßt. Der arbeitende Finger muß die Tiefe des Befundes ertasten und entsprechend den therapeutischen Zug setzen. Neben der Gewebsveränderung wird die Zugrichtung durch Knochen- und Muskelränder sowie die Spaltlinien der Lederhaut bestimmt.

Die häufigsten Arbeitsgänge sind (s. Abb. 121):

1. Anhaken am Jochbein (Os zygomaticum)

Mit kurzen Zügen von kaudal nach kranial heran an den Knochenrand. Die Arbeitsgänge lassen sich zwischen dem Nasenbein und Kiefergelenk ausführen.

2. Längsgang am unteren Rand des Jochbeins

Die kurzen Arbeitsgänge von 1. lassen sich durch einen zusammenhängenden Strich miteinander verbinden. Entweder vom Nasenbein aus nach lateral zum Kiefergelenk oder umgekehrt; oder von der Mitte des Weges aus nach medial zum Nasenbein und nach lateral zum Kiefergelenk.

3. Arbeitsgänge am Haaransatz der Stirn und Schläfen

- Als kurze Anhakstriche an die Haargrenze heran oder
- als fortlaufender Arbeitsgang der Haargrenze folgend.

Der Strich kann in der Mitte beginnen und jeweils nach lateral rechts und links bis zum Kiefergelenk hin gezogen werden oder zusammenhängend von einem Kiefergelenk zum anderen und zurück.

4. Arbeitsgänge über der Augenbraue

- Als kurze Anhakstriche von kranial nach kaudal an die Augenbraue heran;
- als zusammenhängender Arbeitsgang dem Verlauf der Augenbraue folgend.

Die Striche können medial bis an die Nasenwurzel herangezogen werden und lateral dem Rand des Jochbeines folgend das Kiefergelenk erreichen. (Es handelt sich um den lateralen Rand des *Processus frontosphenoideus* und den oberen Rand des *Processus zygomaticus* des Schläfenbeins).

5. Arbeitsgänge am Nasenrand über dem M. nasalis und M. levator nasi

6. Arbeitsgänge im Bereich der Ohrmuschel

Bei Hörsturz und Menière-Syndrom können Arbeitsgänge auch hinter der Ohrmuschel erforderlich sein, wenn die Gewebsspannung hier verändert ist.

6. Flächige Bindegewebsmassage

a) Entwicklung und Definition

Als **«flächige Technik»** wurde sie bereits vor Entwicklung der BgM im Rahmen klassischer Massageformen angewandt. Die Erfahrung hatte sehr bald gezeigt, daß neben einer mechanischen Wirkung – die man sich als örtliche Anregung der Durchblutung, des Stoffwechsels und einer Entschlackung vorgestellt hatte – auch nervös-reflektorische Reaktionen ausgelöst wurden. Herzschmerzen, Atembeklemmungen, Magendruckgefühle, Kopfschmerzen bei Bluthochdruck und dgl. konnten spontan zum Verschwinden gebracht werden. Gelenkschmerzen und Bewegungsstörungen bei «rheumatischen» Erkrankungen ließen sich oft rasch verbessern.

Teirich-Leube charakterisierte die flächige Bindegewebsmassage später als eine Behandlung *des* Bindegewebes im Unterschied zu der von Dicke gefundenen Unterhauttechnik, der Behandlung *im* Bindegewebe, die ausschließlich das Reflexgeschehen zum Ziel hat und das Gewebe der Körperdecke als Medium nutzt. Im Vergleich mit der Unterhaut-Faszientechnik bezeichnete Teirich-Leube die Wirkung der flächigen BgM als *qualitativ gleichwertig* und *quantitativ geringer*, weil der therapeutische Zug unterschwellig bleibt und die Grenzen der Gewebsverschieblichkeit nicht überschritten werden. Allerdings besteht mit dem Anhaken der Daumen durchaus die Möglichkeit, den therapeutischen Zug mit dem Schneidegefühl auszulösen, so daß die flächige BgM an bestimmten Stellen des Rumpfes im Sinne der Unterhaut- und Faszientechnik eingesetzt werden kann.

b) Anwendung

Die flächige Bindegewebsmassage kann:

- Als selbständige, in sich vollständige Behandlung angewandt werden, wenn ein entsprechend geringer, unterschwelliger Behandlungsreiz erwünscht und vertretbar ist.
- Als vorbereitende Maßnahme für die Anwendung der Unterhaut-Faszientechnik in Betracht kommen, wenn das Gewebe bei Menschen mit fülligem Körperbau in sich prall gespannt ist und nicht oder kaum gegen die Körperfaszie verschoben werden kann. In der Regel läßt die Gewebsspannung nach ein bis zwei Behandlungen mit flächigem Verschieben dieser Technik in eindrucksvoller Weise nach, so daß im folgenden die Unterhauttechnik mit erträglichem Schneidegefühl im üblichen Zeitaufwand ausgeführt werden kann.

c) Technik

Sie wird im Bereich von Gesäß, Hüften, Kreuzbein, Rücken und gelegentlich

auch über den Schulterblättern und am Nacken ausgeführt. Wir unterscheiden zweierlei Handgriffe, die sich an örtlich unterschiedlichen Gewebsstrukturen orientieren:
- das Verschieben einer Gewebsfalte,
- das Anhaken mit dem Daumen.

Das **Verschieben einer Gewebsfalte** ist überall da möglich, wo die physiologische Unterhaut-Faszienverbindung relativ reichlichen Spielraum gewährt, z. B. über den seitlichen Brustkorbabschnitten. Die Bewegung erfolgt in *3 Phasen*:
- In der 1. Phase werden die Daumenkuppen mit der Radialseite an der Ausgangslinie aufgesetzt, so daß die Faszie in der Tiefe als feste Unterlage gefühlt wird (Abb. 124).
- In der 2. Phase holen die fast gestreckten Finger 2 bis 5 das Gewebe an die festsitzenden Daumen heran, so daß eine Falte entsteht (Abb. 125).
- In der 3. Phase verschieben die Daumen die Falte rechtwinklig weg von der Ausgangslinie und tangential zur Faszie (Abb. 126). Sie bleiben dabei so fasziennah wie möglich, ohne aber in der Tiefe zu «schürfen»! Während die Daumen die Falte fortlaufend rollen, leisten die Finger dosierten Gegenhalt, um die Falte solange wie möglich zu erhalten, aber ohne sie zu quetschen (Abb. 127)! Die Gewebsfalte steht annähernd parallel zur Ausgangslinie. Ihre Form ist eher gerade und nicht gebogen (Abb. 128a u. b) (dadurch würde das Gewebe der Konkavseite gequetscht und das der Konvexseite gezerrt).

Das **Anhaken mit den Daumen** erfolgt überall dort, wo die physiologische Unterhaut-Faszienverbindung kaum Spielraum zum Verschieben läßt, z. B. am

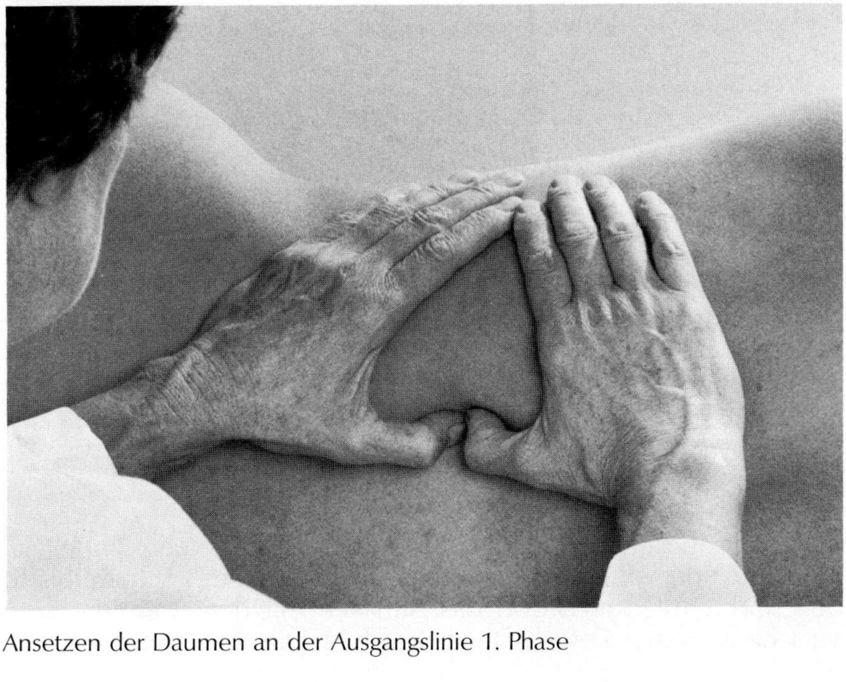

Abb. 124: Ansetzen der Daumen an der Ausgangslinie 1. Phase

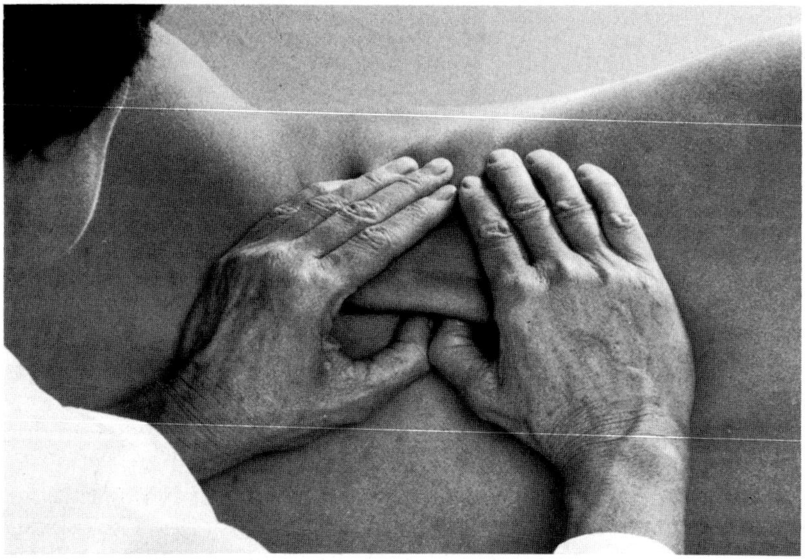

Abb. 125: Heranholen der Gewebsfalte 2. Phase

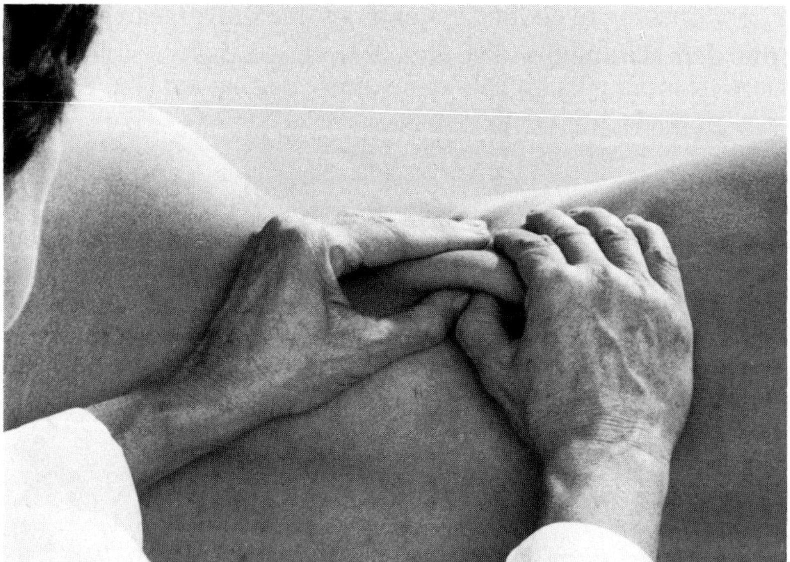

Abb. 126: Wegrollen der Gewebsfalte mit den Daumen 3. Phase

Kreuzbeinrand und hinter dem *Trochanter major*. Wenn Bindegewebszonen im Bereich der unteren Brustkorbabschnitte und des Schulterblattes vorhanden sind, erfolgt auch dort das Anhaken mit den Daumen, wo sonst das Verschieben einer Gewebsfalte möglich ist. Die Bewegung erfolgt in *2 Phasen*:

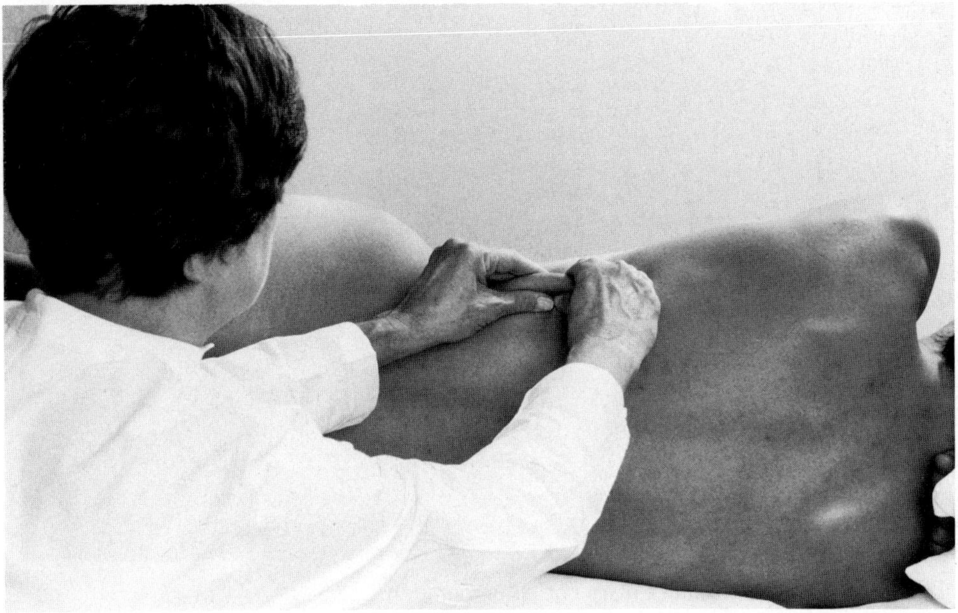

Abb. 127: Falsche Technik – die Daumen «schürfen» und die Gewebsfalte wird gequetscht!

- In der 1. Phase werden die Daumenkuppen mit der Radialseite an der Ausgangslinie aufgesetzt, so daß die Faszie in der Tiefe als feste Unterlage gefühlt wird (Abb. 129).
- In der 2. Phase erfolgt das Anhaken im Gewebe. Dabei verschieben die Daumen die Unterhaut gegen die Faszie rechtwinklig weg von der Ausgangslinie bis an die Verschiebegrenze (Abb. 130). Kein Gleiten auf der Haut! Die Finger 2 bis 5 werden nur so fest aufgesetzt, daß sie den Daumen guten Gegenhalt bieten, ohne sich im Gewebe «festzukrallen»! Überschreiten die Daumen den Gewebswiderstand an der Verschiebegrenze, so kommt es zum therapeutischen Zug mit dem Schneidegefühl wie bei der Unterhaut-Faszientechnik.

Ein **häufiger Fehler** ist das ungenaue und zu oberflächliche Ansetzen der Daumen an der Ausgangslinie, wodurch der Zug nicht sofort, sondern erst nach 2 bis 3 cm einsetzt. Hierdurch können unangenehmes Gefühl am Ort und Gewebsirritationen im Umfeld sowie auch Organbeschwerden ausgelöst werden.

d) Lagerung des Patienten

Zur Behandlung liegt der Patient entspannt in Seitenlage (behandelt wird die freiliegende, obere Seite). Das Becken ist leicht flektiert (gekippt – Hohlkreuzhaltung) bei entspannter Rückenmuskulatur. Das Knie des untenliegenden Beines ist leicht gebeugt, das obenliegende Bein locker gestreckt. U. U. wird ein Polster zwischen die Knie gelegt. Bei der Arbeit am Schulterblatt wird die

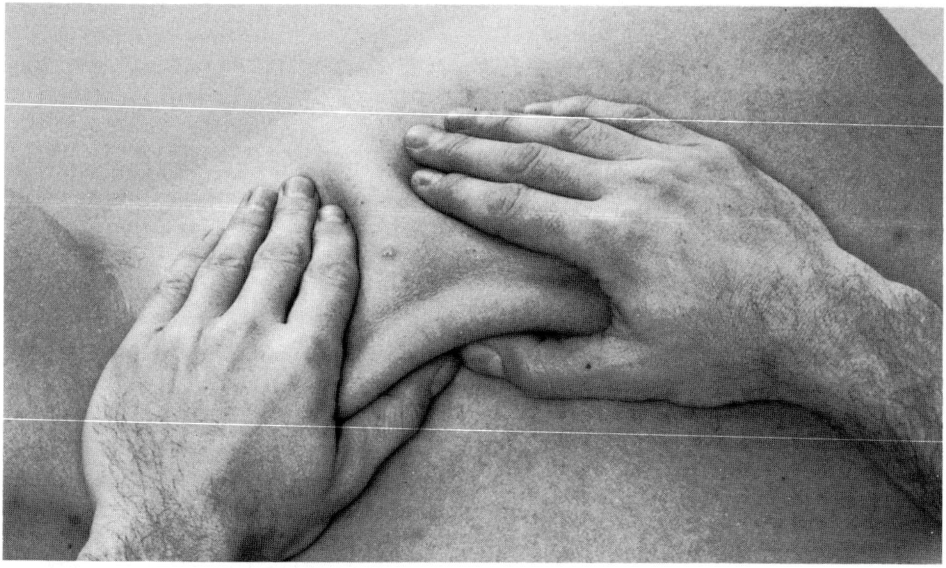

Abb. 128a: Die Gewebsfalte entspricht einer Geraden

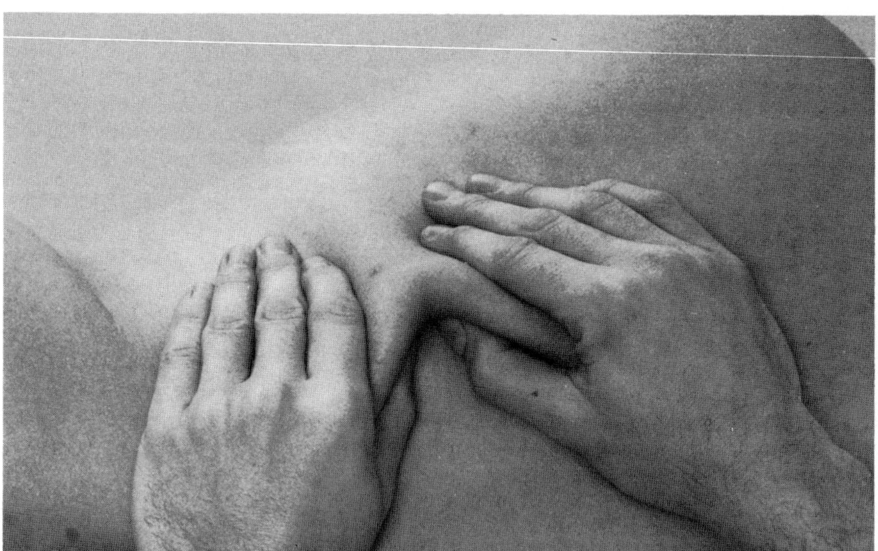

Abb. 128b: Falsch! Die Gewebsfalte ist gebogen

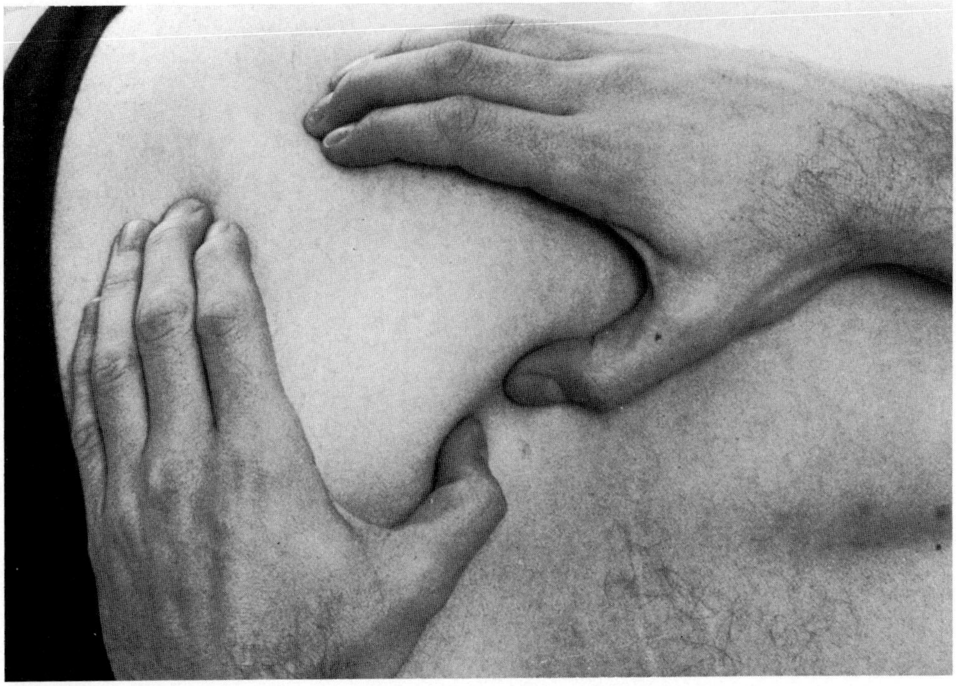
Abb. 129: Ansetzen der Daumen an der Ausgangslinie 1. Phase

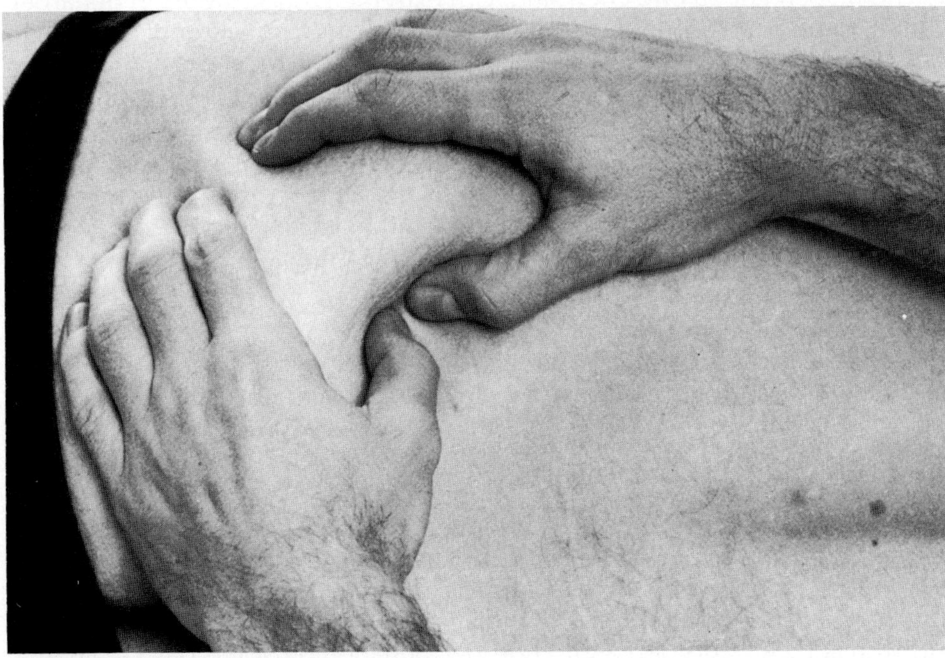
Abb. 130: Anhaken im Gewebe mit den Daumen 2. Phase

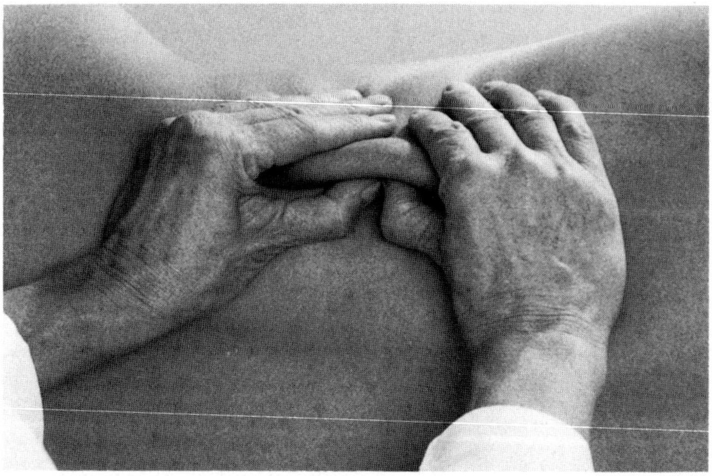

Abb. 131: Falsch! Überstreckte Daumengrundgelenke

Hand des oben liegenden Armes vor dem Körper aufgestützt oder Hand und Unterarm auf ein Polster gelegt; der innere Schulterblattrand steht dann parallel zur Wirbelsäule und erleichtert die Orientierung des Griffes. Der Therapeut sitzt hinter dem Patienten – hinter der LWS –, von wo aus Schulter und Hüfte gleichermaßen gut zu erreichen sind. Um extreme Dorsalextension der arbeitenden Hände zu vermeiden, wird die zu behandelnde Rumpfseite etwas nach vorne gedreht.

– Die Hände liegen flach auf dem Körper des Patienten in Arbeitshaltung, d.h. sie liegen im Blickfeld mit adduzierten Fingern und abduzierten Daumen. Daumen- und Zeigefingerkuppen liegen jeweils nah beieinander und können sich auch berühren. Alle Fingergelenke sind in angedeuteter Beugung – ein häufiger Fehler ist die Überstreckung im Daumengrundgelenk (Abb. 131).

e) Aufbau der Behandlung

In der Regel wird von kaudal nach kranial gearbeitet; an jeder Ausgangslinie ca. 2–3mal, nicht öfter, auch wenn die Spannung noch nicht befriedigend nachgelassen hat. Eine Wiederholung an dieser Stelle ist erst nach Arbeitsgängen benachbarter Gebiete, u.U. auch der anderen Rumpfseite möglich.

Zur Behandlung einer Rumpfseite sind ca. 10 Minuten erforderlich, so daß für die Gesamtbehandlung mit flächiger Bindegewebsmassage bis zu 20 Minuten angesetzt werden müssen. Man beginnt an der Körperseite, die den geringsten Befund zeigt, weil von hier aus die Zonen der anderen Seite bereits günstig beeinflußt werden und die örtliche Behandlung besser vertragen wird und weniger Zeit erfordert. Am Ende der Behandlung sollte das Gewebe in der Spannung deutlich nachgelassen haben.

f) Schema der Arbeitsgänge (Abb. 132)

Folgende Ausgangslinien und Arbeitsgänge sind wichtig:

1. Vom Kreuzbeinrand rechtwinklig weg in Richtung *Trochanter major* durch *Anhaken mit den Daumen* (Abb. 133). (Ganz selten nur ist hier eine Gewebsfalte zu bilden und zu verschieben). Es ist wichtig, nahe der Analfalte zu beginnen, besonders wenn das Gewebe wegen einer Blasenzone erhöht gespannt ist. Im mittleren Drittel des Kreuzbeinrandes werden Genital-Dickdarm-, Venen-Lymph- und die arterielle Gefäßzone der Beine erfaßt.
2. Vom dorsalen Abschnitt des Darmbeinkamms in Höhe des Sakroiliakalgelenks rechtwinklig weg in Richtung Hüfte durch *Anhaken mit den Daumen* (Abb. 134). Hier ist das Gewebe oft gequollen und druckempfindlich. Daumen und Finger müssen sehr sorgfältig angesetzt werden, damit nicht etwa Kreuzschmerzen oder Irritationen in dem behandelten Gewebe ausgelöst werden. Nach mehrmaligem Arbeiten am Kreuzbeinrand und hinterem Darmbeinkamm kann auf dem Gesäß selbst noch die Unterhaut in kleinen Schüben bewegt werden. Sie dürfen aber nicht mit mechanischer Gewaltanwendung zu groß und mit Druck ausgeführt werden, sonst treten Irritationen als starkes Juckgefühl über dem Gesäß auf.
3. Hinter dem *Trochanter major* werden die *Daumen* über dem Ansatz des *M. glutaeus maximus* angesetzt und verschieben das Gewebe in Richtung *Trochanter major* (Abb. 135). In dieser Region liegt häufig eine Quellung, und das Gewebe ist druckempfindlich und kaum gegen die Faszie verschieblich – besonders bei arteriellen Durchblutungsstörungen. Die Arbeitsgänge bestehen aus kleinsten, unmerklichen Schüben so fasziennah wie

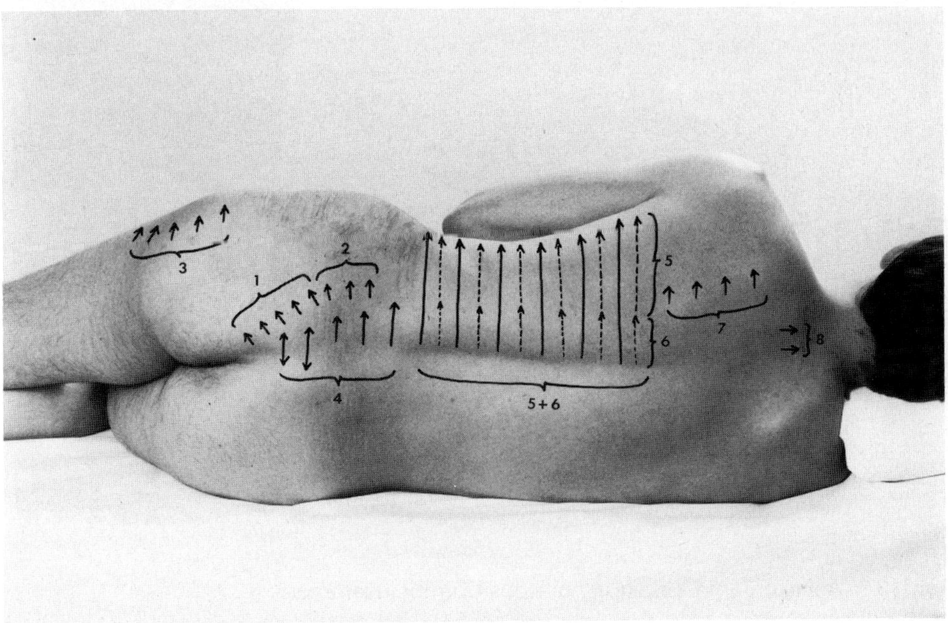

Abb. 132: Schema der Arbeitsgänge mit flächiger Bindegewebsmassage

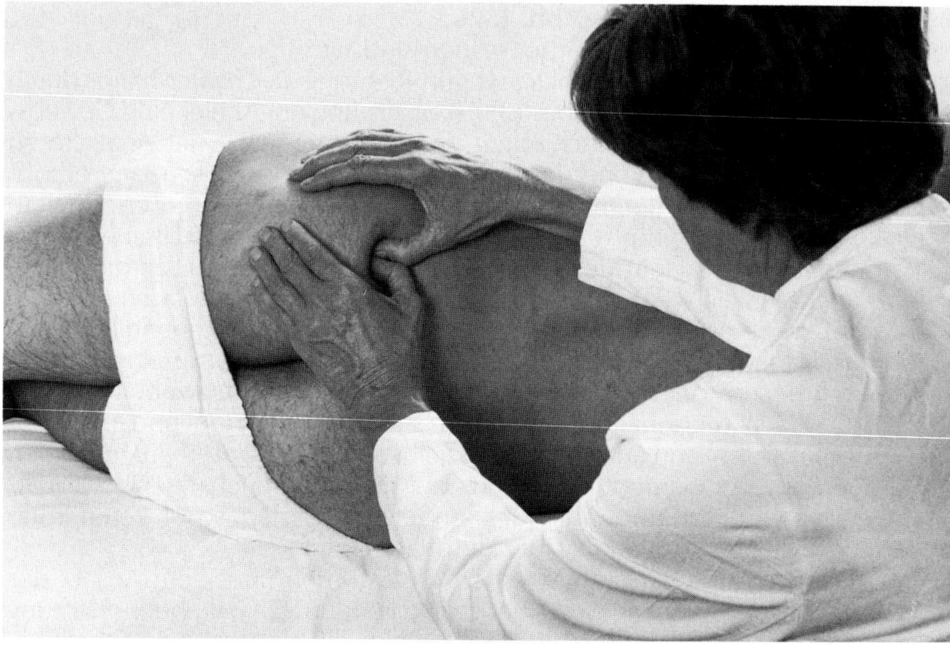

Abb. 133: Anhaken am Kreuzbeinrand

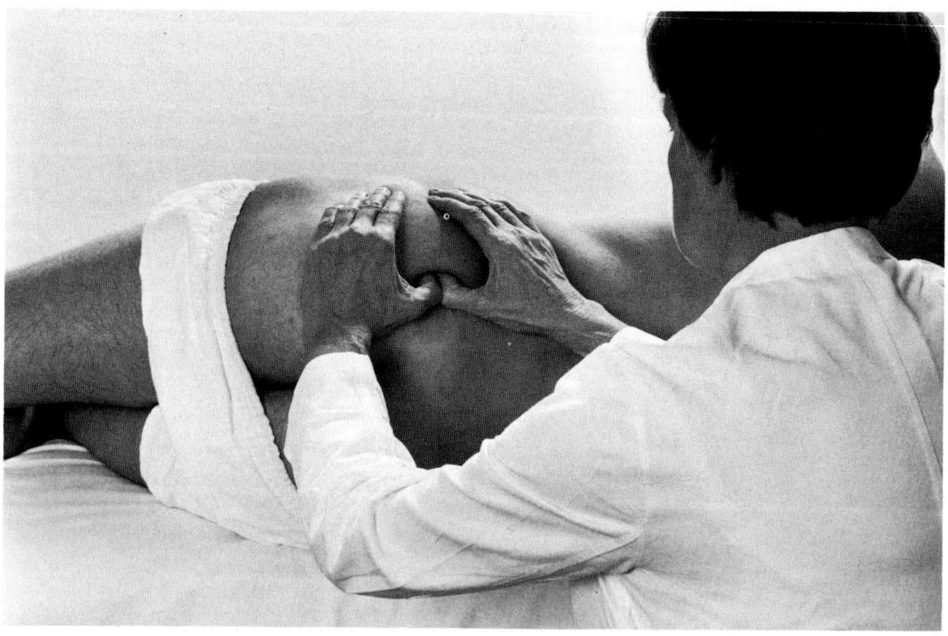

Abb. 134: Anhaken am Dorsalabschnitt des Darmbeinkammes

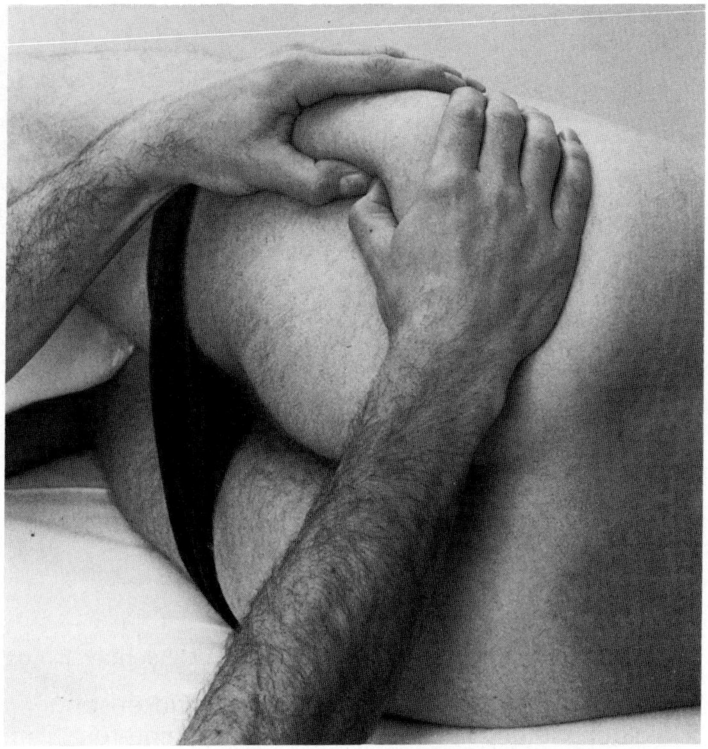

Abb. 135: Anhaken hinter dem *Trochanter major*

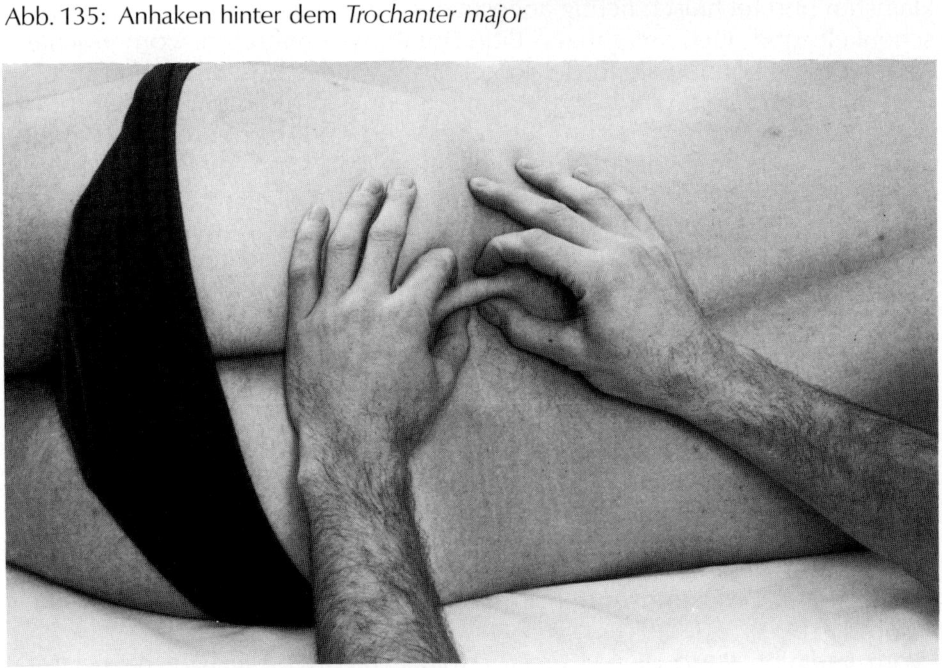

Abb. 136: Anhaken auf dem Kreuzbein

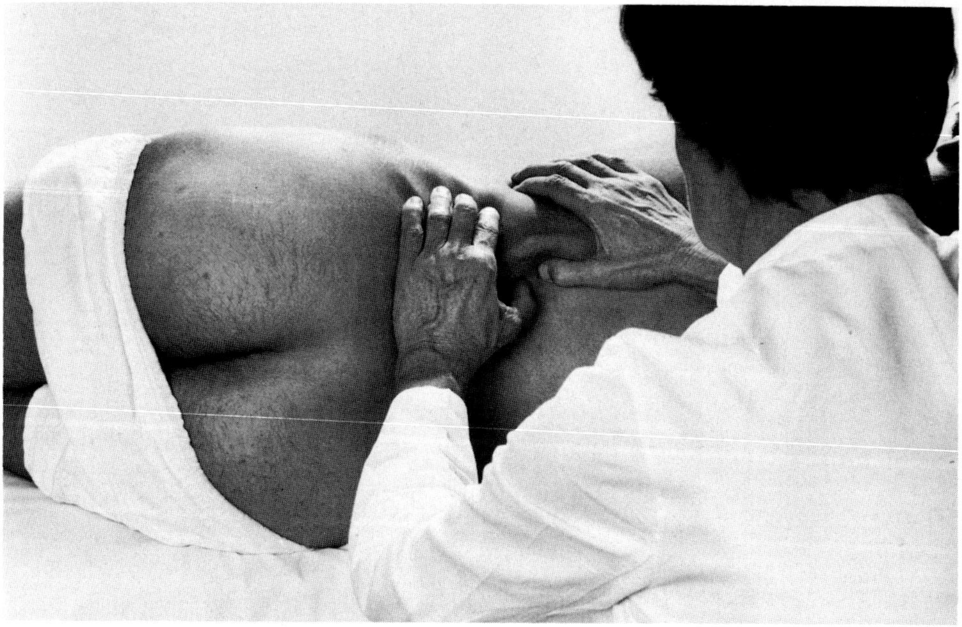

Abb. 137: Verwinden des *M. erector spinae* im Lendenbereich unter Zug

möglich von medial nach lateral. Sie sind besonders wichtig, wenn durch die Behandlung am Kreuzbeinrand und hinterem Darmbeinkamm auch bei kleinsten und technisch richtig angesetzten Arbeitsgängen an Gesäß, Oberschenkeln und auch am ganzen Bein Irritationen auftreten. Vom *Trochanter major* aus können sie in der Regel rasch wieder beseitigt werden.

4. Auf dem Kreuzbein von der Mittellinie (über den rudimentären Dornfortsätzen) rechtwinklig weg zum Kreuzbeinrand und im oberen Drittel zum dorsalen Abschnitt des Darmbeinkamms mit *Anhaken der Daumen* (Abb. 136). Besondere Sorgfalt erfordert die Arbeit am oberen Ende der Analfalte. Hier liegen Blasen- und unterste Kopfzone. Wenn die Gewebsspannung es zuläßt, kann über dem untersten, sehr schmalen Kreuzbeinabschnitt das Gewebe über der ganzen Breite gefaßt und bewegt werden. Ist jedoch die Verhaftung auf der rechten und linken Kreuzbeinseite verschieden, so muß die jeweilige Hälfte einzeln behandelt werden. Sie muß mit Daumen und Zeigefinger «zierlich» gefaßt und bewegt werden. Im oberen Abschnitt des Kreuzbeins ist die Technik leichter – die Daumen müssen genau auf der Mittellinie aufgesetzt werden und dürfen beim Anhaken nicht in die Tiefe auf den Knochen drücken.
5. Von der Körpermittellinie (über den Dornfortsätzen) rechtwinklig weg über den Wulst des *M. erector spinae* mit dem Verschieben einer *Gewebsfalte*. Die Arbeitsgänge werden dicht nebeneinander gesetzt, sie beginnen in Höhe des 5. LWD und enden in Höhe des unteren Schulterblattwinkels (Abb. 132).
6. Vom lateralen Rand des *M. erector spinae* rechtwinklig weg nach lateral über die Rumpfseite mit dem Verschieben einer *Gewebsfalte*. Die Arbeits-

gänge werden dicht nebeneinander gesetzt, sie beginnen in Höhe des Darmbeinkammes und enden in Höhe des unteren Schulterblattwinkels (Abb. 132).

Mit nachlassender Gewebsspannung können die beiden letzten Arbeitsgänge jeweils hintereinander ausgeführt werden (Abb. 132). Sie beginnen an den Dornfortsätzen, die Gewebsfalte wird über den Wulst des *M. erector spinae* gerollt, am lateralen Rand des Muskels ohne abzusetzen neu gefaßt und über der Rumpfseite ausgerollt. Zuletzt läßt sich eine Falte auch ohne nachzufassen von den Dornfortsätzen aus bis zur Rumpfseite rollen. Die Daumen werden dann stärker abgespreizt und die Finger mehr gestreckt, damit ein größerer Gewebsabschnitt erfaßt wird und die Falte entsprechend lange erhalten bleibt. Ein **Fehler** wäre es, die Gewebsfalte durch «Krabbeln» der Finger zu erhalten. Die Finger müssen so lange ruhig liegenbleiben, bis die Falte ausgerollt ist, erst dann wird nachgegriffen.

Wenn in Höhe der LWS das Gewebe paravertebral so fest ist, daß keine Falte gebildet werden kann, arbeitet man von vornherein in lateralen Abschnitten wie in 6. beschrieben. Wenn diese Vorarbeit nicht zum Erfolg führt, wird von der Körpermittellinie (über den Dornfortsätzen) aus mit Anhaken der Daumen gearbeitet (s. 5.).

Nicht selten sind hier im Lendenbereich die Faszien der einzelnen Individuen des *M. erector spinae* erhöht gespannt und ihre bindegewebigen Verschiebeschichten verhaftet, so daß noch mehr in der Tiefe gearbeitet werden muß.

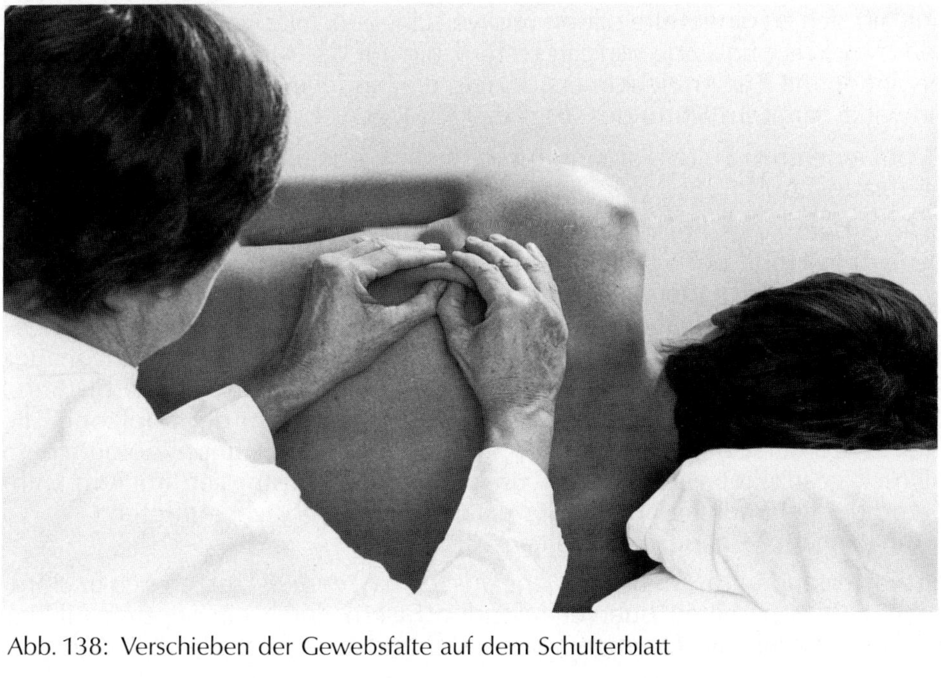

Abb. 138: Verschieben der Gewebsfalte auf dem Schulterblatt

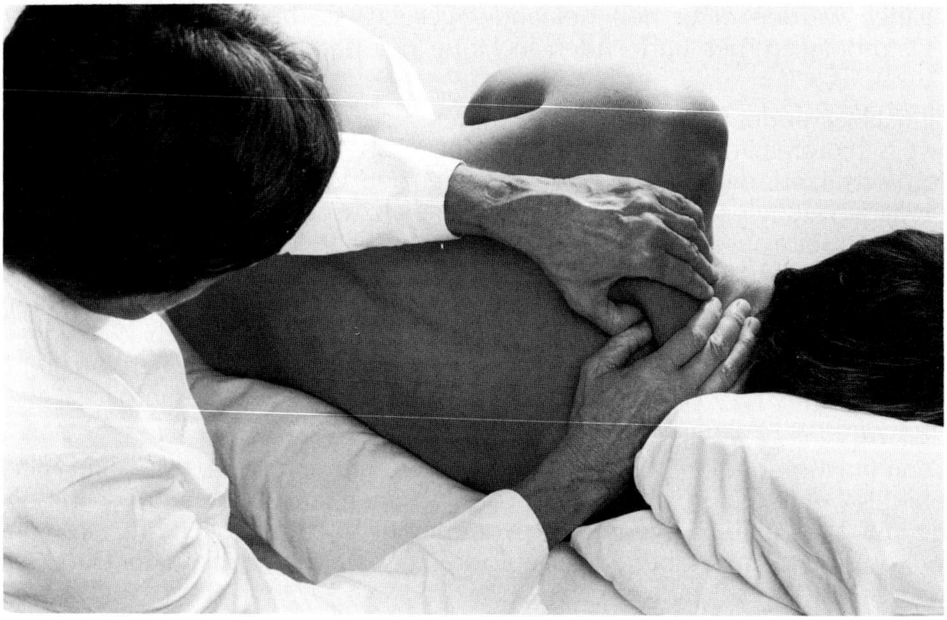

Abb. 139: Anhaken am *M. trapezius pars transversa*

Man versucht dann, *die tiefen Anteile des Muskels zu erfassen und unter Zug zu verwinden* (Abb. 137) – ein modifizierter Griff aus der klassischen Massage. Dadurch erfolgt spontan die Entspannung der Körperfaszie, und die Unterhaut läßt sich zu einer Falte bilden und verschieben. (Das Verwinden – Kneten – des Muskels ohne Zug wirkt in erster Linie auf das Muskelparenchym. Das Verwinden mit Zug erreicht in erster Linie die bindegewebigen Faszienanteile und wirkt damit im Sinne des Zugs der Bindegewebsmassage).

- Vom inneren Schulterblattrand rechtwinklig weg über die Fläche des Schulterblattes (Abb. 138).

  Die Arbeitsgänge beginnen in Höhe des unteren Schulterblattwinkels und enden in Höhe der Schultergräte. Bei mäßiger Gewebsspannung läßt sich eine kleine *Falte* bilden und nach lateral ausrollen, sei es durchgehend oder mit Nachfassen. Bei erhöhter Gewebsspannung muß mit den *Daumen angehakt* werden. **Fehlreaktionen und Irritationen** entstehen bei ungenauer Technik. Werden die Daumen nicht exakt am inneren Schulterblattrand angesetzt, sondern näher zur WS, befinden sie sich in der Kopfzone, die leicht störbar ist. Wenn auf den Schulterblättern mit unphysiologischem Druck gearbeitet wird, können unangenehme Parästhesien im Arm während der Behandlung oder in der darauffolgenden Nacht auftreten.
- Anhaken am *M. trapezius (pars transversa)*.

Die aufsteigenden Fasern des *M. trapezius (pars ascendens)* setzen sich in Höhe des 7. HW von seinen querverlaufenden Fasern durch ein Septum fühlbar ab. Dort werden die *Daumen* eingesetzt, und es erfolgt ein *Anhaken* von kaudal nach kranial quer zur *Pars transversa* (Abb. 139). Auf keinen Fall darf hier eine Gewebsfalte über den Muskel gerollt werden, weil das Gewebe dadurch gequetscht wird. Die Daumen dürfen nur sorgfältig am Ort anhaken. Nicht selten lassen sich Schulter-/Nackenbeschwerden von hier aus spontan günstig beeinflussen.

7. Unterhautmassage[1]

a) Definition und Entwicklung

Bei der Unterhautmassage handelt es sich um das Verschieben der Unterhaut gegen die Faszie mit unterschwelligem Zugreiz, so daß kein «therapeutischer Zug» entsteht und kein Schneidegefühl ausgelöst wird.

Im Unterschied zu den bisher beschriebenen Techniken der BgM wird bei der Unterhautmassage ausschließlich mit dem Verschieben gearbeitet, und außer dem örtlichen Fingerdruck durch Aufsetzen der Kuppen entsteht keinerlei Hautreiz wie etwa durch fortlaufende Strichführung bei Haut-, Unterhaut-Faszientechnik oder dem Durchrollen einer Gewebsfalte bei flächiger BgM.

Teirich-Leube «fand» diese Manipulation bei ausnehmend festem und kaum verschieblichem Gewebe, das keiner der anderen Techniken z.Z. zugänglich war, ohne Hände und Finger zu überlasten. Durch die großflächige Einwirkung, besonders im Rumpfbereich, ließ die übermäßige Spannung und Verhaftung des Gewebes überraschend schnell nach, so daß mit flächiger BgM und auch mit Unterhaut-Faszientechnik anschließend erfolgreich weitergearbeitet werden konnte.

b) Anwendung

Sie kann an allen Körperteilen, einschließlich der Finger, Zehen und Kopfschwarte, ausgeführt werden und große Körperflächen innerhalb kurzer Zeit erfassen. Dementsprechend kann sie überall dort angewandt werden, wo:

- Gewebsveränderungen im Sinne der BgZ großflächige Ausdehnung haben, bei weichteilrheumatischen Erkrankungen z.B.;
- Gewebsspannungen mit großflächiger Ausdehnung das Eindringen der Fingerkuppen mit Haut- oder Unterhaut-Faszientechnik z.Z. noch nicht möglich ist, also als eine vorbereitende Maßnahme;
- ein unterschwelliger Dehnungsreiz erwünscht und therapeutisch vertretbar ist.

c) Technik

Man arbeitet mit den Fingerkuppen 2, 3 und 4 (evtl. auch 5) beider Hände gleichzeitig. Dabei stehen die Finger flacher im Gewebe als bei den anderen Techniken.

---

[1] Beschrieben wurde die Unterhautmassage bisher nicht für die BgM, obgleich sie im Rahmen der BgM gefunden, erprobt und unterrichtet wurde. Ein Hinweis mit kurzer Beschreibung findet sich in der Zeitschrift «Das behinderte Kind», Heft 2/1973, unter dem Thema «Die funktionelle Gestaltung des täglichen Lebens bei Muskelkranken» von Teirich-Leube.

Die Arbeitsgänge bestehen aus mehr oder weniger ausgiebigen (je nach Gewebsspannung) Kaudo-Kranialverschiebungen der Unterhaut gegen die Faszie. Die Hände können dabei gegeneinander oder miteinander bewegt werden.[1]

Am Rumpf wird die Bewegung in kaudo-kranialer Richtung, an den Extremitäten in proximal-distaler Richtung ausgeführt. Bei großflächiger Einwirkung können die Finger leicht gespreizt werden und die Hände entsprechend auseinanderstehen. Je gezielter die Einwirkung auf kleiner Fläche erfolgt, desto näher stehen Hände und Finger zusammen, und bei der Kaudo-Kranialbewegung gehen die Hände miteinander und nicht gegeneinander.

So kann am Rumpf entweder auf der rechten und linken Hälfte gleichzeitig (im gleichen Abstand von der Wirbelsäule oder dem Brustbein) oder erst auf der einen und danach auf der anderen Hälfte gearbeitet werden.

An den Extremitäten kann medial und lateral oder dorsal und ventral gleichzeitig oder in jeder anderen, dem Gewebsbefund angepaßten Kombination gearbeitet werden. Die Verschiebebewegung wird einige Male hintereinander am Ort ausgeführt (kein Verschieben auf der Haut!), bevor die Fingerkuppen am nächsten Punkt – einige cm weiter kranial, kaudal, lateral oder medial – erneut aufgesetzt werden, um das Gewebe zu verschieben. Auf diese Weise können bestimmte Körperabschnitte oder auch der ganze Körper in relativ kurzer Zeit durchgearbeitet werden.

Man spürt mit dieser Technik rasch die Regionen auf, an denen das Gewebe stärker verhaftet ist, und kann die Behandlung dosieren, indem

- das Tempo der sonst raschen, flüssigen Auf-Abbewegung entsprechend der Gewebsspannung verlangsamt wird;
- am Ort der Spannung verweilt wird bzw. man im Laufe der Behandlung an ihn zurückkehrt (Dauer);
- das Bewegungsausmaß mehr oder weniger ausgiebig gestaltet wird, wodurch die Grenze der Verschieblichkeit mehr oder weniger beansprucht wird. Überschritten wird sie mit der Unterhautmassage nicht, weil die Finger flacher im Gewebe stehen. Es besteht aber durchaus die Möglichkeit, durch eine Steilstellung der Finger zur Manipulation mit Unterhaut-Faszientechnik überzugehen.

[1] Eine Variation dieser Technik, die Teirich-Leube praktizierte, aber nicht beschrieben hat, besteht in der Anwendung eines «Querzuges». Nach dem Aufsetzen der Fingerkuppen wird das Gewebe zwischen der rechten und linken Hand durch eine Lateralbewegung leicht unter Zug gesetzt und die beschriebene Auf-Abbewegung unter Beibehaltung dieses Zuges ausgeführt. Bei der Behandlung Muskelkranker wird mit diesem ziehenden Verschieben über der Muskelfläche gearbeitet, wodurch eine starke Hautdurchblutung erreicht wird und «das motorische Nervensystem angeregt wird, was sich in kleinen Zuckungen der Muskelfasern – faszikulieren – unter der Haut (Unterhaut) zeigt».

d) Die Lagerung des Patienten

Für die Behandlung des Rückens, der Rumpfseiten und der Kopfschwarte = Bauch- oder Seitlage; für die Behandlung ventral am Brustkorb, des Kopfes und der Arme = Rückenlage; für die Beinbehandlung = Rücken- oder Seitlage.

e) Behandlungsaufbau

Man beginnt in der Regel am Rücken und arbeitet von kranial nach kaudal zunächst beiderseits der Wirbelsäule und dann weiter lateral bis zu den Brustkorbseiten. Vom Becken aus erfolgt die Behandlung der Beine und vom Nacken/Schultergürtel aus die Behandlung der Arme. Abschließend wird ventral am Brustkorb behandelt. Über dem Bauch ist die Technik nur begrenzt anzuwenden, weil das Widerlager der Bauchmuskelfaszie nur gering ist. Am Kopf und Gesicht wird gesondert behandelt, es ist aber durchaus möglich, im Rahmen der Rückenbehandlung das Gewebe am Hinterkopf schon miteinzubeziehen, indem die Arbeitsgänge nicht erst in Höhe des 7. HWD, sondern schon auf der Scheitelhöhe beginnen.

Besondere Beachtung erfordern die tastbaren Knochenränder und -flächen (Kreuzbein, Schulterblatt, Darmbeinkamm, *Trochanter major, Clavicula* und *Sternum*) sowie die Ränder und Flächen der Muskulatur und ihr Ansatz- und Ursprungsbereich.

f) Schema der Arbeitsgänge (Abb. 140)

Es sind die hauptsächlichsten Arbeitsgänge dieser flächendeckenden Technik angegeben. Sie stellen die Grundordnung dar, wie sie zum Erlernen jeder Technik zu Anfang notwendig ist. Wie jedes Schema muß auch dieses entsprechend dem Gewebstastbefund abgewandelt werden, damit die Anwendung der Technik zur Therapie wird.

Am Rücken (Abb. 141)

- Ansetzen der Fingerkuppen in Höhe des 7. HWD rechts und links neben der Wirbelsäule – evtl. schon am Hinterhaupt oder sogar schon am Scheitel, wenn die Kopfschwarte zu Beginn in die Behandlung mit einbezogen wird.
- Verschieben in kaudo-kranialer Richtung zwischen den Schulterblättern, über dem *M. erector spinae* und seinen Rändern bis herunter zur Kreuzbeinspitze.
- Ansetzen der Fingerkuppen knapp unterhalb der rechten und linken *Spina scapulae*.
- Kaudo-kranial Verschieben über den Flächen und Rändern der Schulterblätter, dem *M. latissimus dorsi*, seinem lateralen Rand und dem angrenzenden

Bereich der seitlichen Brustkorbwand bds. bis herunter zum Darmbeinkamm.

Besondere Berücksichtigung erfordert das Gewebe an den Schulterblatträndern, dem unteren Winkel und den Rändern des *M. erector spinae* und *M. latissimus dorsi*.

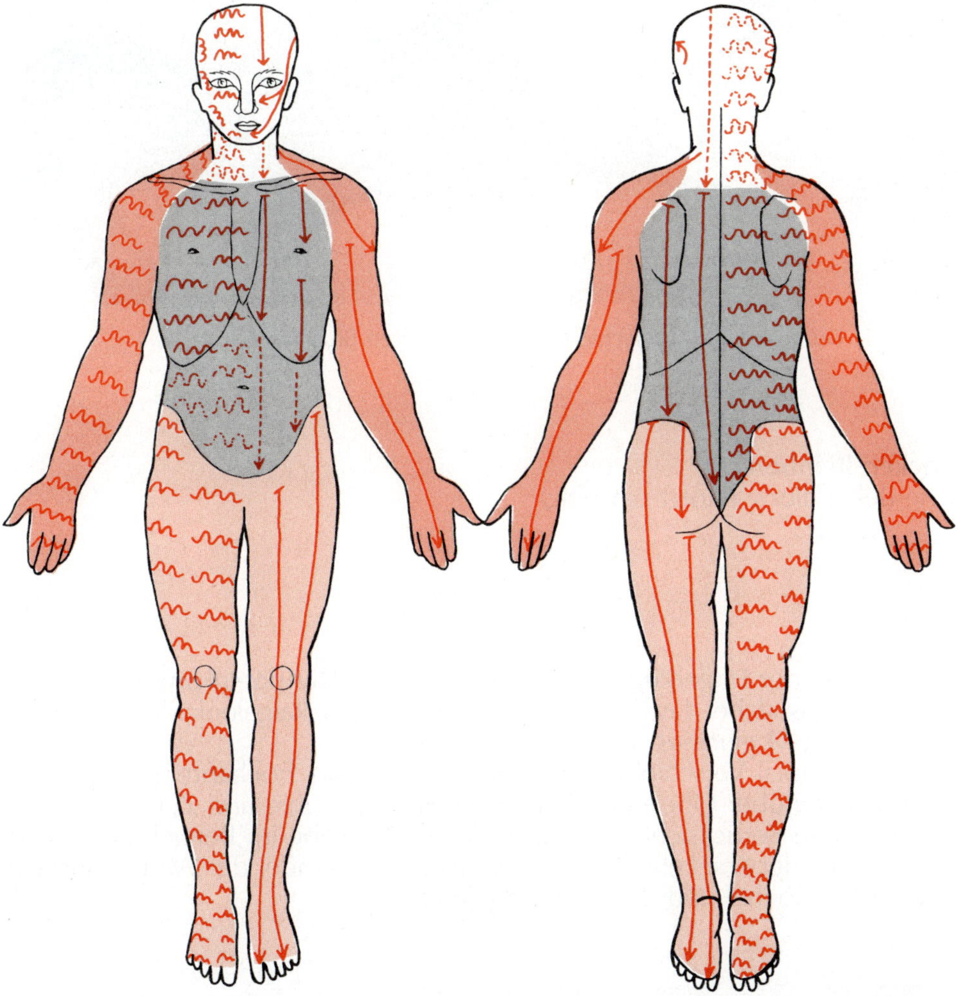

Abb. 140: Schema der Arbeitsgänge mit Unterhautmassage – an der rechten Körperseite sind die örtlichen Kaudo-Kranial – und Proximal-Distalbewegungen angegeben; die linke Seite zeigt den Behandlungsaufbau

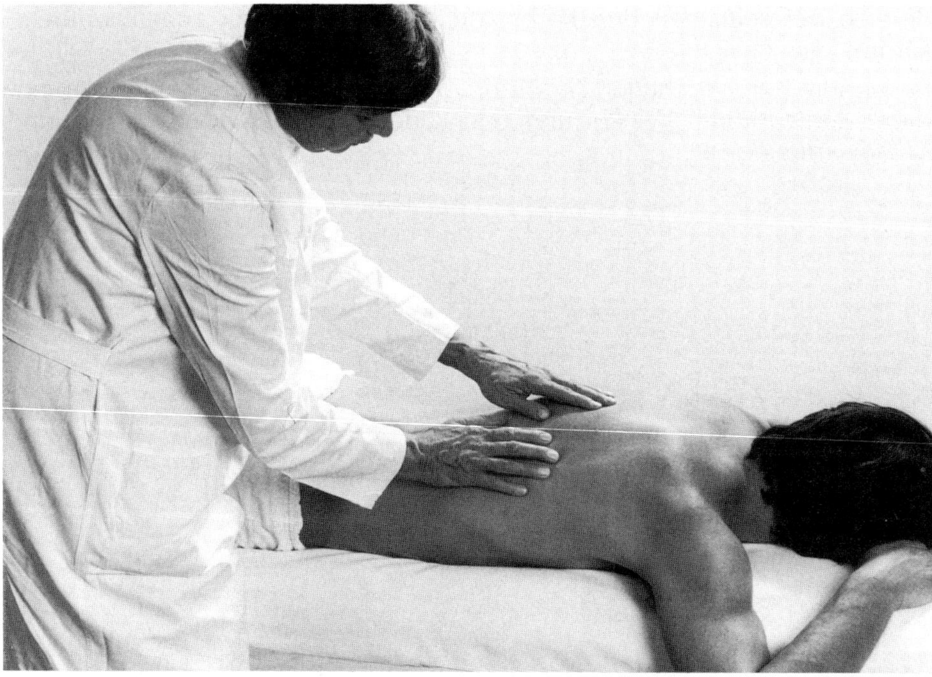

Abb. 141: Kaudo-kraniales Verschieben auf der rechten Brustkorbhälfte

Becken-Beinbereich
(Die Behandlung erfolgt einseitig)

Dorsal:

- Ansetzen der Fingerkuppen knapp unter dem Darmbeinkamm – die eine Hand erfaßt dabei das Gewebe über dem Sakroiliakalgelenk, die andere das über dem *M. glutaeus medius.*
- Kaudo-kranial Verschieben über dem Gesäß und Trochantergebiet, dorsal und lateral über Ober- und Unterschenkel, Fußsohle und Zehen. Besondere Berücksichtigung erfordert das Gewebe im Bereich des *Tractus iliotibialis,* der Kniekehle, der *Mm. fibulares,* der Ränder der Wadenmuskulatur, der Knöchel und Zehengrundgelenke.

Ventral:

- Ansetzen der Fingerkuppen unterhalb der Leistenbeuge (wo es gut verträglich ist).

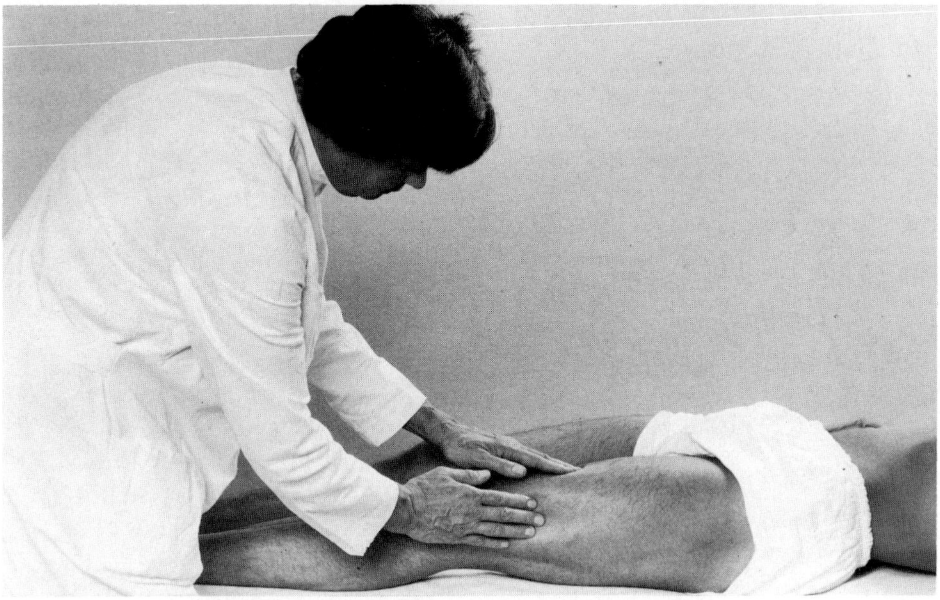

Abb. 142: Distal-proximales Verschieben ventral am linken Oberschenkel

- Verschieben in distal-proximaler Richtung über der gesamten Vorderfläche (Abb. 142) und soweit erforderlich auch medial über Ober- und Unterschenkel, Fußrücken und Zehen.

  Besondere Berücksichtigung erfordert der Bereich der Ränder des *M. quadriceps* und *M. sartorius,* der *Patella,* der Ränder des *M. tibialis anterior,* der Knöchel und Zehengrundgelenke.

Schultergürtel-Armbereich

- Ansetzen der Fingerkuppen im Winkel von Hals und Schulter über dem *M. trapezius,* u. U. schon am Hinterhaupt. Distal-proximal Verschieben über der Schulter mit besonderer Berücksichtigung der Ränder des *M. trapezius pars descendens* und des *M. deltoideus* bis zu seinem Ansatz an der *Tuberositas deltoidea humeri.*
- Ansetzen der Fingerkuppen am ventralen und dorsalen Rand des *M. deltoideus.*
- Verschieben in distal-proximaler Richtung über Ober-, Unterarm, Hand und Fingern. Dabei arbeitet die eine Hand dorsal über dem Gewebe des *M. triceps brachii,* die andere über dem *M. biceps brachii.* Gleichzeitig oder im Extragang wird das Gewebe über dem *Septum intermusculare radiale* und *ulnare* erfaßt, wobei die Empfindlichkeit über dem letzteren besonders zu

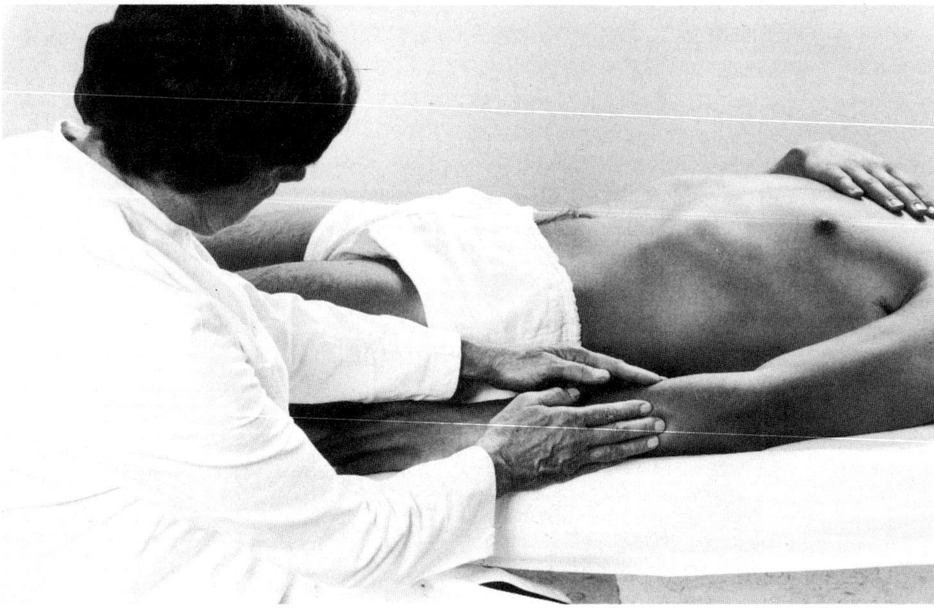

Abb. 143: Distal-proximales Verschieben über der Extensorengruppe des linken Unterarms

berücksichtigen ist. Am Unterarm wird die Bewegung fortgesetzt über den Muskeln der Beuger- und Streckergruppe (Abb. 143) und ihren tastbaren Rändern. Im Hand-Fingerbereich arbeitet eine Hand über der Volar-, die andere über der Dorsalseite.

Besondere Einwirkung kann im Bereich von Hand- und Fingergelenken und der Palmaraponeurose erforderlich sein.

Ventral am Rumpf

- Ansetzen der Fingerkuppen knapp unter der rechten und linken *Clavicula* auf dem *Manubrium sterni* und den angrenzenden Knorpel-Rippenverbindungen.
  Kaudo-kranial Verschieben über dem *Corpus sterni* (Abb. 144) bis zum unteren Rippenbogen (bei Empfindlichkeit des weiblichen Brustdrüsengewebes muß das Verschieben weiter kranial beendet werden). Im Bauchbereich kann u. U. über dem rechten und linken *M. rectus abdominis* bis zur Symphyse weitergearbeitet werden.
- Ansetzen der Fingerkuppen knapp unter der rechten und linken *Clavicula* über dem *M. pectoralis major.*
  Kaudo-kranial Verschieben über dem Muskelgewebe bis an den unteren Rand des Brustkorbs unter Auslassung des Brustdrüsengewebes, evtl. weiter bis zur *Spina iliaca anterior superior.*

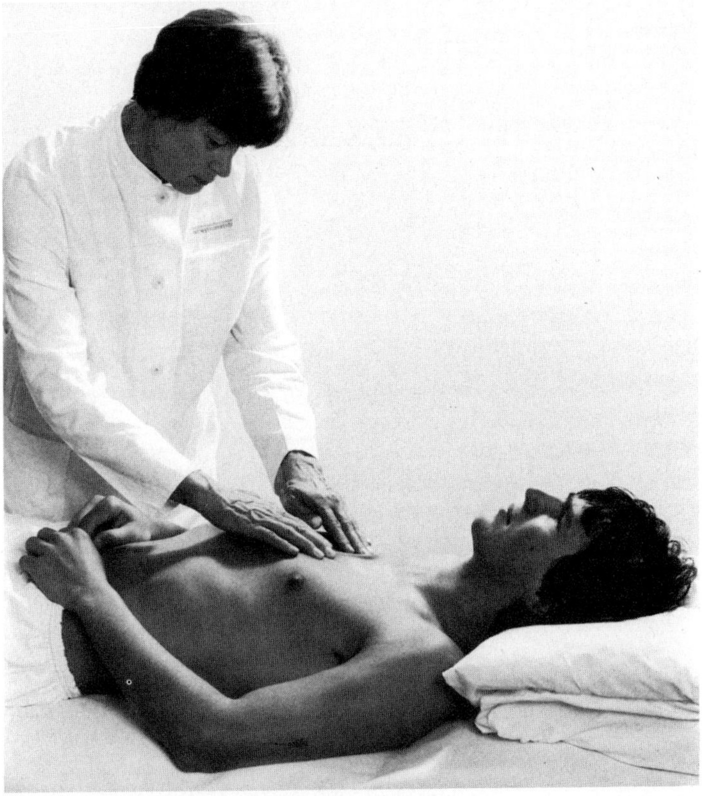

Abb. 144: Kaudo-kraniales Verschieben über dem *Sternum*

Kopf

Wenn das Gewebe am Kopf nicht schon im Rahmen der Rückenbehandlung erfaßt wurde, kann es im Anschluß an die beschriebenen Arbeitsgänge am besten aus Rückenlage behandelt werden (Abb. 140).

- Ansetzen der Fingerkuppen rechts und links am Hinterhaupt zwischen Mittellinie und *Processus mastoideus*.
- Verschieben der Kopfschwarte einmal über die Schädelhöhe bis an die Haargrenze oder darüber hinaus bis an die Augenbrauen mit Berücksichtigung des Gewebes über dem *M. frontalis* und seiner Ränder, zum anderen über die Scheitelbeine und die Schläfen. Von hier aus kann die Behandlung über dem Ober- und Unterkiefer fortgesetzt werden.

  Besondere Beachtung brauchen u. U. das Gewebe über und vor der Ohrmuschel sowie der Knochenränder und Ursprung und Ansatz der tastbaren mimischen Muskulatur.

VIII Die charakteristischen BgZ bei den verschiedenen Krankheitsgruppen, ihre Indikation für die BgM und ihre Behandlung

Die einzelnen Krankheiten und Beschwerden lassen mehr oder weniger ausgeprägte BgZ und Maximalpunkte erkennen, die in das Körperschema eingetragen sind. Zur Orientierung sind die wichtigsten Knochen und Muskeln sowie die Hautsegmente angegeben.

Die Hautsegmente variieren bei den einzelnen Forschern. Wir benutzen das Schema von Hansen-Schliack, das den letzten Auflagen von Dicke und Teirich-Leube zugrunde liegt. In der BgM spielen diese Hautsegmente nur eine Rolle, wenn hautnahe BgZ vorhanden sind, die ihrer Lage nach mit den Headschen Zonen (Hautzonen) übereinstimmen. Die fasziennahen BgZ, die für die BgM hauptsächlich in Betracht kommen, sind in der Regel ausgedehnter als hautnahe BgZ.

Die Indikation zur Anwendung der BgM ist überall dort gegeben, wo akute Krankheitsprozesse abgeklungen sind und funktionelle Störungen noch das Beschwerdebild prägen. Akute Krankheiten sind in jedem Falle eine **Gegenindikation**. Das gilt für alle aufgeführten Organsysteme und wird im einzelnen nicht wiederholt.

Die Angaben zur jeweiligen Behandlung können nur skizzenhaft bleiben, denn neben den beschriebenen charakteristischen BgZ können «klinisch stumme Zonen» vorhanden sein, die ein höchst individuelles Bild prägen, das erkannt werden muß. Denn nur das Behandlungskonzept, das alle Möglichkeiten berücksichtigt, ergibt die sichere Grundlage für eine individuelle, erfolgreiche Bindegewebsmassage.

1. Bewegungsapparat

Die BgM kann zur Anwendung kommen bei:

Gelenkerkrankungen – degenerative (Arthrose), entzündlich-rheumatische (in einem ‹ausgebrannten› Zustand, nicht mehr akut entzündlich) und posttraumatische Veränderungen der Knochen und Gelenke.

Weichteilrheumatischen Erkrankungen wie Myalgie, Tendinose (z.B. Tendovaginose), Insertionstendinose (z.B. Epicondylitis), Periostose, Bursitis u.a. Häufig stehen diese Veränderungen im Zusammenhang mit einem gleichzeitigen WS-Syndrom, so daß im Einzelfall nicht leicht zu entscheiden ist, ob eine BgZ auf die periphere Erkrankung oder auf die WS bezogen werden soll, z.B. das HWS-Syndrom als Brachialgie, das BWS-Syndrom als Interkostal- bzw. Brustwandsyndrom, das LWS-Syndrom als Lumbalgie, Ischialgie, Sakralgie.

Narben

Trophischen Störungen an den Extremitäten nach schlaffen Paresen, M. Sudeck, Dupuytrensche Kontraktur und Unterhautveränderungen im Sinne der Pannikulose

Gelenkbeschwerden, die in Verbindung mit Funktionsstörungen innerer Organsysteme auftreten können, z.B. die schmerzhafte Schultersteife *(Periarthritis humeroscapularis)* links wird häufig in Verbindung mit Herzerkrankungen beobachtet, rechtsseitige Beschwerden kommen bei Störungen des Leber-Gallensystems vor. Schmerzen im Rücken, Kreuzbein- und Oberschenkelbereich gehen häufig mit Erkrankungen des Urogenitalsystems einher. Lokalisation und Behandlung dieser BgZ werden im Rahmen der Erkrankungen innerer Organsysteme beschrieben.

Lokalisation der BgZ für den Schultergürtel-Armbereich (Abb. 145)

Die BgZ liegen in den Segmenten C 4-8, Th 1-5, oft bis Th 12, L 1-5 (also im Bereich des Gewebes, das von der Armanlage auf den Rumpf eingewandert ist). Die Zonen liegen jeweils auf der erkrankten Seite. Innerhalb dieser BgZ sind folgende Gewebsabschnitte besonders erhöht gespannt und reizempfindlich:

Dorsal:
- das Gewebe im Bereich des unteren Schulterblattwinkels über der Insertion des *M. latissimus dorsi* (Th 6) und über dem ganzen Muskel bis herunter zum Darmbeinkamm (Th 3-12);
- das Gewebe unterhalb der Schultergräte und über der hinteren Wand der Achselhöhle und dem hinteren Anteil des *M. deltoideus* zum Oberarm verlaufend (C 5, Th 1-2);
- das Gewebe über dem *M. triceps brachii*, besonders oberhalb des *Olecranon* sowie an der Ulnarseite des Unterarms bis hin zum Handgelenk (C 8, Th 1).

Ventral:
- das Gewebe im Bereich des Schlüsselbeins – medial besonders oberhalb (C 3) und lateral mehr unterhalb des Knochens im Bereich der *Fossa infraclavicularis* und über dem vorderen Anteil des *M. deltoideus* zum Oberarm verlaufend (C 4, Th 2);
- das Gewebe über der seitlichen Brustkorbwand bis hinein in die Achselhöhle (Th 2-9);
- das Gewebe am Brustkorbrand und am lateralen Rand des *M. rectus abdominis* (Th 7-12);

beim Anhaken am Brustkorbrand über dem 7./8. ICR im Bereich der Rippen-Knorpelverbindung tönt bei den meisten Patienten der «Ellenbogenpunkt» an (s. S. 158);
- das Gewebe an der Medialseite des Oberarms, in der Ellenbeuge, an der Ulnarseite des Unterarms, über dem Handgelenk, den Mittelhandknochen und über den Fingergrundgelenken (Th 1-2, C 7-8).

Zu den genannten BgZ sind die Muskeln von Rumpf, Schultergürtel, Arm in unterschiedlicher Intensität in der Spannung erhöht (z.B. *M. erector spinae* im Bereich der unteren HWS und oberen BWS, *M. latissimus dorsi, M. teres major* und *minor, M. supra-* und *infraspinatus, M. subscapularis, M. deltoideus, M. pectoralis minor, M. biceps brachii caput longum* und *breve* und *M. coracobrachialis*. Bei der Epicondylitis sind noch *M. triceps brachii* sowie die Extensoren von Hand und Fingern beteiligt).

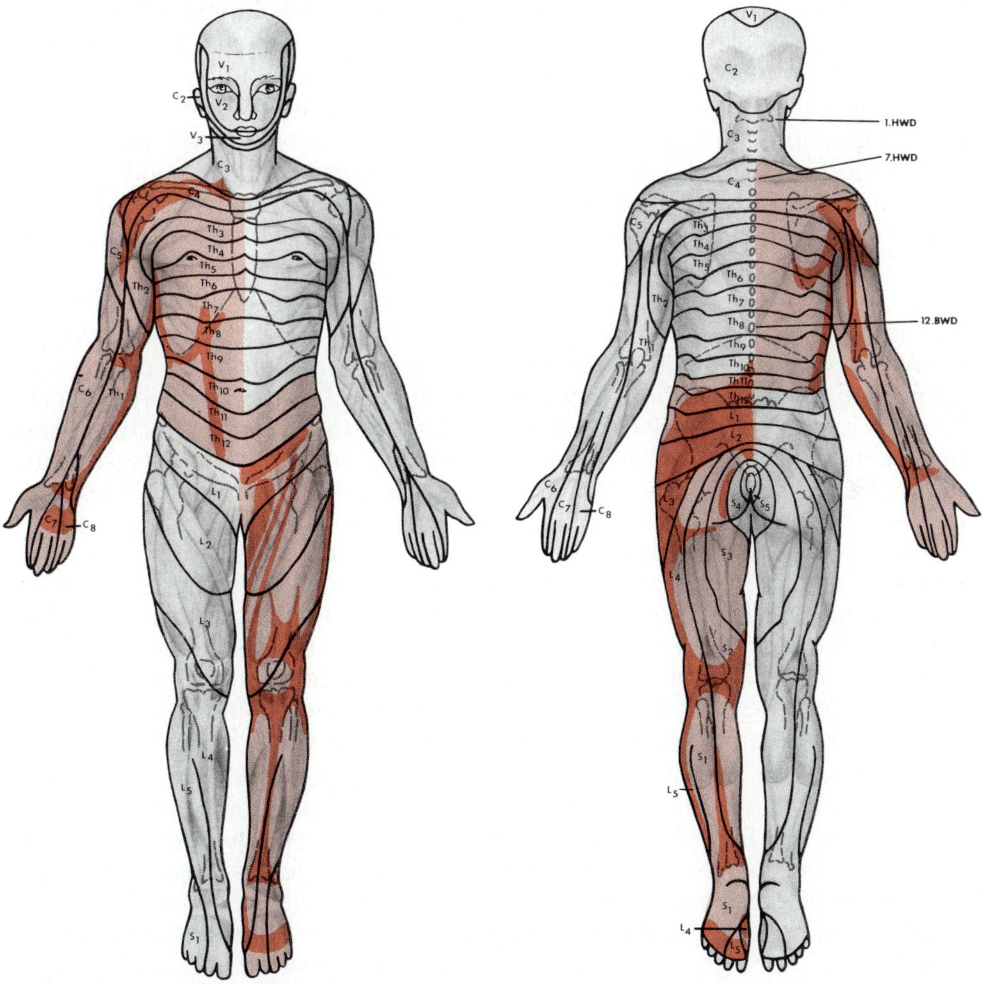

Abb. 145: BgZ im Schultergürtel-Armbereich rechte Seite
BgZ im Becken-Beinbereich linke Seite

Behandlung im Schultergürtel-Armbereich

Wenn der *akute Zustand* (z. B. eine Arthritis, posttraumatische Veränderungen der Knochen und Gelenke, ein Zervikalsyndrom, eine Myalgie u. a.) noch nicht lange abgeklungen ist und hautnahe BgZ deutlich ausgeprägt sind, wird die *Hauttechnik* angewandt (Patient im Sitzen oder Seitlage).

Man arbeitet beiderseits im Kreuzbein-Lendenbereich und kann meistens bereits in den ersten Behandlungen Arbeitsgänge bis in Höhe der Schultergräte ausführen. Oft bewährt es sich, auf der gesunden Seite zu beginnen, da hierdurch konsensuelle Reaktionen in der erkrankten Seite ausgelöst werden können, wodurch die Reizempfindlichkeit der BgZ u. U. spontan nachläßt. Wichtig sind Arbeitsgänge im lateralen Rumpfbereich; wenn hier nach einigen Behandlungen die Gewebsspannung nachgelassen hat, kann am Schulterblatt, Schultergürtel sowie der vorderen und hinteren Wand der Achselhöhle weitergearbeitet werden. Erst später – wenn überhaupt im Rahmen der Hauttechnik – wird am Arm selbst gearbeitet. Nach akuten Krankheiten verschwinden die peripheren Störungen in den meisten Fällen durch die Behandlung von Rumpf und Schultergürtel, so daß sich Arbeitsgänge am Arm erübrigen.

Bei *chronischen Störungen* und Beschwerden sind überwiegend fasziennahe BgZ ausgeprägt, so daß von Anfang an mit *Unterhaut-Faszientechnik* gearbeitet wird. Nach den Arbeitsgängen im Kreuzbein-Lendenbereich ist eine intensive Behandlung am Rand des *M. latissimus dorsi*, am unteren Schulterblattwinkel, der Achselhöhle sowie auf dem Schulterblatt erforderlich.

Wird das Schneidegefühl nicht in der richtigen Weise ausgelöst, so muß das *Trigonum lumbale* – und zwar auf beiden Seiten – angehakt werden. Möglicherweise wird die Reaktion auch durch Arbeitsgänge betont auf der «gesunden» Seite erreicht, besonders wenn auch hier BgZ vorhanden sind (Teirich-Leube schreibt: « . . . z. B. wenn bei linksseitigen Armstörungen gleichzeitig auf der rechten Seite Leber-Gallenzonen ausgeprägt sind.»). Die Arbeitsgänge auf dem Schulterblatt und über dem hinteren Anteil des *M. deltoideus* sind besonders sorgfältig auszuführen, wobei auf das richtige Schneidegefühl zu achten ist. Sehr häufig tritt an dieser Stelle dumpfes Druckgefühl auf. Wenn trotz dieser Fehlreaktion hier weitergearbeitet wird, kann der bisherige Behandlungserfolg zunichte werden! Es wird in diesem Falle noch einmal weiter kaudal gearbeitet: Am Rand des *M. latissimus dorsi*, der seitlichen Brustkorbwand und in der Achselhöhle; u. U. muß auch der *Reaktionspunkt* im Winkel von Schultergräte und Schlüsselbein angehakt werden, bevor die Arbeitsgänge am hinteren Anteil des *M. deltoideus* erneut versucht werden.

An der vorderen Rumpfwand ist die Behandlung der Muskelränder wichtig: Anhaken am Rand des *M. rectus abdominis* bis hinauf auf den Brustkorb, Arbeitsgänge im Bereich der *Mm. obliqui abdominis externi* über dem Brustkorbrand, vorsichtiges Arbeiten am Rand des *M. pectoralis major*. Wenn bei diesen Arbeitsgängen das Gewebe im Bereich des «Ellenbogenpunktes» sehr «antönt», so arbeitet man immer wieder am unteren Brustkorbrand (Brustkorbgang).

Zusätzliche Arbeitsgänge am Arm können erforderlich werden, wenn hier noch Beschwerden bestehen, obgleich die BgZ am Rumpf weitgehend normalisiert sind (z. B. bei HWS-Syndrom, Myalgie, Dystrophie bei verzögerter Frakturheilung, ausgedehnter Weichteilverletzung, Narben und dgl.). Mit *Hauttechnik und/oder Unterhaut-Faszientechnik*, evtl. auch *Unterhautmassage*, wird dann gezielt im Bereich der Störung gearbeitet.

Der Behandlungsbeginn am Arm ist dann angezeigt, wenn das periphere Gewebe bei der Behandlung am Rumpf nicht mitreagiert (z. B. beim M. Sudeck III u. a.). Erst wenn die Trophik im Arm sich verbessert hat, werden Arbeitsgänge am Rumpf erfolgreich hinzugenommen.

Bei **Insertionstendinose** (Epicondylitis) und **Tendinose** (Tendovaginitis im Bereich der Fingerextensoren) ist der Therapeut häufig geneigt, die BgM sofort an Arm und Hand auszuführen, in der Annahme, daß es sich um eine rein periphere Störung handle. Das ist vor allem der Fall, wenn Patienten als Ursache Überanstrengung angeben. (Z. B. Krankengymnasten und Masseure, die über mehrere Wochen ein Übermaß an Behandlungen zu bewältigen haben, Hausfrauen, die schwer heben und tragen oder andere ungewohnte Arbeit leisten müssen. Pianisten und Streicher klagen oft über Beschwerden durch verkrampftes Üben und Spielen mit komplizierten Fingersätzen. Bei Tennisspielern tritt Epicondylitis oft zu Beginn des Trainings auf. Teirich-Leube schreibt dazu: «Bei den meisten Patienten ist das Gewebe schon vor der angeschuldigten Überlastung reizempfindlich, es bestehen bereits nächtliche Parästhesien, Müdigkeitsgefühle usw. Häufig besteht eine Fokaltoxikose und gelegentlich gehört das Armgewebe zu den entsprechenden BgZ des Rumpfes: bei Beschwerden im rechten Arm können Leber-Gallenzonen ausgeprägt und die entsprechenden funktionellen Störungen vorhanden sein, bei linksseitigen Beschwerden lassen sich u. U. Zusammenhänge mit bestehenden Herzstörungen feststellen. Die Überlastungen des Armgewebes sind in diesen Fällen lediglich der auslösende Faktor, aber nicht die alleinige Ursache.»)

In diesen Fällen muß die BgM selbstverständlich im Bereich des *Rumpfes (lateral)* und des *Schultergürtels (Achselhöhle)* ausgeführt werden. Bessern sich die peripheren Störungen in den ersten 4 Behandlungen, sollte am Arm selbst nicht mehr gearbeitet werden. Bessern sich die Beschwerden nicht, so müssen Arbeitsgänge am Arm hinzugenommen werden.

Lokalisation der BgZ für den Becken-Beinbereich (Abb. 145)

Die BgZ liegen im wesentlichen in den Segmenten L 1-5 und S 1-3 (5). Auch in Th 11-12 kann die Gewebsspannung – besonders im Bereich des Bauches – erhöht sein. Die Zonen liegen jeweils auf der erkrankten Seite. Innerhalb dieser BgZ sind folgende Gewebsabschnitte besonders erhöht gespannt und reizempfindlich:

Dorsal:

- das Gewebe im Bereich der unteren LWS (Th 11-12), des Kreuzbeins und über dem Gesäß, besonders am Ansatz und Ursprung des *M. glutaeus maximus* (L 1-4);

- das Gewebe am Rand des *M. glutaeus maximus* über der *Fossa ischioanalis* (S 2);
- das Gewebe lateral im Bereich der Gesäßfalte (*Sulcus glutaealis* – L 4, S 2-3);
- das Gewebe im Bereich des *Tractus iliotibialis*, der Kniekehle und medial oberhalb vom Knie (L 3-5, S 1-2).

Ventral:
- das Gewebe im Bereich der *Spina iliaca anterior superior* und der Leiste (L 1);
- das Gewebe an den Rändern des *M. sartorius* und der *Mm. adductores* über der Medialseite des Oberschenkels, besonders oberhalb des Knies (L 1-2).

Zu den genannten BgZ sind die Muskeln von Rumpf, Beckengürtel, Bein in unterschiedlicher Intensität erhöht gespannt (*z.B. M. erector spinae* der LWS und unteren BWS, M. *glutaeus medius* und *minimus*, die Gruppe der kleinen Hüftmuskeln (pelvitrochantere Muskelgruppe), *M. glutaeus maximus* und *M. tensor fasciae latae* mit dem *Tractus iliotibialis* sowie die Septen der Adduktoren, Flexoren und Extensoren für Hüft- und Kniegelenk am Oberschenkel, *M. iliopsoas* und die Muskeln der Bauchdecke).

Behandlung im Becken-Beinbereich

Wenn der *akute Zustand* (z.B. eine Entzündung, posttraumatische Veränderungen der Knochen und Gelenke, ein Lumbalsyndrom usw.) noch nicht lange abgeklungen ist, sind in der Regel hautnahe BgZ deutlich ausgeprägt, so daß die Behandlung mit *Hauttechnik* ausgeführt wird. Sie erfolgt aus Seit- und Rückenlage und wird bei starker vegetativer Reizbarkeit am besten auf der gesunden Seite begonnen.

Bei *chronischen und subakuten Krankheitszuständen* sind hautnahe BgZ in der Regel bereits verschwunden, und es werden nur mehr fasziennahe BgZ getastet, die mit *Unterhaut-Faszientechnik* – gegebenenfalls auch mit *flächiger BgM* und *Unterhautmassage* – behandelt werden.

Bei **Lumbalgie und Sakralgie** u.a. ist das Gewebe über dem Sakroiliakalgelenk auffallend reizempfindlich und gespannt. Die Technik erfordert hier besondere Sorgfalt und kann nur mit kurzen Arbeitsgängen ausgeführt werden. Wird hier trotz exakter Technik dumpfer Druck gefühlt, so ist in erster Linie das *Trigonum lumbale* auf beiden Seiten, besonders auf der weniger reizempfindlichen, ein- bis zweimal anzuhaken. In zweiter Linie kommen kürzeste Arbeitsgänge hinter dem *Trochanter major* und das Anhaken des Reaktionspunktes am *Rand des M. glutaeus maximus* über der *Fossa ischioanalis* in Betracht, um das regelrechte Schneidegefühl zu erreichen.

Bei **Ischialgie** liegt an der jeweils gesunden Seite paravertebral in Höhe des 2. und 3. LWD (Th 10-11) ein **Maximalpunkt**, durch dessen Behandlung – sowohl mit *Hauttechnik* als auch mit *Unterhaut-Faszientechnik* – mehr oder weniger starke Parästhesien im erkrankten Bein ausgelöst werden können. Durch Arbeitsgänge im lateralen Abschnitt der Gesäßfalte bis an den *Trochanter major* lassen sich solche Sensationen in der Regel spontan wieder beseitigen.

Alle Druckschmerzpunkte an den Austrittsstellen des *N. ischiadicus* – im Bereich der unteren LWS und des Gesäßes – müssen lange Zeit, unter Umständen immer, ausgespart bleiben. Bei länger bestehenden chronischen Ischialgien ist die zusätzliche *periphere Behandlung* erforderlich. Aus Rückenlage erfolgen Arbeitsgänge am Rand des *Tractus iliotibialis*, und zwar anfänglich von der Mitte aus nach proximal und erst später auch nach distal. Im Bereich der Kniekehle beschränken sich die Arbeitsgänge auf die muskuläre Begrenzung derselben, die Mitte der Kniekehle muß wegen des Nervenverlaufs ausgelassen werden. Wenn erforderlich, arbeiten wir noch zwischen den Köpfen des *M. gastrocnemius*, an Achillessehne und Malleolengabel. Zwischendurch sind immer wieder der Becken- und Brustkorbgang auszuführen – vielfach bedarf es zu ihrer Vorbereitung kurzer Anhakstriche am Brustkorbrand und Darmbeinkamm.

Bei ausgedehnten Gewebsveränderungen (Narben, Pannikulose u.a.) arbeitet man anfänglich oft leichter mit der *Unterhautmassage*, besonders wenn das Gewebe überempfindlich ist. Restspannungen, die dadurch nicht zu beeinflussen sind, werden dann (auch innerhalb derselben Sitzung) mit gezielten Arbeitsgängen der *Unterhaut-Faszientechnik* behandelt.

2. Gefäße

Die BgM kann angewandt werden bei:

peripheren arteriellen Gefäßerkrankungen wie funktionelle Störungen (harmlose vasomotorische Labilität, Raynaud-Syndrom mit angiospastischen Anfällen, die später zu trophischen Veränderungen der Fingerkuppen führen können), Sklerodermie; sklerotische Veränderungen (arterielle Verschlußkrankheiten mit Claudicatio intermittens).

Störungen und Erkrankungen des Venen-Lymphsystems wie chronisch-venöse Insuffizienz nach rezidivierender Thrombophlebitis (variköser Symptomenkomplex), nach Phlebothrombose (bei postthrombotischem Syndrom, bei Ulcus cruris venosum); Lymphstauungen bei allgemeiner Bindegewebsschwäche, posttraumatisch, durch statische Überlastung (Amputation), raumfordernde Prozesse im Unterbauch (Schwangerschaft, Tumoren u.a.).

Lokalisation der BgZ für den Schultergürtel-Armbereich (Abb. 146)

Die BgZ liegen in den Segmenten C 3-8, Th 1-12, L 1-5. Sie liegen jeweils auf der erkrankten Seite, können aber paravertebral auch auf der «gesunden» Seite festgestellt werden. Innerhalb dieser BgZ sind folgende Gewebsabschnitte besonders erhöht gespannt und reizempfindlich.

Dorsal:
- das Gewebe paravertebral der gesamten WS;
- das Gewebe am unteren Schulterblattwinkel und dem medialen und lateralen Rand (Th 2-6);
- das Gewebe lateral auf dem Schulterblatt, über der hinteren Achselhöhlenwand und dem *M. deltoideus* (C 4-5, Th 2-4);
- das Gewebe über dem *M. trapezius* im Schulter-Nackenbereich (C 3-4);
- das Gewebe über dem *M. triceps brachii*, den Flexoren des Unterarms und der Ulnakante (C 7-8, Th 1-2).

Ventral:
- das Gewebe im Bereich der *Clavicula* (C 4);

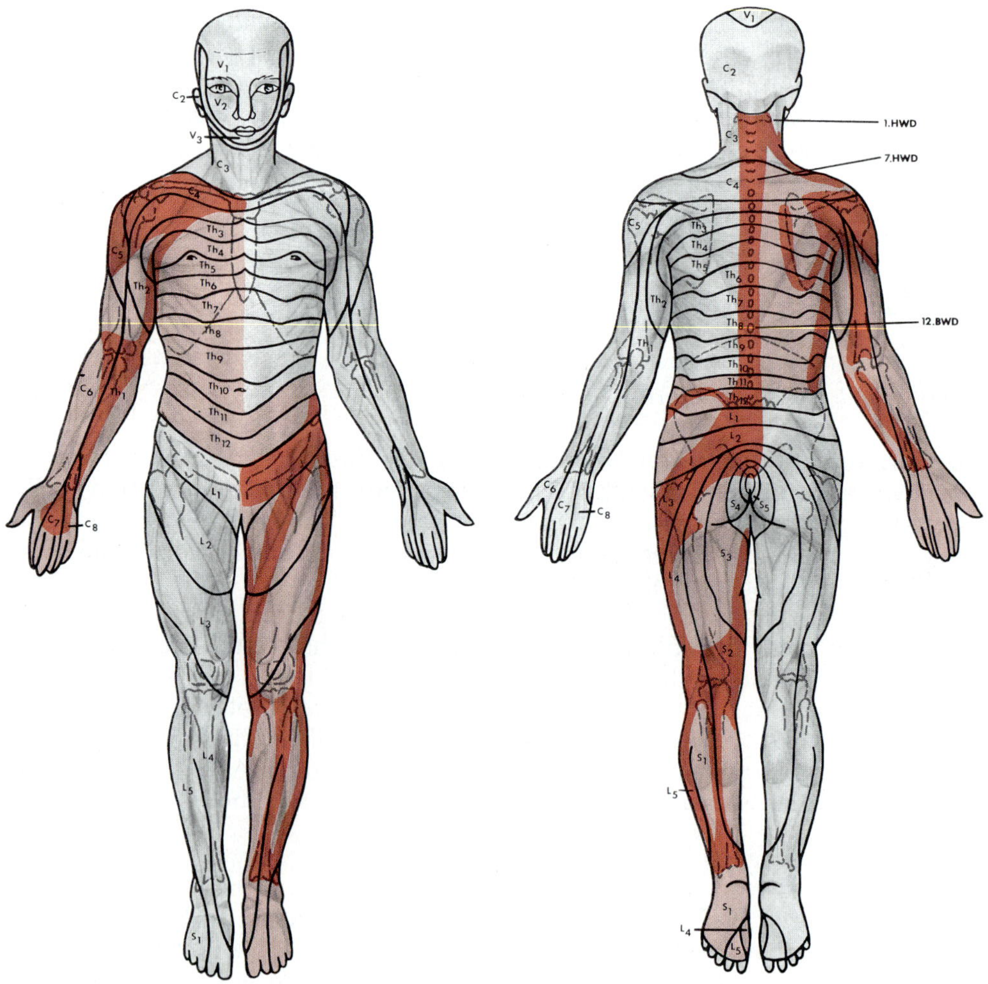

Abb. 146: Gefäßzonen im Schultergürtel-Armbereich rechte Seite
Gefäßzonen im Becken-Beinbereich linke Seite

- das Gewebe im Bereich des *M. deltoideus* und *M. pectoralis major*, besonders an deren Rändern (C 4, Th 2-5);
- das Gewebe an der Innenseite des Oberarms und in der Ellenbeuge (C 6, Th 1-2);
- das Gewebe über der Volarfläche des Unterarms und mehr oder weniger ausgedehnt in der Palmarfläche der Hand (C 6-8, Th 1).

Zu den genannten BgZ sind in der Regel auch die Ränder des *M. latissimus dorsi, M. pectoralis major, M. deltoideus* sowie des *M. infraspinatus und M. subscapularis* erhöht gespannt.

Lokalisation der BgZ für den Becken-Beinbereich (Abb. 146)
Die BgZ liegen in den Segmenten Th 11-12, L 1-5, S 1-3 (5) jeweils auf der erkrankten Seite. Innerhalb dieser BgZ sind folgende Gewebsabschnitte besonders erhöht gespannt und reizempfindlich:

Dorsal:
- das Gewebe im Bereich der unteren LWS, über Kreuzbein und Kreuzbeinrändern (Th 11-12, L 1-2, S 2-4);
- das Gewebe über dem Gesäß (schnurartige Einziehungen bei arteriellen Störungen, mehr bandartige Einziehungen bei Venen-Lymphstörungen), dem lateralen Bereich der Gesäßfalte *(Sulcus glutaealis)* und hinter dem *Trochanter major* (L 2-4);
- das Gewebe am Rand des *Tractus iliotibialis* (L 3-4);
- das Gewebe im Bereich der *Mm. adductores* und der Kniekehle (S 1-3);
- das Gewebe zwischen den Köpfen des *M. gastrocnemius* und am lateralen Rand seines *Caput fibulare* sowie den Rändern der Achillessehne (L 5, S 1-2).

Ventral:
- das Gewebe im Bereich der *Spina iliaca anterior superior* und der Leistengegend (L 1);
- das Gewebe an den Rändern des *M. sartorius* und über den *Mm. adductores* (L 2-3);
- das Gewebe im Bereich der *Tuberositas tibiae* und der Tibiakante (L 4 5);
- das Gewebe im Bereich der Malleolengabel und über den Zehengrundgelenken (L 4-5, S 1).

Zu den genannten BgZ sind häufig auch die Rückenmuskulatur im Lendenbereich, Glutäal- und kleine Hüftmuskeln sowie Muskeln des Ober- und Unterschenkels (besonders *M. gastrocnemius caput mediale et laterale, M. soleus*) erhöht gespannt. Hin und wieder finden wir auch die Fußsohlenmuskulatur beteiligt.

a) Behandlung peripherer arterieller Gefäßerkrankungen
Funktionelle Störungen im Sinne der Vasolabilität kommen überwiegend bei Mädchen und jungen Frauen vor. Sie klagen über kalte, oft schweißige Hände. Die Beschwerden können sich bis zu spastischen Reaktionen mit «abgestor-

benen», weißen Fingern (Digitus mortuus) schon bei geringen Kältereizen steigern.

Bei schweren **funktionellen Störungen** mit Gefäßspasmen kann das Gewebe so fest mit der darunterliegenden Schicht verhaftet sein, daß der Patient die Haut als zu stramm und eng empfindet. Der arbeitende Finger kann kaum ins Gewebe eindringen. Dementsprechend fühlt der Patient nur ein schwaches Streichen, und eine Hautrötung tritt – wenn überhaupt – nur als schwach rosa gefärbter Strich auf, der sehr rasch wieder abklingt. Erst nach einigen, oft nach vielen Behandlungen, tritt ein zartes, helles Schneiden auf, und die Hautreaktion wird deutlicher. In günstigen Fällen steigert sich das Schneidegefühl und entspricht dann dem Grad der Gewebsspannung, während die Dermographia rubra und elevata immer schwächer bleiben als bei anderen Krankheitsbildern.

In diesen Fällen sind bei der BgM alle Methoden des Ziehens anzuwenden. Oft bewährt sich zu Beginn die Behandlung mit *intensiver Hauttechnik,* oft ist es günstiger, mit kürzesten Arbeitsgängen der *Unterhaut-Faszientechnik* auch im Bereich der besonderen *Reaktionspunkte* zu beginnen und evtl. in der gleichen Behandlung noch die Hauttechnik hinzuzunehmen. U.U. kann die Unterhautmassage als vorbereitende Technik angewandt werden.

Bei **progressiver systemischer Sklerodermie** kommen eine örtliche Behandlung mit *Haut-Unterhauttechnik* sowie *Unterhautmassage* in Betracht. Die Gewebsspannung und die Infiltrate lassen sich allerdings nur im Anfangsstadium oder bei leichtem Krankheitsverlauf vorübergehend verringern und damit der Spannungsschmerz erleichtern.

Die mehr **sklerotischen Veränderungen** kommen überwiegend im Bereich der unteren Extremität vor. Das bekannteste klinische Syndrom ist das *intermittierende Hinken* bei chronischen Gefäßverschlüssen im Oberschenkel, seltener im Becken- oder im Unterschenkelbereich. Durch BgM wird im Stadium I, II und III (nach Fontaine) bei etlichen Patienten ein angenehmes Wärmeempfinden erzeugt, so daß die Behandlung als zusätzliche Maßnahme zur Bewegungstherapie in Betracht kommt.

Schultergürtel-Armbehandlung

(Patient im Sitzen oder in Seitlage)

Die Behandlung mit *Hauttechnik* verlangt intensive Arbeit im Bereich des Beckens, Brustkorbs, Schultergürtels und der Arme.

Mit *Unterhaut-Faszientechnik* wird bevorzugt am Rand des *M. latissimus dorsi* bds., des *M. rectus abdominis* bds., am unteren Schulterblattwinkel bds., den Rändern der Achselhöhlen sowie der Ober- und Unterarmmuskulatur gearbeitet. Oft muß mit dem Anhaken am *Trigonum lumbale* bds. begonnen werden, um das Schneidegefühl auszulösen.

Das Gewebe in der Achselhöhle und Ellenbeuge selbst muß unter allen Umständen ausgespart bleiben. Arbeitsgänge in diesem Bereich können taubes Gefühl und Gefäßspasmen auslösen, die den bisherigen Behandlungserfolg zunichte machen können. Gleiche Störungen sind u. U. auch bei fortlaufenden Arbeitsgängen über dem *M. triceps brachii* zu beobachten, wenn sie von proximal nach distal ausgeführt werden. Hier muß also von distal nach proximal gearbeitet werden. Wenn mit *Unterhautmassage* gearbeitet wird, beginnen die Arbeitsgänge im Bereich von Schultergürtel/Nacken und werden über Ober- und Unterarm bis zu Hand und Fingern fortgesetzt.

Becken-Beinbehandlung
(Patient im Sitzen, Seit- und Rückenlage)
Mit *Hauttechnik* muß besonders intensiv im Bereich des Kreuzbeines, Gesäßes, der Hüften, Ober- und Unterschenkel gearbeitet werden.

Arbeitsgänge mit *Unterhaut-Faszientechnik* werden an Kreuzbeinrändern, über dem Gesäß und als Becken- und Brustkorbgang ausgeführt. Becken- und Brustkorbgang müssen u. U. durch kurzes Anhaken vorbereitet werden; sie sind auch im Behandlungsverlauf öfter zu wiederholen. Oft muß die Behandlung mit dem Anhaken der Reaktionspunkte wie *Trigonum lumbale* bds., hinter dem *Trochanter major* bds., über der *Fossa ischioanalis* bds. und dem *Hiatus tendineus adductorius* bds. begonnen werden, um das Schneidegefühl auszulösen. U. U. bewährt sich als vorbereitende Maßnahme die Anwendung der *Unterhautmassage* mit Betonung an Knochen und Muskelrändern.

Weitere Arbeitsgänge werden am Rand des *Tractus iliotibialis*, den Rändern der Kniekehle und in der Malleolengabel ausgeführt. Arbeitsgänge *in* der Kniekehle können u. U. Gefäßspasmen, taubes und Kältegefühl auslösen, die den bisherigen Behandlungserfolg wieder zunichte machen können. Dasselbe erleben wir bei fortlaufenden Arbeitsgängen am Rand des *Tractus iliotibialis*, wenn sie von proximal nach distal ausgeführt werden anstatt von distal nach proximal.

Um die BgM wirkungsvoll zu unterstützen, sollten die Patienten anschließend mindestens 2 Stunden liegenbleiben. Eine Ruhepause nach Bedarf ist erst bei Besserung des Zustandes ratsam. Solange das Schneidegefühl und die Hautreaktion nur angedeutet sind, bewährt es sich, die Behandlung täglich durchzuführen. Mit Verbesserung der Reaktionen können die zeitlichen Abstände vergrößert werden. Auch die anfänglich erforderlichen Behandlungszeiten von ca. 50–60 Minuten lassen sich verkürzen.

Die Resultate durch BgM sind meistens recht gut. Selbstverständlich kann diese Behandlung Medikamente oder bei schweren Krankheitszuständen einen chirurgischen Eingriff nie ersetzen; sie kann aber diese Maßnahmen entscheidend unterstützen.

Als *unterstützende Maßnahme* hat sich die Anwendung der heißen Rolle bewährt. Im Rahmen der **Schultergürtel-Armbehandlung** wird sie über dem rechten Oberbauch als «*Leberrolle*» ausgeführt. Hände und Arme werden dabei oft schlagartig ganz heiß. Patienten empfinden nach den ersten Behandlungen oft eine stundenlang anhaltende innere Wärme. Im Rahmen der **Becken-**

Beinbehandlung wird sie über dem Kreuzbein als «*Kreuzbeinrolle*» ausgeführt und erzeugt, wie an den Armen, häufig schlagartig heiße Beine und Füße.

b) Behandlung von Störungen und Erkrankungen des Venen-Lymphsystems

Chronisch-venöse Insuffizienz und Lymphstauung kommen überwiegend an der unteren Extremität vor und sind bei Frauen häufiger als bei Männern. Es bestehen schwere, müde Beine, nächtliche Fuß- und Wadenkrämpfe und abendliche Knöchelschwellungen u. a. Das Gewebe ist gestaut und teigig verdickt, es neigt besonders leicht zu Verletzungen. Schon bei geringstem Druck und Stoß entstehen Hämatome, die dem Patienten kaum bewußt werden. In der ersten und zweiten Behandlung mit BgM können solche Gewebsblutungen im Bereich der Arbeitsgänge auftreten, wie auf S. 96 beschrieben, während sie später bei noch so intensiver Anwendung der Technik nicht mehr auszulösen sind.

Aus Seitlage werden Arbeitsgänge im Bereich von Kreuzbein, Darmbein und *Trochanter major*, aus Rückenlage am Rand des *Tractus iliotibialis* ausgeführt. Arbeitsgänge an Unterschenkel und Fuß sind nur in besonderen Fällen in den letzten Behandlungen nötig. In der Regel sind die Beschwerden vom Becken-Hüftbereich aus zu beseitigen.

Dicke und Teirich-Leube berichten eingehend über die Behandlung des **Ulcus cruris venosum** und sehen in der BgM den entscheidenden Behandlungsfaktor. Dicke schreibt allerdings: «... ohne anfängliche Bettruhe und Fischersche Verbände kommt man meistens nicht zurecht (mit BgM alleine)...»

Teirich-Leube kombiniert die BgM mit Unterschenkel-Wechselbädern und aktiver Bewegung im Kompressionsverband und hat gute Resultate allein durch Arbeitsgänge im peripheren Bereich.

Aus Rückenlage werden Arbeitsgänge am Rand des *Tractus iliotibialis* und dem lateralen Bereich der Kniekehle ausgeführt. Größte Vorsicht ist bei vorhandenen Varizenknoten geboten, sie müssen bei jeglicher mechanischer Einwirkung umgangen werden.

Bei aufgestelltem Fuß wird am Unterschenkel zwischen den Köpfen des *M. gastrocnemius* und am lateralen Rand seines *Caput fibulare* gearbeitet. Meistens wird der Geschwürsgrund danach frisch rot durchblutet, die örtlichen Schmerzen lassen nach, und nächtliche Parästhesien verschwinden erstaunlich rasch.

Da die schwer heilenden und rezidivierenden Geschwüre überwiegend im Bereich des medialen Malleolus liegen, ist der Therapeut geneigt, medial am Unterschenkel zu arbeiten. Unserer Erfahrung nach tritt dabei meistens schweres, dumpfes Druckgefühl auf, während durch Arbeitsgänge lateral sofort klares, scharfes Schneiden ausgelöst wird. Erst mit verbesserter Trophik und klarem Schneidegefühl können u. U. auch kurze Arbeitsgänge auf den Geschwürsrand zu ausgeführt werden, um die örtliche Verschieblichkeit weiter zu verbessern. Besondere **Reaktionspunkte,** die u. U. in die Behandlung einbezogen werden müssen, sind: das *Trigonum lumbale,* das Gewebe hinter dem *Trochanter major,* zwischen den Köpfen des *M. gastrocnemius* und letztlich am *Hiatus tendineus adductorius.*

Teirich-Leube schreibt zu diesem Thema: «1945/46 habe ich in der Chirurg. Univ.-Klinik Freiburg u. a. 17 Kranke im Alter von 40 bis 60 Jahren mit zum Teil vieljährigen Unterschenkelgeschwüren mit der peripheren BgM behandelt und ausgezeichnete Ergebnisse erzielt. Alle Patienten waren ambulant zur Behandlung gekommen. Im Anschluß an Unterschenkelwechselbäder (ca. 10 Minuten Dauer, 1 bis 2 Minuten warm, 10 bis 30 Sekunden kalt) wurde die BgM im Bereich des jeweiligen Ober- und Unterschenkels an den genannten Gewebsabschnitten etwa 15 Minuten durchgeführt. Die Wundversorgung erfolgte in der üblichen Weise. Alle Patienten wurden außerdem mit einem komprimierendem Wickelverband versehen, damit sie ihrer häuslichen oder beruflichen Tätigkeit nachgehen konnten ... Bis zur Überhäutung der Geschwüre, die bei diesem Krankengut zwischen 1 bis 20 Jahren mit nur kurzen Unterbrechungen bestanden, wurden 10 bis 45 Behandlungen benötigt; bis zur Entlassung aus der Behandlung wurden im Durchschnitt noch 5 bis 15 weitere BgM ausgeführt.»

Bei langjährigen Unterschenkelgeschwüren führt die Subkutis-Faszienverklebung vielfach zu erheblichen Bewegungseinschränkungen im oberen und unteren Sprunggelenk. Teirich-Leube arbeitete in diesen Fällen zusätzlich mit passiven Fußbewegungen, um den Bindegewebszug in größerer Fläche und Tiefe zu erreichen. Bei aktiven Bewegungen wird dieser oft sehr schmerzhafte Bereich unbewußt ausgespart, so daß die Korrektur durch eine Übungsbehandlung allein zunächst nicht erreicht wird.

3. Kopfschmerz

Die BgM kann zur Anwendung kommen bei:

- **Störungen der Vasoregulation** – posttraumatischer Cephalgie (Commotio und Contusio cerebri, Schädelfrakturen und Operationen), Störungen der Blutdruckregulation mit Hyper- und Hypotonie (letztere ist häufig bei leptosomer Konstitution zu beobachten), Migränekopfschmerz;
- **Kopfschmerz als Begleiterscheinung** bei Erkrankungen innerer Organe, z. B. bei Magen-Darmstörungen, Gallenblasenbeschwerden, funktionellen Störungen des Nieren-Blasensystems, der weiblichen Unterleibsorgane u. a.;
- **spondylogenem Kopfschmerz** bei degenerativen Veränderungen, bei Fehlhaltungen oder nach Traumen der HWS, sog. Spannungs- und Knötchenkopfschmerz durch schmerzhaft hypertonische Ansätze der Nackenmuskulatur.

Lokalisation (Abb. 147):
Die BgZ liegen in den Segmenten C 1-8, Th 1-12 und L 1-2. Es sind also alle Segmente vom Hinterhaupt bis herunter zum Kreuzbein beteiligt. Das gilt besonders für die Störungen nach **Kopftraumen**. Bei dem **Migränekopf-**

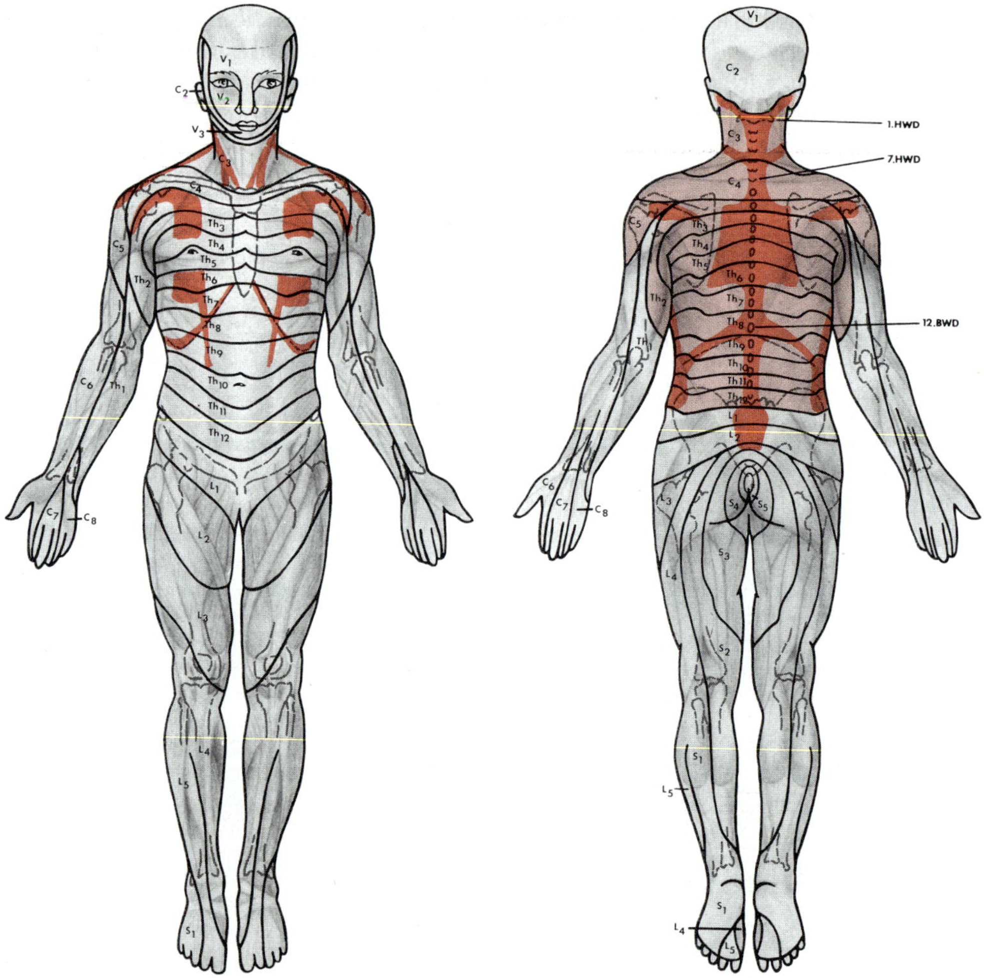

Abb. 147: Kopfzonen

schmerz können außer den charakteristischen Kopfzonen (besonders zwischen den Schulterblättern) die verschiedensten Organzonen vorhanden sein, z. B. Leber-Gallen- und Magenzonen; sehr häufig sind Hypomenorrhoezonen. Bei Kopfschmerz im Zusammenhang mit **Funktionsstörungen innerer Organe** sind die entsprechenden Organzonen meistens deutlich ausgeprägt – bei Blasenstörungen ist der Kopfschmerz eher dumpf. Bei **spondylogenem Kopfschmerz** sind besonders zervikale und obere thorakale Segmente betroffen.

Innerhalb dieser BgZ sind folgende Gewebsabschnitte besonders erhöht gespannt und reizempfindlich:

Dorsal:

- das Gewebe auf dem Kreuzbein, vor allem auf dem untersten Abschnitt (L 1-2);

- das Gewebe im Bereich der unteren Rippen, besonders paravertebral (Th 8-9);
- das Gewebe zwischen den Schulterblättern, besonders bei Migräne (Th 2-6);
- das Gewebe lateral auf den Schulterblättern und bds. auf dem hinteren Anteil des *M. deltoideus* zum Arm hin verlaufend (C 5, Th 1-2);
- das Gewebe in Höhe des 5. HWD, das wie ein schmales Nackenband über die Halsseiten nach ventral verläuft (C 3);
- das Gewebe am Hinterhaupt in Höhe der *Linea nuchae inferior* und über den HWD (C 2-4);
- das Gewebe bds. am Rand des *M. latissimus dorsi* bis tief in die Achselhöhle hinein (Th 3-12).

Ventral:
- das Gewebe im Bereich der Rippenbögen und dem Rand des *M. rectus abdominis* bds. bis auf den Brustkorb (Th 7-9);
- das Gewebe bds. in der Medioklavikularlinie über den vorderen Brustkorbabschnitten in Th 6-7 und über dem *M. pectoralis major* in Höhe von Th 2-4;
- das Gewebe bds. über der *Fossa infraclavicularis* und dem vorderen Abschnitt des *M. deltoideus* (C 4-5, Th 2);
- das Gewebe bds. im Ursprungsbereich des *M. sternocleidomastoideus* und dem dorsalen Rand des Muskels bis zum *Processus mastoideus* verlaufend sowie auf dem *M. trapezius* oberhalb des Schlüsselbeins (C 3-4);
- das Gewebe im Bereich der *Fossa jugularis* oberhalb vom *Manubrium sterni* (C 3).

Zu den genannten BgZ können folgende Muskeln erhöht gespannt sein: *M. erector spinae* vom Kreuzbein bis zum Hinterhaupt, die gesamte Schulter-Nackenmuskulatur, u. U. nur einseitig, *M. trapezius, M. pectoralis major* und *M. sternocleidomastoideus.*

Behandlung

Patient im Sitzen oder in Seitlage. Nach **Kopftraumen** nach Möglichkeit nur im Sitzen, um Umlagerungen zu vermeiden.

Die Behandlung *(Unterhauttechnik)* beginnt mit intensiven Arbeitsgängen im Kreuz- und Darmbeinbereich. Auf dem Kreuzbein ist die *unterste Kopfzone* (etwas oberhalb der Blasenzone) besonders zu berücksichtigen. In lateralen Rumpfabschnitten sind bereits in den ersten Behandlungen Arbeitsgänge bis in die Achselhöhle möglich. Paravertebrale Abschnitte werden gar nicht behandelt oder erst später, wenn die Beschwerden bereits nachgelassen haben.

In besonderer Beziehung zu Kopfbeschwerden steht das Gewebe zwischen den Schulterblättern (die *zweite Kopfzone*, wie auf S. 68 beschrieben). Von den 4 Kopfzonen ist sie am besten sichtbar, muß aber in den seltensten Fällen direkt behandelt werden. Ihre Spannung läßt meistens nach, wenn im lateralen Rumpfbereich und in den Achselhöhlen ausreichend gearbeitet wird.

Teirich-Leube bezeichnete diese Zone in der Ausbildung für Anfänger als «*Tabuzone*», weil durch unsachgemäße Technik, oder auch wenn hier zu früh gearbeitet wird, sehr unangenehme Kopfbeschwerden ausgelöst werden können. Um solche Störungen wieder zu beseitigen, muß dann im Kreuz- und Darmbeinbereich sowie am Becken- und Brustkorbgang gearbeitet werden.

Als *unterstützende Maßnahme* bewährt sich die anschließende Anwendung der heißen Rolle über dem rechten Oberbauch als «Leberrolle» zur Erzielung einer «tiefen Durchwärmung und Stoffwechselanregung», wie Teirich-Leube schreibt (s. auch S. 105).

4. Herz

Die BgM kann zur Anwendung kommen bei linksseitigem Brustschmerz bei koronarer Herzerkrankung, Zustand nach Herzinfarkt und funktionellen Störungen der Kreislaufregulation, durch Brustwandsyndrom vorgetäuschter Herzschmerz, ausgehend von der Wirbelsäule.

Lokalisation (Abb. 148)
Die BgZ liegen auf der linken Rumpfseite in den Segmenten C 3-8 und Th 1-9. In diesen BgZ sind folgende Gewebsabschnitte besonders erhöht gespannt und reizempfindlich:

Dorsal:
- das Gewebe am Übergang von Schulter/Nacken über dem Wulst des *M. trapezius* (C 3);
- das Gewebe unter der Schultergräte lateral nahe dem *Acromion* (C 5, Th 1-2);
- das Gewebe im bandförmigen Verlauf vom 2. bis 4. BWD schräg nach außen unten über das Schulterblatt (Th 2-6);
- das Gewebe am unteren Brustkorbrand und der seitlichen Brustkorbwand vielfach mit Beteiligung des Randes vom *M. latissimus dorsi* (Th 6-10).

Ventral:
- das Gewebe am oberen Rand der *Clavicula*, über und zwischen den Ursprüngen des *M. sternocleidomastoideus* und im Bereich der *Fossa jugularis* (C 3);
- das Gewebe unterhalb der *Clavicula* über der *Fossa infraclavicularis* (C 4);
- das Gewebe in der Medioklavikularlinie über dem *M. pectoralis major* (Th 3-4) und über dem 6./7. ICR (Th 6-7);
- das Gewebe auf dem *Sternum* einschließlich der Rippenansatzstellen bds., oft ausschließlich auf der linken Seite (C 4, Th 2-6);
- das Gewebe im Bereich des Brustkorbrandes, teilweise bis hin zum *Processus xyphoideus* (Th 6-10).

Neben den genannten BgZ können folgende Muskeln erhöht gespannt sein:

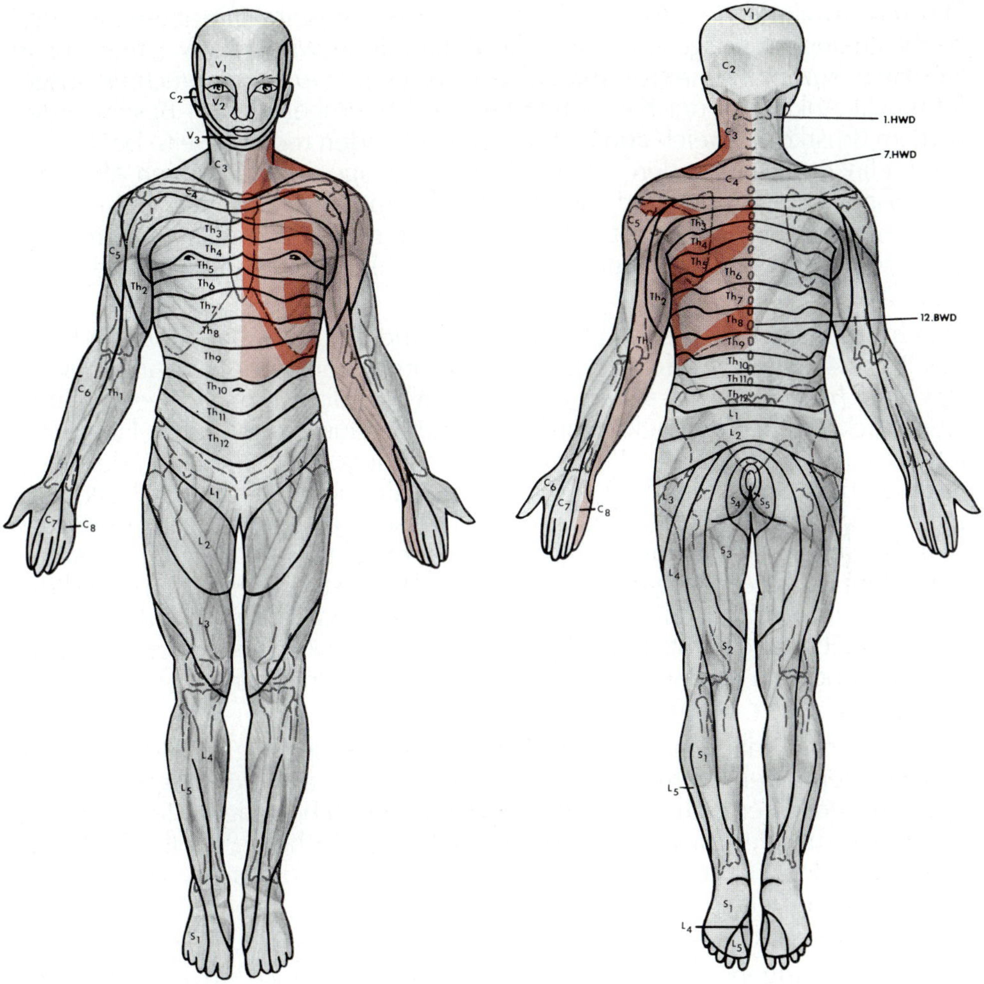

Abb. 148: Herzzonen

Fasergruppen des *M. rhomboideus major, der Mm. intercostales* des 3. und 4. ICR ventral, *M. pectoralis major* und *minor.*

Behandlung

Akute Zustände müssen vollständig abgeklungen sein – bei einem **Herzinfarkt** bis zu 6 Wochen –, bevor eine BgM beginnen kann.

Die Behandlung wird möglichst im Sitzen ausgeführt, um Umlagerungen zu vermeiden, andernfalls in Seitenlage rechts.

Das reizempfindliche Gewebe der linken Brustkorbseite mit hautnahen BgZ bleibt anfänglich ausgespart, und die Behandlung wird relativ lange nur in kaudalen Rumpfabschnitten mit *Haut- oder Unterhaut-Faszientechnik* ausgeführt. Mit Abklingen der hautnahen BgZ und Verringerung der Beschwerden wird im Brustkorbbereich zunächst auf der gesunden rechten Seite behandelt. An der linken Seite werden anfänglich Arbeitsgänge nur in lateralen Abschnitten ausgeführt – an der seitlichen Brustkorbwand, am Rand des *M. latissimus dorsi* –, und auch der Brustkorbgang wird nur in den seitlichen Bereichen ausgezogen, bevor paravertebrale Abschnitte hinzugenommen werden können.

Durch Arbeitsgänge zwischen Schulterblatt und WS links, besonders in Höhe des 2. bis 4. BWD, auf dem Brustbein links, im Bereich der *Fossa infraclavicularis* und *Fossa jugularis* sowie über dem *M. pectoralis major* werden u.U. Herzdruckgefühle und pektanginöse Zustände ausgelöst. Durch langsames intensives Ziehen des Brustkorbganges, besonders links, sind sie in der Regel rasch zu beseitigen. Diese reizempfindlichen Bereiche werden erst zuletzt in einer Behandlungsserie angegangen und müssen gelegentlich ganz unterbleiben. Die häufigen Begleitbeschwerden in der Ulnarseite des linken Armes gehen durch die Arbeitsgänge an der lateralen Brustkorbseite, dem Rand des *M. latissimus dorsi* und der Achselhöhle meistens völlig zurück; Arbeitsgänge am Arm selbst sind nicht sinnvoll. Jede BgM muß mit Arbeitsgängen im kaudalen Rumpfbereich abgeschlossen werden – Becken-Brustkorbgang, Kreuzbeinrand und hinterer Darmbeinbereich.

Weniger empfindlich sind Herzzonen, die in Verbindung mit Magen- und Leber-Gallenzonen auftreten. Durch das Eingehen auf die entsprechenden Organzonen lassen sich die Herzbeschwerden rasch beseitigen. Teirich-Leube rät in diesem Falle zur Kombination der BgM mit der heißen Rolle als *«Leberrolle»* über dem rechten Oberbauch, wodurch die Herzbeschwerden günstig beeinflußt werden.

Wie nach der Behandlung der Durchblutungsstörungen (s. S. 231) soll auch bei Herzstörungen aller Art eine ausgiebige Ruhepause im unmittelbaren Anschluß an die Behandlung erfolgen. Erst mit verbessertem Zustand mag sie nach Belieben eingehalten werden oder ganz entfallen.

5. Lunge und Bronchialsystem

BgM kann zur Anwendung kommen bei **chronisch-obstruktiven Erkrankungen** (Asthma bronchiale, asthmoide Bronchitis, chronisch-obstruktive Bronchitis, obstruktives Emphysem, Bronchiektasen).

Lokalisation (Abb. 149)

Beim **bronchitischen Syndrom** liegen die BgZ in den Segmenten C 3-8 und

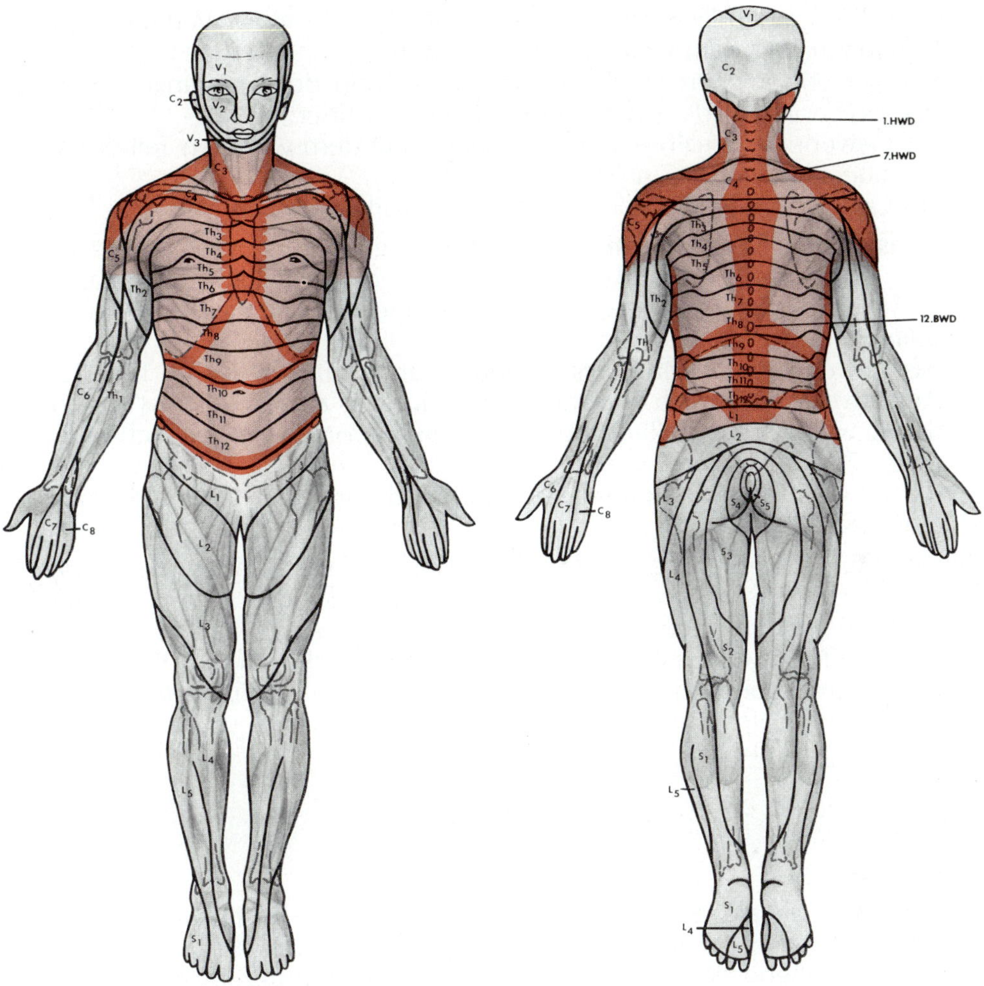

Abb. 149: Lungen- und Bronchialzonen

Th 1-9. Innerhalb dieser BgZ sind folgende Gewebsabschnitte besonders erhöht gespannt und reizempfindlich:

Dorsal:

- das Gewebe paravertebral zwischen den Schulterblättern – bei chronischen Störungen im Bereich der ganzen Brust- und Halswirbelsäule sowie der oberen Lendenwirbelsäule (C 3-4, Th 1-9);
- das Gewebe über Nacken und Schultern (C 3-5);
- das Gewebe am unteren Brustkorbrand und den Rändern des *M. latissimus dorsi* (Th 3-12).

Ventral:

- das Gewebe auf dem Brustbein und den Rippenknorpeln (Th 2-6) mit beson-

derer Reizempfindlichkeit über dem *Angulus Ludovici* – Verbindung des *Manubrium* mit dem *Corpus sterni* – (C 3-4);
- das Gewebe im Bereich der *Fossa jugularis* und der Ursprünge der *Mm. sternocleidomastoidei* sowie deren hinteren Ränder (C 3);
- das Gewebe unterhalb der Schlüsselbeine auf dem vorderen Teil der *Mm. deltoidei* verlaufend (C 4-5);
- das Gewebe im Bereich der unteren Brustkorbränder (Th 7-9).

Beim **asthmatischen Syndrom** sind die BgZ ausgedehnter und reichen kaudal oft bis Th 12 und L 1. Innerhalb dieser BgZ sind außer den obengenannten Bereichen folgende Gewebsabschnitte besonders erhöht gespannt und reizempfindlich:
- das Gewebe paravertebral bis herunter zum Kreuzbein (C 3-4, Th 1-12);
- das Gewebe im Bereich der Darmbeinkämme bis zu den Leisten (Th 11-12);
- das Gewebe bds. am Rand des *M. latissimus dorsi* bis in die Achselhöhle (Th 3-12);
- das Gewebe bds. am unteren Brustkorbrand und über den Interkostalräumen (Th 7-10).

Neben den genannten BgZ sind nach Kohlrausch Fasergruppen des *M. trapezius* in der *Pars ascendens* und die *Mm. intercostales* des 2. ICR – ventral – beteiligt. Wir beobachten lediglich im *Status asthmaticus* erhöhte Spannung der Atemhilfsmuskulatur und die brettharte Bauchdecke mit dem «Zwerchfellring». Im Flankenbereich fällt eher eine Insuffizienz der *Mm. intercostales* auf, die das Bild der «inspiratorischen Einziehung» prägt.

Behandlung

Im Anschluß an **akute Atemwegserkrankungen** und **Bronchialinfekte** sind häufig hautnahe BgZ vorhanden, und es wird zunächst mit *Hauttechnik* behandelt. Anschließend daran, oder wenn nur fasziennahe BgZ getastet werden, erfolgt die Behandlung mit *Unterhaut-Faszientechnik*. Wenn keine anderen BgZ ausgeprägt sind, so ist die BgM im Rahmen der allgemeinen Behandlung besonders wichtig: über der seitlichen Brustkorbwand, in der Achselhöhle, im Winkel zwischen Schlüsselbein und Schultergräte, im Bereich der *Fossa infraclavicularis* und der Ursprünge des *M. sternocleidomastoideus* bds. Erst wenn die Gewebsspannung am Rücken deutlich nachgelassen hat – auf keinen Fall zu früh –, wird die ventrale Rumpfseite in die Behandlung mit einbezogen. Wichtig sind Arbeitsgänge über dem *Sternum* und den Rippenknorpeln. Bei **chronisch-obstruktiver Bronchitis, Bronchiektasen** und vor allem beim **Asthma bronchiale** tritt hier das Schneidegefühl oft erst spät – manchmal überhaupt nicht – ein. Solange über dem Brustbein dumpfer Druck gefühlt wird, sind hier alle Arbeitsgänge kontraindiziert.

Man versucht bds. von folgenden Faszienrändern und Reaktionspunkten aus das Schneidegefühl zu erreichen:
- *Trigonum lumbale,*

- Rand des *M. latissimus dorsi,*
- Achselhöhle,
- Rand des *M. rectus abdominis,*
- *Fossa infraclavicularis,*
- *Fossa jugularis,*
- Ursprung des *M. sternocleidomastoideus.*

Bei Frauen mit Störungen der Genitalfunktion ist immer daran zu denken, daß das Schneidegefühl u. U. durch die Behandlung der Reaktionspunkte im Genitalbereich erreicht werden kann:
- auf dem Kreuzbein am unteren Rand der kleinen Genitalzone,
- am Rand des *M. glutaeus maximus* über der *Fossa ischioanalis* bds.,
- dorsal des *Trochanter major* bds.

Arbeitsgänge auf dem *Angulus Ludovici* und der *Fossa jugularis* erfolgen – wenn überhaupt – ganz zum Schluß einer Behandlungsserie. Die Erfahrung hat gezeigt, daß durch verfrühtes Arbeiten hier asthmatische Anfälle ausgelöst werden können. Durch intensives Ziehen des Becken- und Brustkorbganges, besonders nahe der Wirbelsäule, lassen sich solche Störungen beseitigen.

Bei Atemformen mit Beteiligung der Atemhilfsmuskulatur ist das Gewebe über den Muskelinsertionen und Septen an Hinterhaupt und Unterkiefer erhöht gespannt. (Patienten berichten, daß Asthmaanfälle sich gelegentlich durch Kitzelgefühl am Mundboden ankündigen). In diesen Fällen bewähren sich zusätzliche Arbeitsgänge am Hinterhaupt, den Ansätzen des *M. sternocleidomastoideus* und dem Unterkieferwinkel.

In der Regel wird die Atmung durch BgM günstig beeinflußt. Schon in den ersten Behandlungen kann sie sich gewissermaßen «von selbst» bessern, wie Dicke und Teirich-Leube schreiben. Die Atembewegungen werden ausgiebiger, die Beteiligung der Costoabdominalbewegung deutlicher, und die Atemhilfsmuskulatur wird nicht mehr oder nur noch bei Anstrengung eingesetzt.

6. Leber-Gallensystem

Die BgM kann zur Anwendung kommen bei **funktionellen Störungen** der Motorik mit Dyskinesien und spastischen Reaktionen. Sie entstehen:
- bei und nach entzündlichen Prozessen (Hepatitis, Cholezystitis, Cholangitis);
- bei Lage- und Formanomalien;
- nach operativen Eingriffen;
- im Zusammenhang mit Steinbildungen.

Häufig dehnt sich das Beschwerdebild über die charakteristischen kolikartigen Schmerzen aus: Es kommt dann zu unbestimmten Druckgefühlen im rechten Oberbauch mit Ausstrahlung in Richtung Magen, zu dyspeptischen Beschwerden mit raschem Völlegefühl, Unverträglichkeit verschiedener Speisen, Appetitlosigkeit u. a. m. Teirich-Leube erwähnt das Gefühl der Beengung des Oberbauches durch den Hosen- oder Rockbund.

Gelegentlich können auch umfassendere Beschwerden wie anhaltende Müdigkeit, allgemeine Leistungsschwäche, Migräne, Herzbeschwerden auf eine Cholezysto- oder Cholangiopathie bezogen werden. An «rheumatischen» Beschwerden werden Schmerzen im Bereich der rechten Schulter und gelegentlich auch der rechten Hüfte genannt.

Lokalisation (Abb. 150)

BgZ liegen auf der rechten Rumpfseite in den Segmenten C 3-6 und Th 4-10. Innerhalb dieser BgZ sind folgende Gewebsabschnitte besonders erhöht gespannt und reizempfindlich:

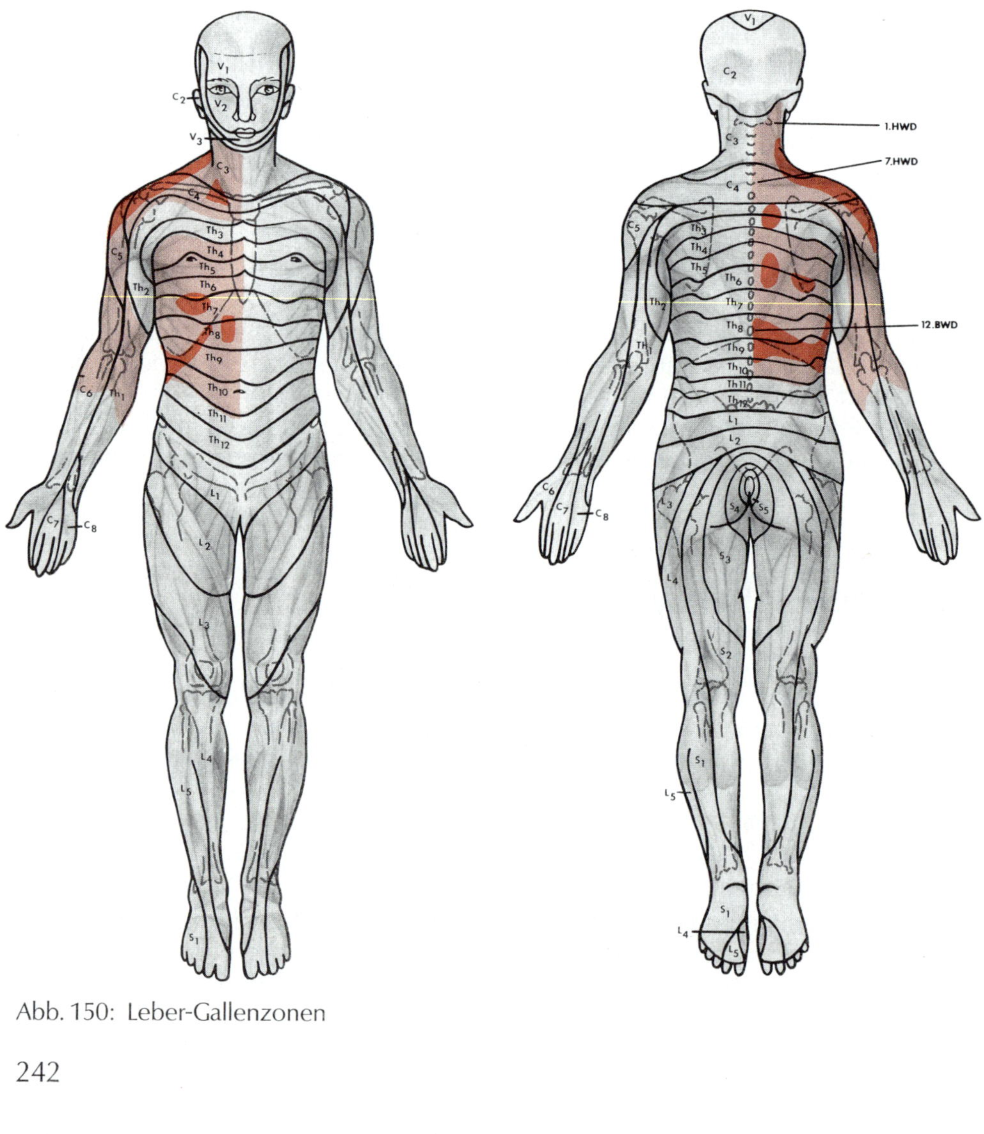

Abb. 150: Leber-Gallenzonen

Dorsal:
- das Gewebe im Bereich des unteren Brustkorbrandes – paravertebral vorwiegend bei Gallenwegsdyskinesien (Th 8-9) und lateral vorwiegend bei Leberstörungen, wobei auch noch der Rand des *M. latissimus dorsi* beteiligt sein kann (Th 8-10);
- das Gewebe im Bereich des unteren Schulterblattwinkels (Th 6);
- das Gewebe zwischen Schulterblatt und Wirbelsäule in Höhe des 2. und 3. BWD (Th 2-3) und in Höhe des 6. bis 8. BWD (Th 5-6);
- das Gewebe am Übergang von Schultergürtel/Nacken, oft über die ganze Schulter ausgedehnt (C 3-5).

Ventral:
- das Gewebe am unteren Brustkorbrand nicht ganz bis zum epigastrischen Winkel (Th 8-10);
- das Gewebe auf dem oberen Abschnitt des *M. rectus abdominis*
- in Höhe von Th 7, besonders bei **Leberstörungen**, in Höhe von Th 8 bei Beteiligung der **Gallenblase**;
- das Gewebe unter dem *M. pectoralis major* in der Medioklavikularlinie (Th 7), besonders bei Störungen durch die **Gallenblase**;
- das Gewebe im Winkel zwischen *Clavicula* und *M. sternocleidomastoideus* (C 3);
- das Gewebe über der Schulterhöhe (C 4-5).

Neben den genannten BgZ können folgende Muskeln erhöht gespannt sein: Muskeln des rechten Oberbauches – *M. rectus abdominis*, Fasergruppen des *M. obliquus abdominis externus* und *internus*, *M. erector spinae* am Übergang von Brust- und Lendenwirbelsäule und in Höhe des 8. BWD.

Behandlung
(Patient im Sitzen oder in Seitlage links)

In jedem Fall wird die *akute Phase* des Krankheitsgeschehens lange genug abgewartet, bevor mit der Behandlung begonnen wird. Im Brustkorbbereich sind meistens noch hautnahe BgZ zu tasten, die u. U. mit *Hauttechnik* behandelt werden. Oft klingen sie aber durch die Kreuzbein-Hüftbehandlung mit *Unterhauttechnik* bereits ab, so daß damit auch am Brustkorb weitergearbeitet werden kann. Wegen der Empfindlichkeit des rechten Brustkorbrandes muß der Brustkorbgang noch längere Zeit unterbleiben; es bewährt sich dann, an der gesunden linken Seite zu beginnen. Wenn die Reizempfindlichkeit der BgZ nachgelassen hat und auch die Beschwerden sich verringert haben, kann an lateralen Abschnitten der rechten Seite weitergearbeitet werden – am Rand des *M. latissimus dorsi* bis hinein in die Achselhöhle, über der seitlichen Brustkorbwand und am unteren Schulterblattwinkel. Verhältnismäßig spät erst ist die Behandlung des Gewebes zwischen Schulterblatt und WS möglich. Wenn es nicht gelingt, die Spannung hier zu verringern, kann der Maximalpunkt in Höhe des 2. und 3. BWD oft lästiges Jucken lange nach Abklingen der Erkrankung verursachen. Jetzt kann auch der Brustkorbgang vollständig durchgezogen werden. Nicht selten empfindet der Patient nach diesem Strich ein ausgesprochenes Wohlbefinden. Wird er zu früh gezogen, können Druckgefühle in der Lebergegend entstehen.

Wenn die Gewebsspannungen ventral nach bisherigen Behandlungen nicht nachgelassen haben, wird über dem oberen Abschnitt des *M. rectus abdominis* und ventral am Brustkorb direkt behandelt. Arbeitsgänge im Schultergürtel-Nackenbereich sind meistens nicht nötig.

Als *unterstützende Maßnahme* in den letzten Behandlungen einer Serie oder im Anschluß daran kann die heiße Rolle als «*Leberrolle*» angewandt werden. Wenn das Gewebe auf dem Oberbauch und den unteren Rippen noch druckempfindlich ist, kann die Rolle mit gleichem Resultat zunächst an den BgZ am Rücken ausgeführt werden, bis sie auch ventral vertragen wird.

7. Magen

Die BgM kann angewandt werden bei:

- **Dyskinesien und Sekretionsstörungen** mit spastischen Schmerzbildern und gastrischen Syndromen bis zu ulzerösen Veränderungen im Bereich des Magens und Zwölffingerdarms.
  Bei mehr unbestimmten Beschwerden wie Appetitsstörungen, Völle- und Druckgefühl, Übelkeit, Erbrechen und nur diffusem Schmerz im Bereich des Oberbauches fällt es oft schwer, die Störungen auf ein bestimmtes Organ zu beziehen. Die Diagnostik einer BgZ weist dann gelegentlich sehr deutlich auf den Magen, das Leber-Gallensystem oder z. B. auf das Pankreas hin.
- **Migräne als Begleitstörung intestinaler Zonen**;
- **postoperativen Störungen und Beschwerden**.

Lokalisation (Abb. 151)

Die BgZ liegen auf der linken Rumpfseite in den Segmenten C 3-8 und Th 5-9. Wenn bei spastischen Zuständen eine Beteiligung des **Ösophagus** besteht, finden sich BgZ zusätzlich in Th 3-5 (dorsal zwischen den Schulterblättern, ventral über dem *Sternum* und dem *M. pectoralis major*). Folgende Gewebsabschnitte sind besonders erhöht gespannt und reizempfindlich:

Dorsal:

- das Gewebe paravertebral in Höhe des 9./10. BWD (Th 7-8);
- das Gewebe im Bereich des unteren Schulterblattwinkels (Th 6);
- das Gewebe lateral unter der Schultergräte nahe dem Schultergelenk (Th 2);
- das Gewebe am Übergang von Schultergürtel/Nacken über dem *M. trapezius* (C 1-3).

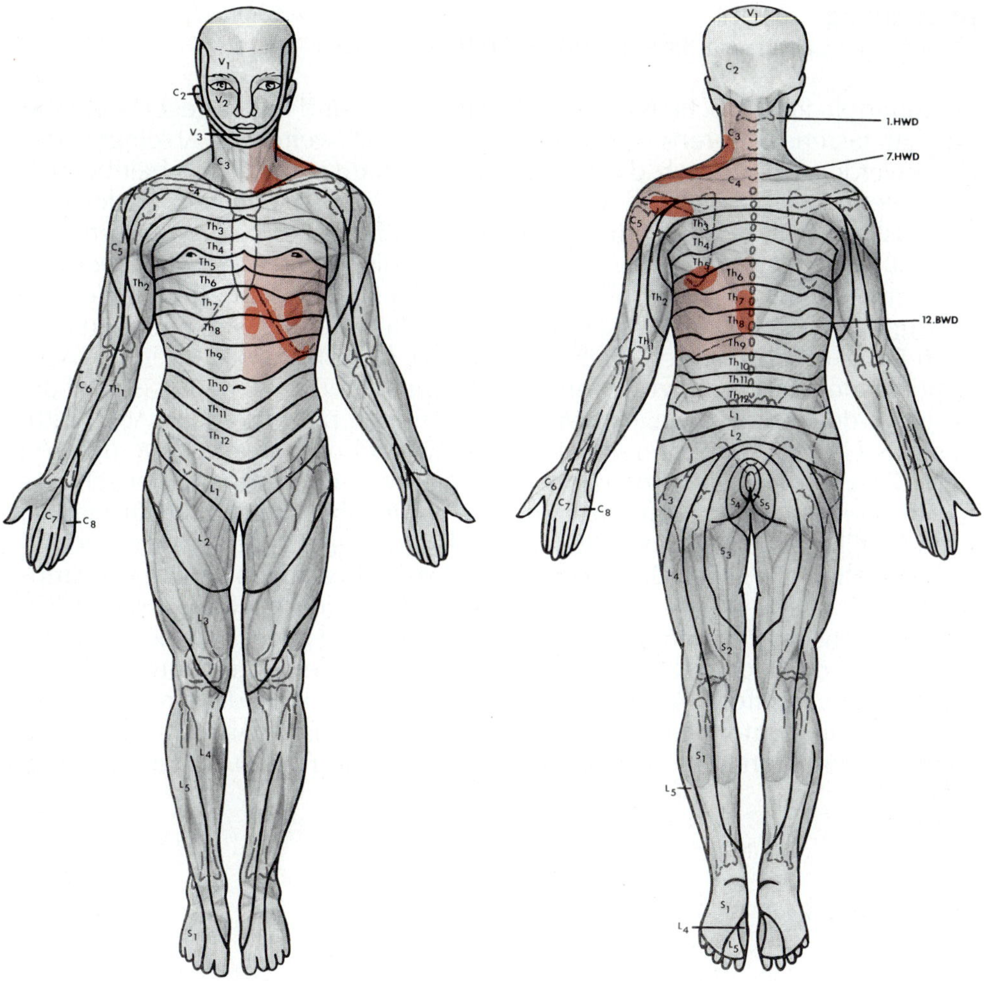

Abb. 151: Magenzonen

Ventral:
- das Gewebe in der Medioklavikularlinie in Höhe des 8./9. ICR (Th 7-8);
- das Gewebe am linken Brustkorbrand und über dem oberen Abschnitt des *M. rectus abdominis* (etwa 2 cm breit und 3–4 cm lang in Th 7-8);
- das Gewebe im Winkel zwischen dem *M. sternocleidomastoideus* und der *Clavicula* (C 3).

Neben den genannten BgZ können folgende Muskeln erhöht gespannt sein: Muskeln des linken Oberbauches – Fasergruppen des *M. obliquus abdominis externus*, der Rand des *M. rectus abdominis* im oberen Abschnitt –, *Mm. intercostales* des 7. ICR ventral und dorsal Fasergruppen des *M. erector spinae* in Höhe des 9. BWD.

Behandlung
(Patient am besten im Sitzen, evtl. in Seitlage rechts)

Im unmittelbaren Anschluß an *akute Erkrankungen* sind in der Regel hautnahe BgZ zu tasten. Meistens verringern sie sich mit weiterem Abklingen der Beschwerden oder durch die Behandlung im Kreuz- und Darmbeinbereich mit *Unterhauttechnik*, so daß sich die Anwendung der *Hauttechnik* an den BgZ im Brustkorbereich selbst erübrigt. Becken- und Brustkorbgang müssen sehr sorgfältig gezogen und im Verlauf der Behandlung oft wiederholt werden. U. U. muß der linke Brustkorbrand wegen seiner Empfindlichkeit in den ersten Behandlungen noch ausgelassen werden. Die Behandlung wird über den lateralen Brustkorbabschnitten, dem Rand des *M. latissimus dorsi* bis in die Achselhöhle hinein fortgesetzt. Wenn die Gewebsspannung verringert ist und die Beschwerden weiter nachgelassen haben, können paravertebrale Abschnitte und das Gewebe am unteren Schulterblattwinkel mitbehandelt werden. An dem Maximalpunkt in Höhe des 9./10. BWD wird dabei fast immer scharfes Stechen empfunden. Zu frühes Arbeiten unterhalb der Schultergräte lateral kann Übelkeit und Magenschmerzen auslösen, die sich aber durch wiederholtes Ziehen am linken Brustkorbrand meistens beseitigen lassen. Die Empfindlichkeit des Gewebes auf dem *M. rectus abdominis* in Höhe des 8./9. ICR läßt meistens im Rahmen der bisherigen Behandlung nach. Falls sie weiterhin besteht, wird in den letzten Sitzungen mit Haut- oder Unterhauttechnik am Ort direkt gearbeitet. Wenn auch das ohne Erfolg ist, muß die direkte Einwirkung endgültig unterbleiben. Wir haben erlebt, daß diese Abschnitte bei späterer Wiederholung eines Behandlungszyklus ohne Folgestörungen zugänglich waren.

8. Pankreas

Die BgM kann angewandt werden bei chronischer Pankreatitis, pankreatischen Funktionsstörungen.

Die Diagnose einer chronischen Pankreatitis und einer pankreatischen Funktionsstörung ist außergewöhnlich schwer. Das klinische Bild zeigt unbestimmte Beschwerden im Oberbauch – Völlegefühl, Aufstoßen, Meteorismus und Flatulenz (Aufblähung des Magens oder der Därme). Bei schwerer Unverträglichkeit von Fett und Eiweiß kommt es zu fettreichen, übelriechenden Stühlen und Durchfällen.

Lokalisation (Abb. 152)
Die BgZ liegen auf der linken Rumpfseite in den Segmenten C 3-4 und Th 7-9. In diesen BgZ sind folgende Gewebsabschnitte besonders erhöht gespannt und reizempfindlich:

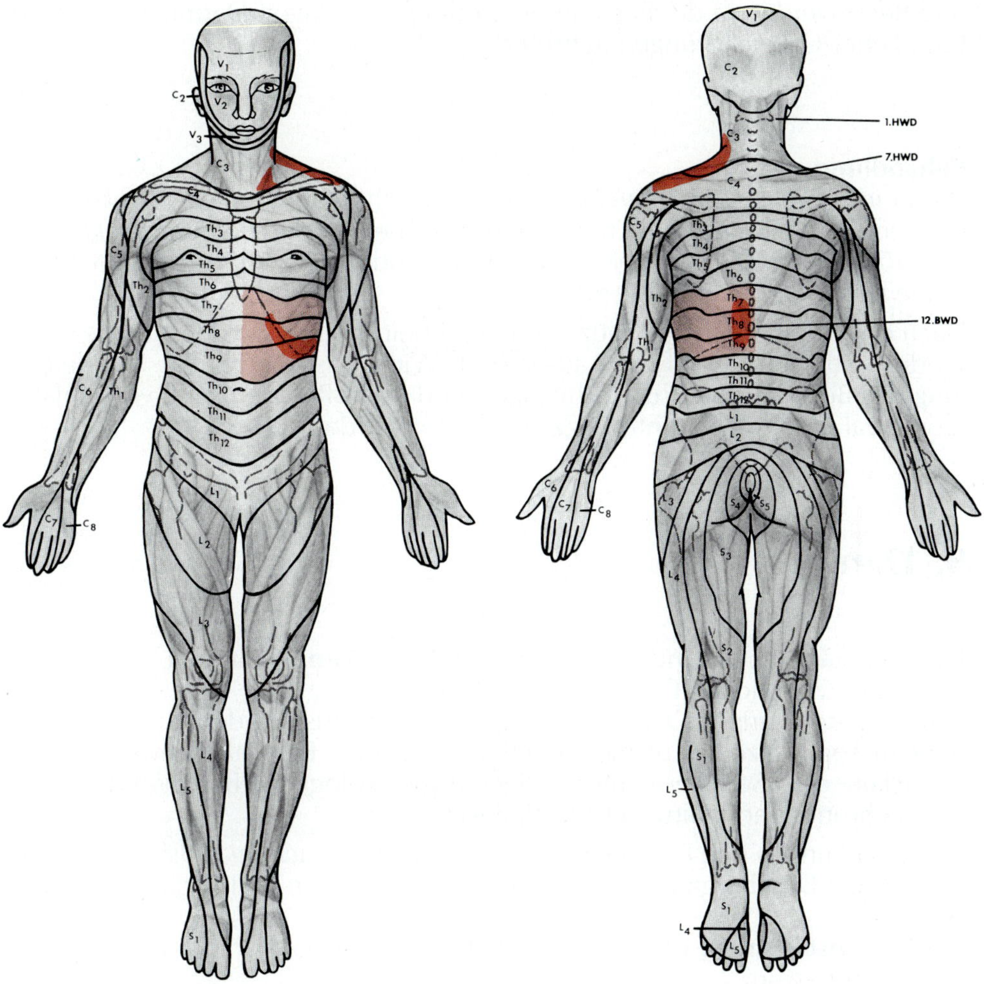

Abb. 152: Pankreaszonen

Dorsal:
- das Gewebe paravertebral in Höhe des 9. bis 12. BWD und 1. LWD (Th 7-9);
- das Gewebe am Übergang von Schultergürtel/Nacken (C 3-4).

Ventral:
- das Gewebe im Bereich des unteren Brustkorbrandes und auf dem Brustkorb (Th 8);
- das Gewebe im Winkel zwischen *Clavicula* und *M. sternocleidomastoideus* (C 3).

Neben den genannten BgZ können nach Kohlrausch die *Mm. intercostales* des 9. ICR – dorsal – erhöht gespannt sein.

Bei den meisten Patienten, die zur BGM kommen, *wird eine isolierte Spannungserhöhung der BgZ des Pankreas nicht festzustellen sein*, da die Störungen und Beschwerden in der Regel in Verbindung mit Magen-Darmbeschwerden bzw. Leber-Gallenstörungen auftreten.

Behandlung

Wenn *im Anschluß an akute Beschwerden* noch hautnahe BgZ getastet werden, erfolgt die Behandlung mit *Hauttechnik*. Bei *chronischen und funktionellen Störungen* bestehen überwiegend fasziennahe BgZ, die mit *Unterhaut-Faszientechnik* behandelt werden.

Nach der Behandlung im Kreuz- und Darmbeinbereich werden Arbeitsgänge an der seitlichen Rumpfwand ausgeführt. Wichtig ist die häufige Wiederholung des Becken- und Brustkorbganges. In diesem Rahmen kann von Anfang an ventral an den genannten BgZ gearbeitet werden.

9. Darm

Die BgM kann angewandt werden bei **funktionellen Störungen**
- nach entzündlichen Darmerkrankungen;
- nach geschwürigen Darmerkrankungen (z. B. Ulcus duodeni);
- beim sog. Reizkolon (Colon irritabile) und evtl. Begleitbeschwerden wie Rücken- oder Schulterschmerz, Migräne, gynäkologische Beschwerden u. ä.;
- bei chronischer habitueller Obstipation.

Bei Erkrankungen und Beschwerden der einzelnen Bauchorgane sind die Funktionen aller Bauchorgane immer mehr oder weniger in Mitleidenschaft gezogen:
bei **Magenstörungen** ist die Verdauung im Zwölffingerdarm, im Dünn- und Dickdarm gestört;
bei einer entzündlichen **Lebererkrankung**, funktionellen Leberstörungen und bei **Störungen der Gallenblase** bestehen häufig Magenbeschwerden und Störungen des Dünn- und Dickdarms;
bei Erkrankungen und Störungen des **Pankreas** bestehen häufig Magen- und Darmbeschwerden;
bei **Dickdarmerkrankungen und -beschwerden** reagieren die übrigen Bauchorgane ebenfalls mehr oder weniger mit. Nur die Obstipation bleibt in ihrer Auswirkung meistens auf den Dickdarm beschränkt.

Lokalisation

BgZ für den **Zwölffingerdarm** (Duodenum) liegen auf der rechten Seite in den Segmenten Th 6-10 und C 3-4 (Abb. 153 a). Besonders erhöht gespannt und reizempfindlich sind:

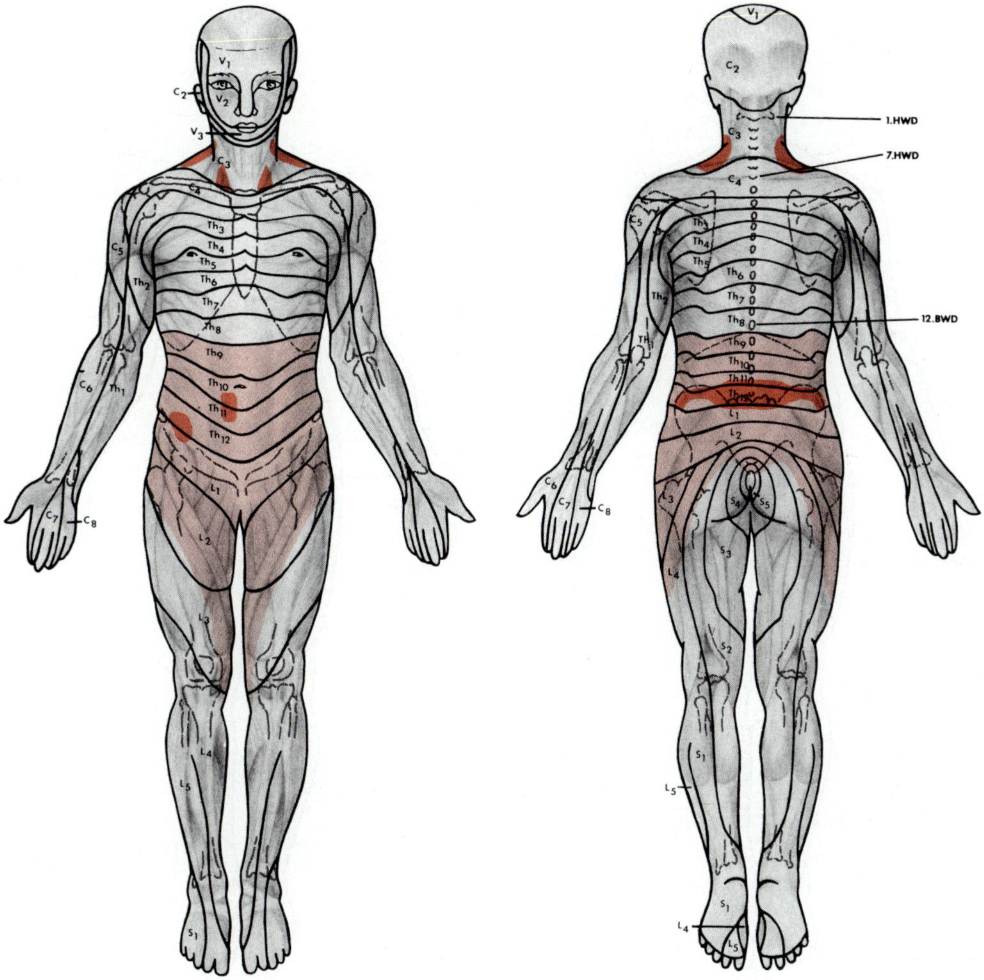

Abb. 153a: Zwölffingerdarmzonen

Dorsal:
- das Gewebe paravertebral in Höhe des 12. BWD und 1. LWD (Th 8-9);
- das Gewebe am unteren Brustkorbrand (Th 8-9);
- das Gewebe am Übergang von Schultergürtel/Nacken (C 3-4).

Ventral:
- das Gewebe auf dem oberen Abschnitt des *M. rectus abdominis* (ca. 2 cm breit und 4 cm lang – Th 8-9);
- das Gewebe am rechten Brustkorbrand (Th 8-10);
- das Gewebe im Winkel zwischen *Clavicula* und *M. sternocleidomastoideus* (C 3).

BgZ für den **Dünndarm** (Jejunum, Ileum) (Abb. 153 b) liegen beiderseits in den Segmenten Th 9-12, L 1-5 und C 3-4. Besonders erhöht gespannt und reizempfindlich sind:

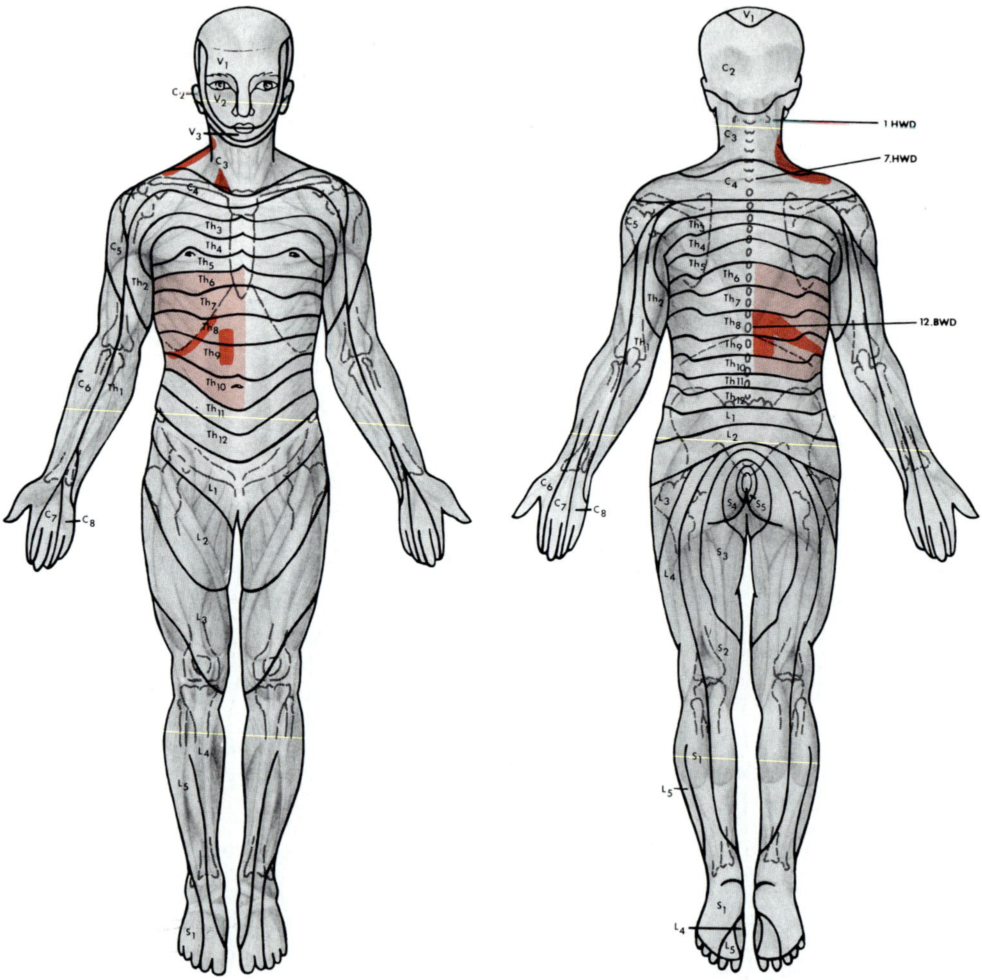

Abb. 153b: Dünndarmzonen

Dorsal:
- das Gewebe bds. neben dem 4.–5. LWD bei Darmstörungen, die mit Durchfall verbunden sind (Th 11-12);
- das Gewebe am Darmbeinkamm (Th 11-12);
- das Gewebe am Übergang von Schultergürtel/Nacken (C 3).

Ventral:
- das Gewebe rechts unterhalb des Bauchnabels bei allgemeinen Darmstörungen (Th 10-11);
- das Gewebe medial oberhalb der *Spina iliaca anterior superior* rechts **(Blinddarmpunkt)**, bei Störungen im Endbereich von **Ileum** (Krummdarm), **Coecum** (Blinddarm), **Appendix** (Wurmfortsatz) und **Colon ascendens** (aufsteigendem Dickdarm) (Th 12);

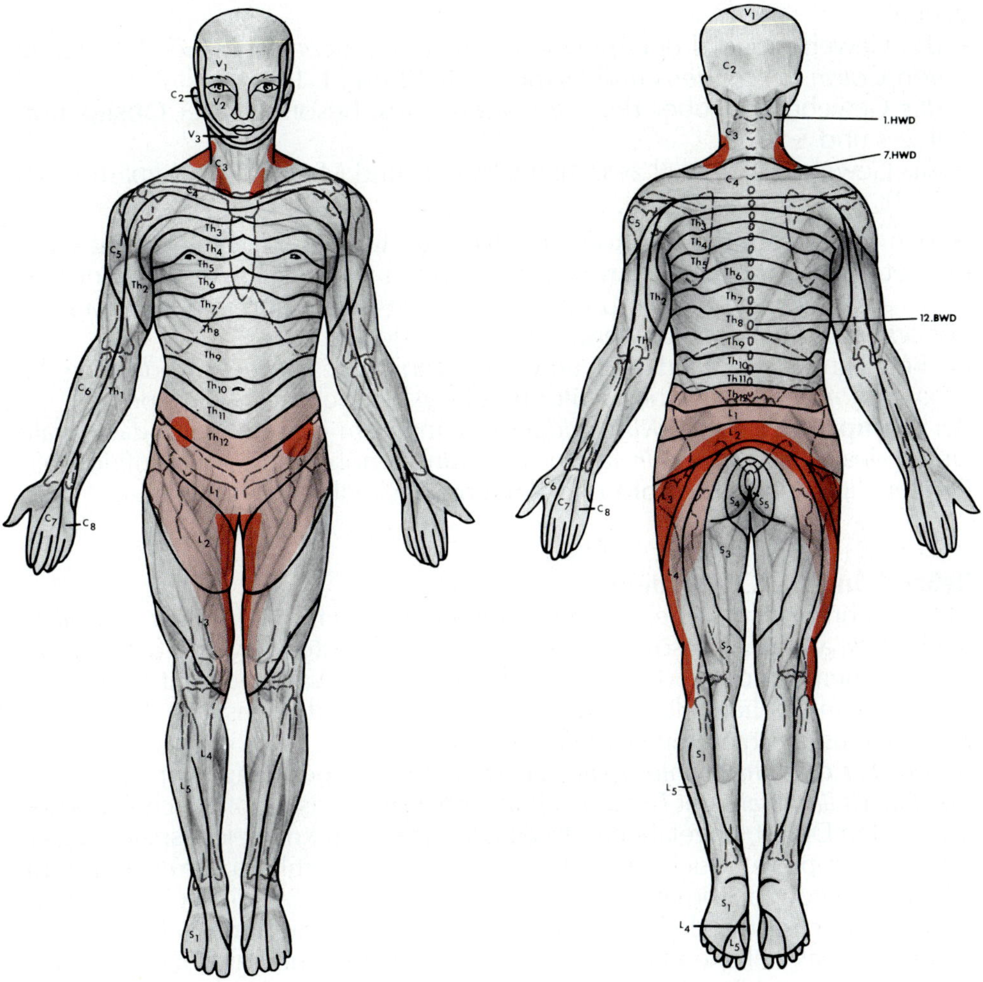

Abb. 153c: Dickdarmzonen bei Obstipation

- das Gewebe im Winkel zwischen *Clavicula* und *M. sternocleidomastoideus* (C 3).

BgZ für den **Dickdarm** (Colon) (Abb. 153 c) liegen beiderseits in den Segmenten Th 12, L 1-5, S 1-2 und C 3. Besonders erhöht gespannt und reizempfindlich sind:

Dorsal:
- das Gewebe vom mittleren Drittel des Kreuzbeines über das Gesäß verlaufend bis hinter den *Trochanter major*, besonders bei **Obstipation** (L 2-4);
- das Gewebe am Rand des *Tractus iliotibialis* besonders bei Obstipation (L 3-4);
- das Gewebe am Übergang von Schulter/Nacken (C 3).

Ventral:
- das Gewebe medial der *Spina iliaca anterior superior* links bei Beteiligung von *Colon descendens* und *Sigmoid* (Th 12 und L 1);
- das Gewebe bds. über den *Mm. adductores*, besonders bei **Obstipation** (L 2-3 und S 2-3);
- das Gewebe im Winkel zwischen *Clavicula* und *M. sternocleidomastoideus* (C 3).

Neben den genannten BgZ können folgende Muskeln erhöht gespannt sein:
Bei Beteiligung des **Dünndarms**: Fasergruppen im oberen Abschnitt des *M. rectus abdominis* und im *M. psoas major* sowie Fasergruppen der *Fascia lumbodorsalis* und des *M. transversus abdominis* dorsal.
Bei Beteiligung des **Dickdarms**: untere Abschnitte des *M. rectus abdominis, M. psoas major* und die kleinen Hüftmuskeln (pelvitrochantere Gruppe).
Bei **Obstipation** sind die *Mm. adductores* an ihrem Ursprung und das distale Drittel des *Tractus iliotibialis* in der Spannung erhöht und sehr empfindlich.
Bei Beteiligung von **Sigmoid** und **Rektum**: Beckenbodenmuskulatur.

Behandlung bei Obstipation
Oft bewährt es sich, in den ersten 2–3 Behandlungen mit *flächiger Technik* in Seitlage zu arbeiten, besonders wenn es sich um festes Gewebe (vielfach bei Jugendlichen) handelt. Sonst wird in der Regel von Anfang an mit *Unterhaut-Faszientechnik* behandelt. Im Sitzen oder Seitlage wird intensiv im Bereich des Kreuzbeines, des hinteren Darmbeinabschnittes (über dem Sakroiliakalgelenk) und hinter dem *Trochanter major* gearbeitet. Aus Rückenlage wird der Rand des *Tractus iliotibialis* mit *Faszientechnik* behandelt. Das empfindliche Gewebe im distalen Drittel, ungefähr handbreit oberhalb vom Kniegelenkspalt, reagiert oft mit dumpfem Druckgefühl. Um das Schneidegefühl zu erreichen, muß zunächst wieder proximal gearbeitet werden. Weitere Möglichkeiten sind das Anhaken der Septen des *M. biceps femoris* und der Semimuskeln bis in die Kniekehle, das Anhaken hinter dem *Trochanter major* und am *Trigonum lumbale*. Becken- und Brustkorbgang werden immer wieder zwischendurch soweit wie möglich ausgezogen. Mit nachlassender Spannung erreicht man mit dem Brustkorbgang den Rand des *M. rectus abdominis* oder den *Processus xyphoideus* und mit dem Beckengang das Gewebe oberhalb der *Symphyse*. Dieser Strich erfordert besondere Sorgfalt, um das Schneidegefühl erträglich zu gestalten. Am Oberschenkel kommen noch Arbeitsgänge an den Rändern des *M. sartorius* in Betracht; über den *Mm. adductores* wird nur in Ausnahmefällen gearbeitet.

Unterstützende Maßnahmen sind Techniken, die einen Spannungsausgleich der Bauch-, Hüft- und Oberschenkelmuskulatur *(Massagegriffe)* sowie eine allgemeine Entspannung durch *Atmung* oder *Wärme* erreichen. Wenn gleichzeitig Leber-Gallenzonen ausgeprägt sind, kann die heiße Rolle als «*Leberrolle*», sonst auch als «*Kreuzbeinrolle*» ausgeführt werden.

10. Nieren – Blasensystem

Die BgM kann angewandt werden **bei Beschwerden des vegetativen Urogenitalsyndroms** mit Miktionsstörungen wie Pollakisurie (häufige Entleerung), Dysurie (erschwerte Entleerung), Blasentenesmen (beständiger Harndrang), Restharngefühl u. a. als Folge von:
- Entzündungen;
- Steinbildung und -abgang;
- Operationen im Urogenitalbereich.

Teirich-Leube beschreibt als Symptom nach Nierenbecken- und Blasenerkrankungen **Begleitbeschwerden** am Bewegungsapparat wie morgendliche *Steifigkeit*, die das Aufstehen erschwert. Oft verschwindet sie nach 5–10 Minuten Aufsein, oft erst im Laufe des Vormittags; gelegentlich bleibt sie auch den ganzen Tag über bestehen. Patienten klagen über Schmerzen im Bereich von Kreuzbein-Rücken, Unterleib und ventral am Oberschenkel. Meistens haben sie *kalte Füße*, die auch abends im Bett absolut nicht warm werden, sondern eher noch kälter, bis zu den Knien. Auch *dumpfer Kopfschmerz* kann auftreten, der auf keine der üblichen Kopfschmerztabletten reagiert.

Dicke und Teirich-Leube beschreiben auch die Behandlung der **Enuresis nocturna**. Sie wird heute fast ausschließlich psychotherapeutisch behandelt. Weil sie aber teilweise auch durch eine vegetative Fehlregulation erklärt wird, die einer BgM zugänglich ist, soll die Erfahrung von Dicke und Teirich-Leube nicht unerwähnt bleiben.

Lokalisation (Abb. 154)

Bei Erkrankungen der **Niere**, des **Nierenbeckens** und **Ureters** bilden sich BgZ in den Segmenten Th 8-12 und L 1-3 jeweils auf der erkrankten Seite aus. Dabei können folgende Gewebsabschnitte besonders erhöht gespannt und reizempfindlich sein:

Dorsal:
- das Gewebe paravertebral neben dem 12. BWD und 1. LWD (ein Maximalpunkt in Th 8-9);
- das Gewebe lateral im Bereich des unteren Brustkorbrandes (Th 8-10);
- das Gewebe von der Mitte des Kreuzbeines bis zum *Trochanter major* (L 1-3);
- das Gewebe im Bereich des *Tractus iliotibialis*, teilweise einschließlich der Kniekehle (L 3, S 1-2).

Auf der erkrankten Seite ist zusätzlich beteiligt:
- das Gewebe am medialen Schulterblattrand in Höhe des 2. und 3. BWD (einem Maximalpunkt in Th 2-3). Dieser Punkt steht in Beziehung zu dem Maximalpunkt in Th 8-9. Arbeitsgänge am Schulterblatt bewirken spontanes Nachlassen der Gewebsspannung in Th 8-9 neben dem 12. BWD und dem 1. LWD;

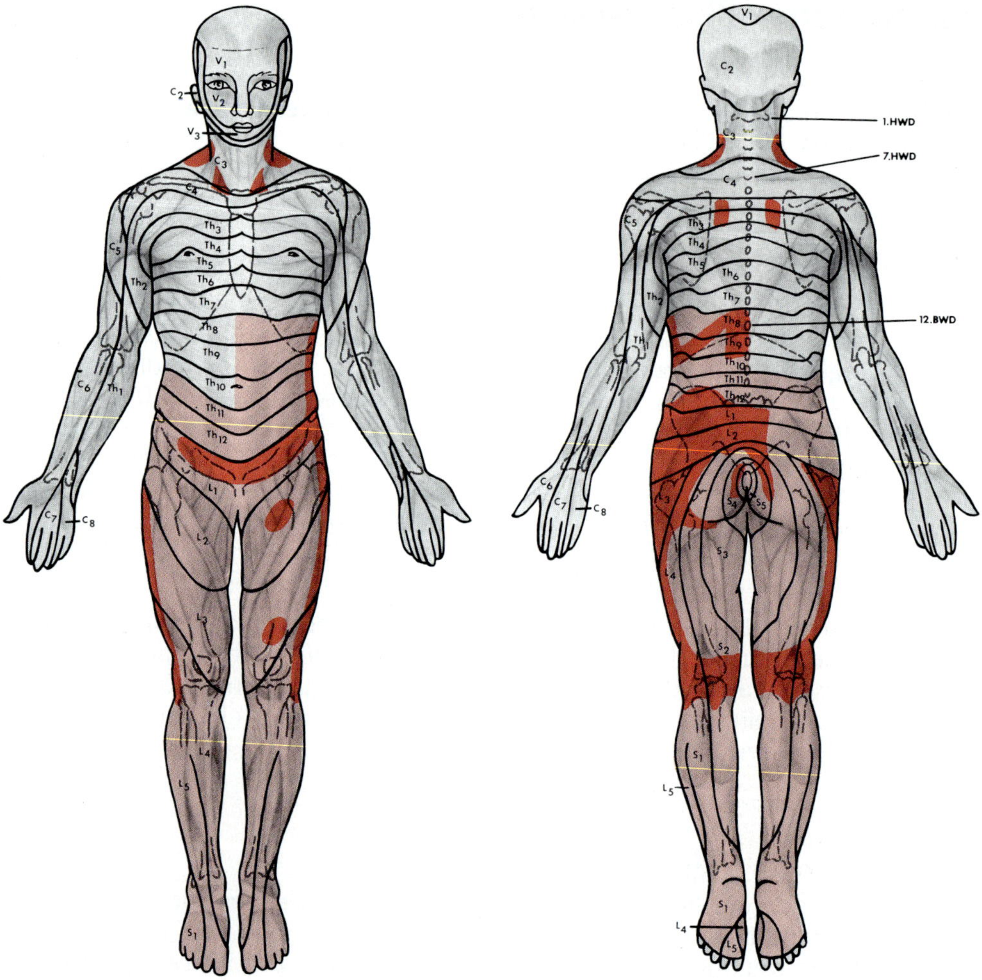

Abb. 154: Nierenzonen links, Blasenzonen rechts

- das Gewebe am Übergang von Schultergürtel/Nacken (C 3).

Ventral:

- das Gewebe im Bereich des Darmbeinkamms und der Leistenbeuge (Th 12, L 1);
- das Gewebe zwischen vorderer und hinterer Axillarlinie zwischen Darmbeinkamm und Brustkorb (Th 8-12);
- das Gewebe auf dem Oberschenkel ca. handbreit unterhalb der Leiste (L 2) und ein zweiter Punkt ca. handbreit oberhalb der *Patella* (L 3) – diese beiden Gewebsabschnitte und der Bereich des *Tractus iliotibialis* können erhebliche «rheumatische» Beschwerden verursachen. Sie sind u. U. erste Hinweise auf Störungen von seiten der **Niere**.

Auf der erkrankten Seite ist zusätzlich beteiligt:
- das Gewebe im Winkel zwischen *Clavicula* und *M. sternocleidomastoideus* (C 3).

Zu den genannten BgZ können ein- oder beidseitig folgende Muskeln erhöht gespannt sein:
M. erector spinae vom Kreuzbein bis in Höhe der unteren Schulterblattwinkel (besonders bei und nach **Nierensteinen** tritt er als dicker Wulst hervor), *M. trapezius* (besonders in der *Pars ascendens*), *M. rhomboideus major*, *Mm. intercostales* im unteren Brustkorbbereich, die Muskeln der Bauchdecke im kaudalen Bereich (bei **Uretersteinen** imponieren die Stellen, unter denen der Stein lagert oder wandert, durch schmerzhaften Hypertonus), die Ränder des *M. sartorius* und des *M. quadriceps*.

BgZ und Muskelzonen können das Krankheitsgeschehen längere Zeit überdauern und lassen sich auch bei völliger Beschwerdefreiheit noch deutlich nachweisen.

Behandlung
(Patient im Sitzen oder in Seitlage auf der gesunden Seite)

Die BgM wird besonders intensiv über Kreuzbein, Gesäß und Hüften ausgeführt.

Das erhöht gespannte und sehr reizempfindliche Gewebe paravertebral neben dem 12. BWD und 1. LWD muß sowohl bei Anwendung der *Hauttechnik* als auch der *Unterhaut-Faszientechnik* längere Zeit ausgespart werden. Der Brustkorbgang ist deshalb anfänglich nur lateral möglich und vorzugsweise auf der weniger gespannten Seite. Eine Entspannung im paravertebralen Bereich wird durch Arbeitsgänge zwischen Schulterblatt und WS erreicht – in Höhe des 3. und 4. BWD, dem Maximalpunkt in Th 3-4. Von hier aus sind auch **kolikartige Beschwerden** zu dämpfen und günstigenfalls spontan völlig zu beseitigen. Danach kann in der Regel der Brustkorbgang bis an die WS hin ausgeführt werden. Weitere Arbeitsgänge erfolgen an der seitlichen und hinteren Brustkorbwand, am Rand des *M. latissimus dorsi* und immer wieder am Brustkorbrand und Darmbeinkamm. Aus Rückenlage wird hinter dem *Trochanter major* und dem *Tractus iliotibialis* gearbeitet. Falls das Gewebe hier aber noch zu empfindlich ist, muß im Kreuzbein- und Hüftbereich noch länger vorgearbeitet werden, bevor die Striche erneut gezogen werden. Wenn die Spannung ventral es zuläßt, wird an den Rändern des *M. rectus abdominis* und über der *Symphyse* garbeitet. Arbeitsgänge an den beschriebenen Punkten handbreit unterhalb der Leiste und handbreit oberhalb der *Patella* werden nur ausgeführt, wenn hier noch «rheumatische» Beschwerden bestehen; in den meisten Fällen sind sie durch die bisherige Behandlung verschwunden.

Bei Erkrankungen und Störungen der **Harnblase** (auch durch **Prostatavergrößerung**) bilden sich BgZ in den Segmenten Th 11-12, L 1-5 und S 1-4 aus. Die

Zonen können beidseitig, meistens aber auf einer Seite betont auftreten. Dabei sind folgende Gewebsabschnitte besonders erhöht gespannt und reizempfindlich:

Dorsal:
- das Gewebe auf dem Kreuzbein und im Bereich der Analfalte (L 1-2, S 1-3);
- das Gewebe im Bereich des *Tractus iliotibialis* (L 1-3);
- das Gewebe im Bereich der Kniekehle (L 3, S 1-2).

Zusätzlich beteiligt ist:
- das Gewebe am Übergang von Schultergürtel/Nacken (C 3);
- das Gewebe zwischen Schulterblatt und WS bds. in Höhe des 2. und 3. BWD (ein **Maximalpunkt** in Th 2-3). Teirich-Leube gibt diesen Punkt nicht nur im Zusammenhang mit Störungen der **Niere**, sondern auch der **Blase** an (s. Enuresis nocturna).

Ventral:
- das Gewebe oberhalb der *Symphyse* und im Bereich der Leiste (Th 12, L 1).

Zusätzlich beteiligt ist:
- das Gewebe im Winkel zwischen *Clavicula* und *M. sternocleidomastoideus* (C 3);
- das Gewebe auf dem Oberschenkel ca. handbreit unterhalb der Leiste (L 2) und ca. handbreit oberhalb der *Patella* (L 3). Teirich-Leube gibt diesen Punkt nicht nur in Verbindung mit Störungen der **Niere**, sondern auch der **Blase** an (s. Blasenstörungen durch **Prostatavergrößerung**, besonders nach einer medikamentösen oder operativen Prostatabehandlung).

Zu den genannten BgZ können folgende Muskeln erhöht gespannt sein: Muskulatur der Bauchdecke über der *Symphyse* und den Leisten, die Glutäalmuskulatur, Ränder des *M. sartorius* und der *Tractus iliotibialis*. Bei der **Enuresis nocturna** ist die Muskelverspannung meistens noch ausgedehnter – Oberbauch, Rücken und die Oberschenkel sind beteiligt.

Behandlung

(Patient zunächst im Sitzen oder in Seitlage)

Oft sind anfänglich Hautzonen zu tasten, so daß mit *Hauttechnik* gearbeitet werden muß. Mit dem Nachlassen der Oberflächenspannung wird dann die *Unterhaut-Faszientechnik* angewandt. Der Behandlungsschwerpunkt liegt im Bereich von Kreuzbein, Kreuzbeinrand und hinterem Darmbeinkamm. Wenn das Gewebe am Kreuzbeinrand noch zu empfindlich ist, müssen erst der Darmbeinkamm und das Trochantergebiet sowie die weniger empfindliche Seite behandelt werden. Mit Arbeitsgängen am *M. latissimus dorsi*, der seitlichen und hinteren Brustkorbwand, zwischen Schulterblatt und WS und dem Brustkorbgang wird die Behandlung fortgesetzt.

Aus Rückenlage erfolgen Arbeitsgänge hinter dem *Trochanter major*, dem *Tractus iliotibialis* und der Kniekehle. Bei chronisch **reizempfindlicher Blase** tritt das Schneidegefühl hinter dem *Tractus iliotibialis* häufig nicht in der richtigen Weise ein. Eine Umstimmung muß dann durch kurze Arbeitsgänge am Darmbeinkamm und hinter dem *Trochanter major* versucht werden. In diesen Fällen wird am *Tractus iliotibialis* mit *Faszientechnik* gearbeitet.

Wenn die Gewebsspannung am Bauch nachgelassen hat, wird der Brustkorbgang bis zum Rand des *M. rectus abdominis* oder sogar bis zum *Processus xyphoideus* und der Beckengang bis zur *Symphyse* durchgezogen. Arbeitsgänge auf dem Oberschenkel sind nur dann nötig, wenn noch «rheumatische» Beschwerden bestehen.

Enuresis nocturna (Bettnässen)

Dicke schreibt: «Wenn keine organischen Veränderungen vorliegen, wie Spina bifida, überzählige Wirbel oder schlechter Blasenverschluß, lassen sich diese Kinder mit meiner Methode meist mit gutem Erfolg behandeln.»

Teirich-Leube schreibt: «Beim Bettnässen der Kinder ist eine BgM nur sinnvoll, wenn die Blasenzone ausgeprägt ist, wobei andere pathologische Zustände ausgeschlossen sein müssen.»

Bei kleinen Kindern wird *Hauttechnik* aus Bauchlage (Kissen unter dem Bauch), bei größeren Kindern *Haut- und Unterhauttechnik* aus Seitlage ausgeführt.

Die auffallende Spannung der Unterhaut und Muskulatur und eine hochgradige Berührungsempfindlichkeit der Kinder erfordern außerordentlich vorsichtiges Behandeln mit sehr langsamen Arbeitsgängen. Die Behandlung muß in jedem Falle erträglich bleiben, um keine Angst bei den Kindern zu erzeugen; Gegen- und Abwehrspannungen müssen vermieden werden.

Die Behandlung erfolgt zunächst im Bereich von Kreuz- und Darmbein und *Trochanter major* und wird bei guter Verträglichkeit auf die seitlichen Rumpfabschnitte und evtl. auch schon auf das Gebiet zwischen den Schulterblättern ausgedehnt. Aus Rückenlage wird bds. am Rand des *Tractus iliotibialis* und der Kniekehle behandelt. Anschließend wird sehr sorgfältig – evtl. durch kurze Arbeitsgänge vorbereitet – der Becken- und Brustkorbgang gezogen. In manchen Fällen sind die Arbeitsgänge an den Rändern des *M. rectus abdominis* und der Oberschenkelmuskulatur *(M. sartorius, M. quadriceps)* nötig, um die Spannung zu verringern.

Nach 3–4 Behandlungen sind die Kinder meistens erstmals trocken. Nach 12–15 Behandlungen darf der Erfolg, von einigen «Zwischenfällen» abgesehen, als gesichert gelten. Bleibt der Erfolg aus, so überwiegt wahrscheinlich die psychische Komponente des Krankheitsbildes, die eine entsprechende Behandlung notwendig macht.

11. Genitalsystem

Die BgM kann angewandt werden bei **neurovegetativen Beschwerden im kleinen Becken**, soweit sie nicht durch hormonelle Kontrazeptiva beeinflußt sind. Die charakteristische pathologische Trias besteht in
- *spastischen Kontraktionen* der Uterus- und Beckenbodenmuskulatur, in
- *vaskulären Störungen* (häufig mit einem Gewebeödem, was u. U. zu hartnäkkigen Gewebsveränderungen führt) und in einer
- *Hypersekretion* der Zervix.

Die Klinik besteht in Unterbauchschmerzen, häufig ist dieses Beschwerdebild mit einer Obstipation kombiniert (Parametropathia spastica cum obstipatione nach Martius).

Bei **Frauen** handelt es sich um Störungen:

a) der Menstruation (Dysmenorrhoe, Hypomenorrhoe, sekundäre Amenorrhoe);
b) nach Entzündungen: Adnexitis, Endometritis;
c) nach Unterleibsoperationen;
d) in der Schwangerschaft nur unter Vorbehalt (evtl. bei «restless legs» und Ischialgien);
e) unter der Geburt (z. B. in der Eröffnungsperiode);
f) im Wochenbett (bei Stillschwierigkeiten);
g) im Klimakterium.

Bei **Männern** handelt es sich um Störungen:

h) nach Verletzungen und Entzündungen der Hoden und Schwäche der Potenz.

Lokalisation (Abb. 155)

Die BgZ liegen in den Segmenten Th 11-12, L 1-5 und S 1-5. (Im **Klimakterium** sind in der Regel ausgedehntere Zonen vorhanden, entsprechend den vielfältigen Störungen und Beschwerden. Außer der großen und kleinen Genitalzone sind bisher keine Gewebsveränderungen bekannt, die ausschließlich mit klimakterischen Störungen wie z. B. Hitzewallungen auftreten).

Folgende Gewebsabschnitte innerhalb der genannten BgZ sind besonders erhöht gespannt und reizempfindlich:

Dorsal:
- das Gewebe auf dem oberen Drittel des Kreuzbeins (L 1) und an den Kreuzbeinrändern (Th 12, L 1-2);
- das Gewebe über den Sakroiliakalgelenken und den Darmbeinkämmen (Th 11-12, L 1-2);
- das Gewebe im Bereich des *Trochanter major* bds. (L 3);
- das Gewebe im Bereich der Gesäßfalte *(Sulcus glutaealis)* sowie am Rand des *M. glutaeus maximus* über der *Fossa ischioanalis* bds. (L 3-4, S 2-3);
- das Gewebe im Bereich des *Tractus iliotibialis* bds. (L 3-4);
- häufig sind sämtliche Beinzonen beteiligt, besonders das Gewebe in den Kniekehlen.

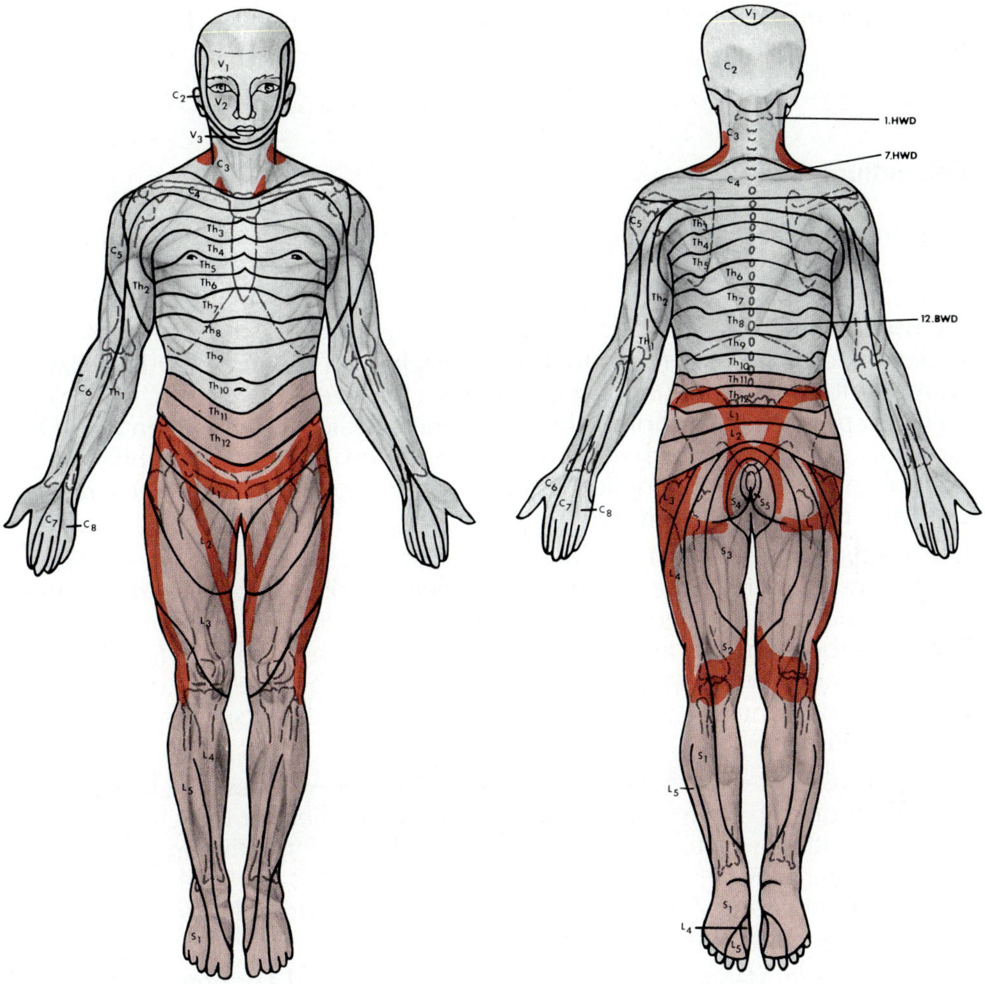

Abb. 155: Genitalzonen

Ventral:

- das Gewebe am Unterbauch oberhalb der Schambeinkämme (L 1);
- das Gewebe unterhalb der Leisten im medialen Oberschenkelbereich (L 1);
- das Gewebe am medialen Rand des *M. sartorius* (L 2-3);
- häufig sind zusätzlich sämtliche Beinzonen in der Peripherie erhöht gespannt;
- das Gewebe im Winkel zwischen *Clavicula* und *M. sternocleidomastoideus* (C 3).

Neben den genannten BgZ können bei Frauen folgende Muskeln ein- oder beidseitig erhöht gespannt sein: Fasergruppen des *M. iliopsoas, M. rectus abdominis, M. obliquus abdominis externus* in kaudalen Abschnitten, der laterale Rand des *M. quadratus lumborum,* mediale und dorsale Fasergruppen der *Mm.*

glutaei minimi, Mm. adductores im Ursprungsbereich und die Beckenbodenmuskulatur.

Behandlung bei:

a) Störungen der Menstruation

Dysmenorrhoe
In den ersten Tagen der Menstruation, vielfach auch schon einige Tage davor, werden oft schwere Kreuz- und Unterleibsschmerzen angegeben. Gleichzeitig kann spastische Verstopfung bestehen mit deutlich ausgeprägten BgZ. Das Gewebe auf dem Kreuzbein und den hinteren Darmbeinabschnitten ist gequollen und sehr empfindlich. Oft zeigt dieser Befund in seiner Einseitigkeit die Seite des z.Z. arbeitenden Eierstocks an.

Die *Arbeitsgänge* werden mit *Unterhaut-Faszientechnik* zunächst *im Sitzen* ausgeführt im Bereich des Kreuzbeines, der Sakroiliakalgelenke, der Darmbeinkämme und seitlichen Rumpfabschnitte. Aus *Seitlage* wird im dorsalen Trochanterbereich und aus *Rückenlage* am dorsalen Rand des *Tractus iliotibialis* behandelt. Wichtig sind zwischendurch und abschließend der Becken- und Brustkorbgang, die u.U. anfänglich durch kurze Arbeitsgänge vorbereitet werden müssen.

Behandlungsplan. Man beginnt am besten 14 Tage vor der zu erwartenden Menstruation mit 3 × wöchentlicher und 8 Tage vorher mit täglicher Behandlung. Oft tritt die Blutung dann zur Überraschung der Patientin schmerzlos ein. Nach der Blutung wird über 14 Tage noch ein- bis zweimal wöchentlich behandelt und dieser Zyklus, wenn nötig, so lange wiederholt, bis die schmerzfreie Blutung auch ohne Behandlung erfolgt.

Unterstützende Maßnahmen sind die heiße Rolle und Formen der Hockergymnastik. Wenn zusätzlich Leber-Gallenzonen ausgeprägt sind, wird die heiße Rolle als «Leberrolle» über dem rechten Oberbauch ausgeführt und bei bestehenden Kreuzschmerzen als «Kreuzbeinrolle» auf dem Kreuzbein. Mit dem Nachlassen der Gewebsspannungen kann die Patientin selbständig Bewegungen der Hüftgelenke und der Lendenwirbelsäule auf dem Hocker ausführen. Durch wechselndes Ausmaß und Tempo wirkt die Übung schmeidigend auf Bauch-, Becken- und Hüftmuskulatur.

Hypomenorrhoe und sekundäre Amenorrhoe
Bei Hypomenorrhoe und sekundärer Amenorrhoe ist das sichtbare Bild der BgZ in der Regel sehr deutlich ausgeprägt (Reliefarmut über dem Kreuzbein und dorsalen Darmbeinabschnitten), während die Gewebsspannung weniger auffällig ist.

Arbeitsgänge werden aus Bauchlage ausgeführt (Kissen unter dem Bauch) mit gezieltem Anziehen folgender Reaktionspunkte (Faszientechnik).

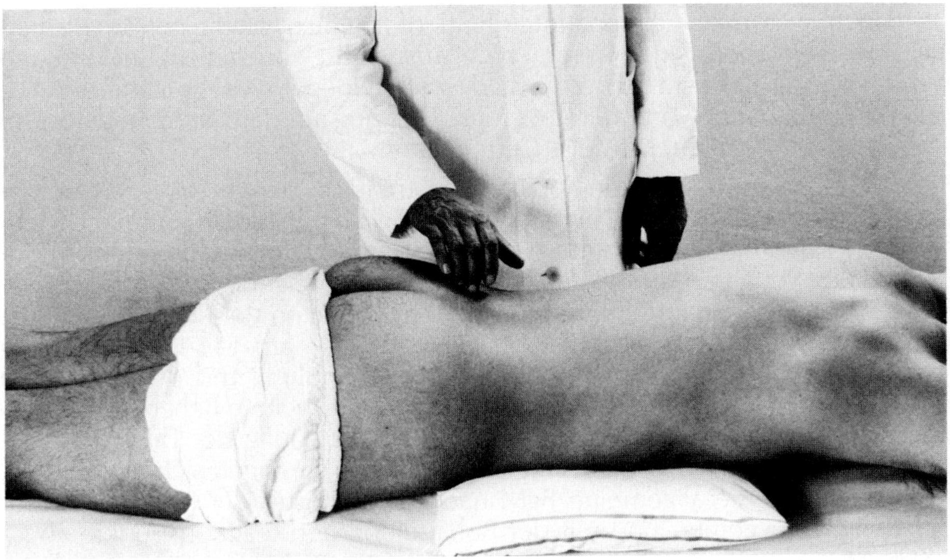

Abb. 156: Anhaken am unteren Rand der kleinen Genitalzone

- *Trigonum lumbale bds.*;
- unterer Rand der kleinen Genitalzone (Abb. 156) über der Mitte des Kreuzbeins;
- hinter dem *Trochanter major* in Höhe der Gesäßfalte *(Sulcus glutaealis)* bds.;
- über der *Fossa ischioanalis (Abb. 157)* (unterer Rand des *M. glutaeus maximus*) bds.

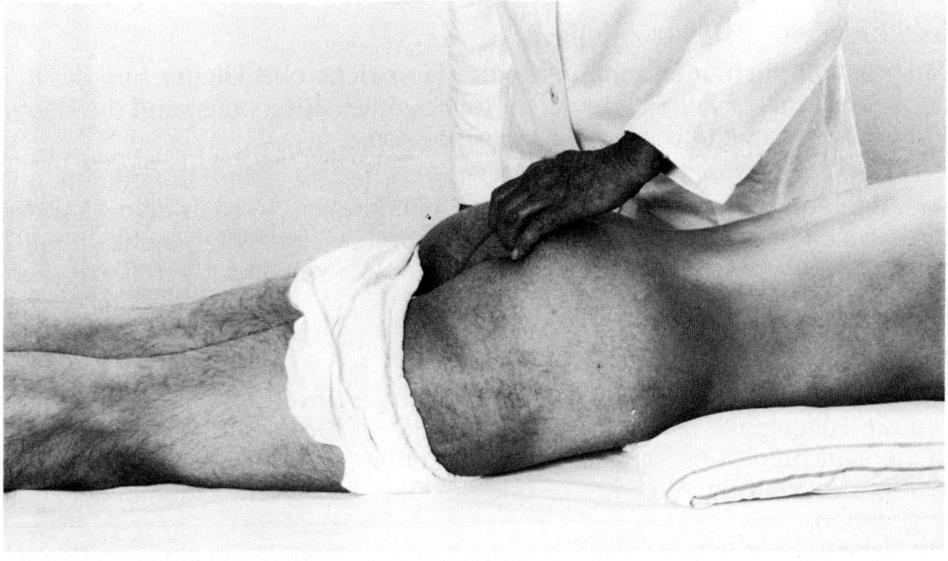

Abb. 157: Anhaken über der Fossa ischioanalis

Die Punkte werden in der genannten Reihenfolge nicht öfter als 3–4mal angehakt. Weitere Arbeitsgänge werden nicht ausgeführt – auch nicht Becken- und Brustkorbgang. Bei richtigem Zug ist das Schneidegefühl sehr stark, und die Patientin muß darauf vorbereitet werden. Der Zug auf dem Kreuzbein löst im Unterbauch u. U. prämenstruelle Gefühle aus.

Behandlungsplan. Wenn die letzte Menstruation bereits einige Wochen zurückliegt, wird einige Male hintereinander täglich behandelt. Wenn die Menstruation daraufhin nicht eintritt, wird nach dem Muster der Dysmenorrhoe-Behandlung verfahren und 2–3mal in der Woche behandelt und danach täglich 2–3mal hintereinander mit dem gezielten Anhaken der Reaktionspunkte. Wenn die Menstruation eingesetzt hat, wird wieder am 14., 15. und 16. Tag (vom 1. Blutungstag ab gerechnet) je eine Behandlung mit dem gezielten Anhaken der Reaktionspunkte ausgeführt und ohne weitere Behandlung abgewartet, ob die Blutung regelrecht eintritt. Das ist häufig der Fall, wenn die sekundäre Amenorrhoe noch nicht lange besteht. Verzögert sich die Blutung, so wird wieder die allgemeine BgM nach dem Muster der Dysmenorrhoe-Behandlung ausgeführt und mit der Behandlung der Reaktionspunkte abgewechselt.
Unterstützende Maßnahmen sind die *heiße Rolle* und *schnellkräftig ausgeführte Muskelarbeit.*

Wenn zusätzlich Leber-Gallenzonen ausgeprägt sind, was bei sekundärer Amenorrhoe oft zu beobachten ist, wird die heiße Rolle als «Leberrolle» über dem rechten Oberbauch ausgeführt. Eine Reizbehandlung stellt auch die schnellkräftig ausgeführte Anspannung des *M. iliopsoas* dar. Die Übung erfolgt aus Rückenlage ca. 5–7 Minuten, wobei nach jeder plötzlichen Anspannung völlige Entspannung erfolgt. Die Übung soll reizend, aber nicht trainierend wirken.

b) Störungen nach Entzündungen

Nach **entzündlichen Erkrankungen der Eierstöcke und Eileiter** sind die BgZ auf der erkrankten Seite in der Regel sehr deutlich ausgeprägt, und die Frauen klagen über schwere dumpfe Kreuzschmerzen.

Die *Arbeitsgänge* werden mit *Haut-* oder *Unterhauttechnik* ausgeführt und haben ihren Schwerpunkt im Kreuzbein-Hüftbereich. Je nach dem Gewebstastbefund können Arbeitsgänge auch im Lumbal- und Oberschenkelbereich erforderlich werden. Die Beschwerden sind oft bereits nach 4–6 Behandlungen weitgehend verschwunden.

c) Störungen nach Unterleibsoperationen

Nach **Unterleibsoperationen** treten oft Beinbeschwerden auf. Das Gewebe um die Fußgelenke kann wochenlang nach der Operation gestaut sein, die Beine sind müde und schwer, und das Gefühl an den Fußsohlen wird «wie Watte» beschrieben. Auch Kreuz- und Rückenschmerzen werden in der Folge angegeben.
Die *Arbeitsgänge* werden zunächst im Sitzen mit *Unterhauttechnik* im Bereich des Kreuz- und Darmbeines und der seitlichen Rumpfabschnitte ausgeführt.

Aus Seitlage wird im Trochanterbereich und aus Rückenlage am Rand des *Tractus iliotibialis* gearbeitet.

Behandlungsplan. Die Beinbeschwerden sind in der Regel durch wenige Behandlungen zu beseitigen. Die Kreuz-Rückenbeschwerden bleiben meistens längere Zeit bestehen und benötigen eine größere Anzahl von Bindegewebsmassagen. Eine **Narbenbehandlung** im Bauchbereich kann entsprechend der Wundheilung relativ früh erfolgen.

d) Störungen und Beschwerden in der Schwangerschaft

Teirich-Leube berichtet auch über die Anwendung der BgM am Ende der Schwangerschaft. Die Frauen klagen oft über unruhige Beine – «restless legs» – und über Ischialgien.

Die **«restless legs»** hindern am Einschlafen und zwingen zu ständigem Bewegen. *Arbeitsgänge* mit *Unterhauttechnik* an den Kreuzbeinrändern und im Dorsalbereich der *Trochanter* aus Seitlage oder im Sitzen, wenn die Frauen ungerne liegen, beseitigen die Beschwerden meistens in 2–3 Behandlungen.

Bei **Ischialgie** werden günstige Resultate beobachtet durch Arbeitsgänge mit *Unterhauttechnik* im Bereich des Kreuzbeins und der Darmbeinkämme (in Seitlage auf der gesunden Seite) und am Rand des *Tractus iliotibialis,* besonders proximal hinter dem *Trochanter major* (aus Rückenlage).

Als *unterstützende Maßnahme* bewährt sich das Durchbewegen der kleinen Hüftmuskeln (pelvitrochantere Muskelgruppe) durch Beinrollungen – Innen-Außenrotation im welchselnden Ausmaß und Tempo aus Rückenlage –, die die Patientinnen zwischendurch und abschließend selbst ausführen können, oder mit dem Therapeuten im Wechsel als aktiv/passive Maßnahme.

Teirich-Leube schreibt weiter: «Die Frage, ob durch die BgM ein **Abort**, **Fehl- oder Frühgeburt** ausgelöst werden können, muß verneint werden. Die BgM normalisiert gestörte vegetative Reaktionen und ist daher auch während der Schwangerschaft bei den genannten Störungen anzuwenden.» Wir können uns infolge anderer eigener Beobachtungen dieser Ansicht bisher nicht anschließen.

e) Störungen unter der Geburt

Bei verzögertem Fortschreiten der Eröffnungsperiode durch **Wehenschwäche** kann die BgM erfolgreich eingesetzt werden, so daß auch Hebammen sich diese Technik zunutze machen. Arbeitsgänge mit *Unterhaut-Faszientechnik* werden an den Kreuzbeinrändern, besonders aber am unteren Rand der kleinen Genitalzone, dem **Reaktionspunkt** auf der Mitte des Kreuzbeins, ausgeführt.

f) Störungen im Wochenbett

Es können **Stillschwierigkeiten** auftreten, teils unmittelbar nach der Entbindung, teils nach der Entlassung aus der Klinik, wenn wieder häusliche Pflichten übernommen werden müssen.

Arbeitsgänge mit *Unterhaut-Faszientechnik* erfolgen im Rahmen der allgemeinen BgM, besonders intensiv über den seitlichen Brustkorbabschnitten, den Achselhöhlen und medialen Schulterblatträndern. Die mäßige Gewebsspannung nach einer **Entbindung** erlaubt lange, zusammenhängende Arbeitsgänge vom Rand des *M. latissimus dorsi* über dem Brustkorb bis zur WS. In Höhe des unteren Schulterblattwinkels kann der Zug auch nach kranial entlang dem inneren Schulterblattrand bis zum 7. HWD hinaufgezogen werden. Dicke nennt diesen Arbeitsgang **«Milchstrich»**. Mit fortlaufenden Arbeitsgängen als Becken- und Brustkorbgang sowie dem Anhaken an den Rändern des *M. rectus abdominis* wird die Behandlung abgeschlossen.

Behandlungsplan. Wenn die Gefahr einer Nachblutung besteht, beginnt man die Behandlung nicht vor dem 4. bis 5. Tag nach der Entbindung.

g) Störungen und Beschwerden im Klimakterium

Typisch für die Zeit zwischen normalem Zyklus und der Menopause sind unregelmäßige Blutungen und mehr oder weniger ausgeprägte **Hitzewallungen**. Dabei kann die kleine und die große Genitalzone ausgeprägt sein. Eine BgM hat unserer Erfahrung nach auf diese Störungen keinen eindeutigen Einfluß. Hitzewallungen wurden zwar gelegentlich günstig beeinflußt, aber wir beobachteten genauso, daß sie durch BgM verstärkt und häufiger auftraten. Günstig reagieren aber die vielfältigen unspezifischen Störungen, die das Klimakterium mehr oder weniger begleiten und in der Regel auch mit ausgeprägten BgZ einhergehen, wie Kreuzschmerzen, die in der zweiten Nachthälfte und gegen Morgen auftreten und das Aufstehen erschweren (Genitalzonen), gestaute Beine (Venen-Lymphzone), Verdauungsstörungen (Darmzonen), Herzbeschwerden (Herzzone), Parästhesien in Armen und Beinen (Gefäßzonen), depressive Verstimmungen (Leber-Gallenzone), Kopfschmerzen und Schlafstörungen (Kopfzonen) – dabei unterscheiden wir Einschlaf- und Durchschlafstörungen.

Erschwertes Einschlafen ist oft die Folge von Störungen der Blase, der Genitalorgane oder des Venen-Lymphsystems, was durch vorhandene Zonen bestätigt wird.

Bei **Durchschlafstörungen** können Funktionsstörungen des Herzens, des Bronchialsystems, des Magens und Darms sowie des Leber-Gallensystems bestehen mit den entsprechenden Zonen. Alle diese klimakterischen Begleitbeschwerden lassen sich in der Regel sehr gut durch BgM beeinflussen. Meistens kommt die Anwendung der *Unterhaut-Faszientechnik* in Betracht, aber bei empfindlichen Patienten läßt sich eine Besserung auch durch die *flächige BgM* oder durch die *Unterhautmassage* erreichen. Der *Behandlungsplan* richtet sich dabei nach dem jeweiligen Bindegewebstastbefund.

Als *unterstützende Maßnahme* bei vorhandenen Leber-Gallenzonen, besonders in Verbindung mit depressiven Zuständen, bewährt sich die Anwendung der heißen Rolle als «Leberrolle» über dem rechten Oberbauch.

h) Störungen nach **Verletzung und Entzündung der Hoden** sowie **Störungen und Schwäche der Potenz**, soweit sie nicht psychisch bedingt sind.

Hierbei liegt der Behandlungsschwerpunkt im Bereich der BgZ auf dem Kreuzbein, neben der Analfalte bds. in der Gesäßfalte hinter dem *Trochanter major,* oberhalb der *Symphyse* und an den Rändern der Oberschenkelmuskeln, besonders der *Mm. adductores.* (Potenzstörungen sind häufig in Verbindung mit *arteriellen Durchblutungsstörungen* der unteren Extremitäten festzustellen und wie diese vielfach günstig zu beeinflussen).

Literatur

BARCZEWSKY, B.: Hand- und Lehrbuch meiner Reflexmassage für den Arzt, J. Goldschmidt, Berlin, 1911

BENNINGHOFF, A., K. GOERTTLER: Lehrbuch der Anatomie des Menschen, Bd. I und II, 8. Aufl., Urban & Schwarzenberg, München, Berlin, 1961

BLOCK, W.: Reflexzonen und vegetatives Nervensystem. Krankengymnastik *2*, 1950

BLOCK, W.: Die Durchblutungsstörungen der Gliedmaßen. De Gruyter, Berlin, 1951

BRAUS, H., C. ELZE: Anatomie des Menschen, Bd. I, 3. Aufl., Springer, Berlin, Göttingen, Heidelberg, 1954

BÜHRING, M.: Theoretische Grundlagen der Bindegewebsmassage. Krankengymnastik *35*, 1983

BÜHRING, M., R. SALLER, A. SAYEGH, P. HERDT, E. BLUMENTHAL: «Bindegewebige» Zonen bei Patienten mit Claudicatio intermittens, Z. Phys. Med. Baln. Med. Klin., *13*, 1984

CLARA, M.: Entwicklungsgeschichte des Menschen, 6. Aufl., Thieme, Leipzig, 1966

CLARA, M.: Das Nervensystem des Menschen, 2. Aufl., Barth, Leipzig, 1953

CONRAD, K.: Anatomie und Embryologie. Springer, Heidelberg, New York, 1969

CORNELIUS, A.: Nervenpunkte, ihre Entstehung, Bedeutung und Behandlung mittels Nervenmassage, 2. Aufl., Thieme, Leipzig, 1909

CORNELIUS, A.: Die Nervenpunktlehre. Thieme, Leipzig, 1909

CORNELIUS, A.: Die Nervenpunktlehre. Bd. II, Thieme, Leipzig, 1913

DALICHO, A. W., O. GLÄSER: Zur Massage reflektorischer Zonen – «Segmentmassage». Heilberufe *1*, 1949

DICKE, E., H. SCHLIACK, A. Wolff: Bindegewebsmassage, 8. Aufl., Hippokrates, Stuttgart, 1975

DITTMAR, F.: Die Untersuchung der reflektorischen und algetischen Krankheitszeichen, Haug, Ulm, 1949

EBNER, M.: Connective Tissue Massage, Theory and Therapeutic Application, E. a. S. Livingstone LTD, Edinburgh and London, 1962

GLÄSER, O., A. W. DALICHO: Segmentmassage, 3. Aufl., VEB Georg Thieme, Leipzig, 1962

GROSS, D.: Herd und vegetatives Nervensystem. In: Thielemann, K. u. E. (Hrsg.): Herderkrankungen, Carl Hanser, München, 1956

GROSS, D.: Der neurale Faktor im Herdgeschehen. Dtsch. Med. Wschr. *79*, 1954

GROSS, D.: Bindegewebsmassage, eine Therapie über das Nervensystem. Krankengymnastik *21*, 1969

GROSS, D.: Zu den neurophysiologischen Grundlagen der Bindegewebsmassage. Krankengymnastik *22*, 1970

GROSS, D., W. NONNENBRUCH: Die vasale Ordnung im vegetativen Nervensystem als Grundlage für die Neuraltherapie, Med. Klinik *47*, 1952

GÜNTHER, H., W. KOHLRAUSCH, H. TEIRICH-LEUBE: Krankengymnastik in der Frauenheilkunde. Prax. Krankengymnastik Bd. 1, 1968

HAASE, H.: Einführung in die Bindegewebsmassage unter besonderer Berücksichtigung der Unterhaut- und Faszientechnik, Inst. f. Weiterbildung mittl. med. Fachkräfte, Potsdam, 1963

HAASE, H.: Bindegewebsmassage. In: Cordes, J. Ch. (Hrsg.): Massage. VEB Berlin, 1981 u. Steinkopff, Darmstadt, 1981

HAMANN, A. (Hrsg.): Massage in Bild und Wort, 3. Aufl., Fischer, Stuttgart, New York, 1980

HANSEN, K., H. SCHLIACK: Segmentale Innervation und ihre Bedeutung für Klinik und Praxis. Thieme, Stuttgart, 1962

HARFF, J.: Zum Problem der sog. Bindegewebsmassage. Z. Orthop. Beil. Bd. 80, 1951

HARFF, J.: Zur Wirkungsweise der sog. Bindegewebsmassage. Krankengymnastik *3*, 1951

HARFF, J.: Über tastbare Veränderungen – «Bindegewebsbefunde» – im Unterhautgewebe bei orthopädischen Erkrankungen, Z. Orthop. u. Grenzgeb. Bd. 86, 1955
HARTMANN, F.: Funktionelle nervöse Störungen innerer Organe bei gelöser Erkrankung der Körperdecke. Wiener Klin. Wschr. *12*, 1927
HARTMANN, F.: Massage bei funktionell nervösen Störungen innerer Organe infolge Erkrankungen der Körperdecke. Verhandl. Dtsch. Ges. inn. Med. *42*, 1930
HARTMANN, F.: Über den Kopfschmerz bei gelöser Erkrankung der Körperdecke und seine Stellung in der Pathologie. Z. ges. Neurol. Psychiat. *128*, 1930
HARTMANN, F.: Was soll der praktische Arzt von der Körperdecke wissen? Der österr. Arzt, Folge 9, 1936
HEIDEMANN, Ch.: Meridiantherapie, Bd. I u. II, Selbstverlag, Badenweiler, 1981
HEIPERTZ, W.: Über die Grundlagen der Bindegewebsmassage. Krankengymnastik *21*, 1969
HEIPERTZ, W.: Wirkung physiotherapeutischer Maßnahmen auf die Durchblutung von Haut und Muskulatur des Menschen. Hüthig, Heidelberg, 1967
HELMRICH, H. E.: Die Bindegewebsmassage, Bd. I u. II, 2. Aufl., Haug, Heidelberg, 1969
HILLE, J.: Bindegewebsmassage als Technik und Methode. Erfahrungsheilkunde *1*, 1951/52
HILLE, J.: Versuch einer «Massagebehandlung innerer Krankheiten». Erfahrungsheilkunde *1*, 1951/52
HOCHREIN, M.: Die Bedeutung der Bindegewebsmassage und ihre Anwendung beim Asthma bronchiale. Med. Klinik *44*, 1949
HOFF, H.: Klinik der vegetativen Störungen. Regensburger Jahrbuch f. ärztl. Fortbildung. Bd. III, 9. Teillieferung, 1954
HÜTTEMANN, E.: Über Behandlungen mit Bindegewebsmassage in der Frauenheilkunde. Zbl. Gynäk. *13*, 1950 u. Krankengymnastik *2*, 1950
HUZELLA, Th.: Die zwischenzellige Organisation als Grundlage der Interzellulartheorie und Interzellularpathologie. Jena, 1941
IHLENFELD, G., H. LEUBE: Die Behandlung der Epicondylitis humeri mit Bindegewebsmassage, Ther. d. Gegenw. *87*, 1948
KIBLER, M.: Die Behandlung innerer Erkrankungen von den Headschen Zonen aus. Dtsch. Med. Wschr. *74*, 1949
KIBLER, M.: Segmenttherapie bei Gelenkerkrankungen und inneren Krankheiten, 2. Aufl., Hippokrates, Stuttgart, 1955
KIBLER, M.: Segmenttherapie – Sekundenphänomen und Störungsfeld. Neuralmed. *1*, 1953
KOHLRAUSCH, W.: Bindegewebsvibrationen und andere Massageprobleme. Krankengymnastik *25*, 1973
KOHLRAUSCH, W.: Der Verlauf reflektorischer Zonen in Haut, Unterhaut und Muskulatur. Arch. Physikal. Ther. *5*, 1953
KOHLRAUSCH, W.: Reflexzonen in Beziehung zu leicht bestimmbaren Körperpunkten. Krankengymnastik *6*, 1954
KOHLRAUSCH, W.: Reflexzonenmassage in Muskulatur und Bindegewebe. Hippokrates, Stuttgart, 1955 u. 1959
KOHLRAUSCH, W.: Grundlagen der Reflexzonenmassage. Therapiewoche *6*, 1955/56
KOHLRAUSCH, W., H. TEIRICH-LEUBE: Hockergymnastik. 4. Aufl., Fischer, Stuttgart, Jena, 1963
KOHLRAUSCH, W., H. TEIRICH-LEUBE: Lehrbuch der Krankengymnastik bei inneren Erkrankungen. 5. Aufl., Fischer, Stuttgart, Jena, 1958
KRETSCHMER, E.: Körperbau und Charakter. Springer, Berlin, Göttingen, Heidelberg, 1951
LANGEN, D.: Untersuchung über die Wirkungsweise der Massage reflektorischer Zonen im Bindegewebe. Z. f. Psychother. u. med. Psychol. *9*, 1959
LEUBE, H.: Massage reflektorischer Zonen bei Muskelkrämpfen und Parästhesien der Haut. Dtsch. Z. Homöopath. u. ihre Grenzgeb. *60*, 1944

LEUBE, H.: Die vegetative Dystonie als Grundlage für die Entstehung und Behandlung variköser Unterschenkelgeschwüre. Med. Diss., Freiburg, 1946
LEUBE, H.: Bindegewebsmassage. Krankengymnastik *9*, 1950
LEUBE, H.: Wie erkennt man die Reflexzonen im Bindegewebe? Krankengymnastik *2*, 1950
LEUBE, H.: Indikationen und Technik der Bindegewebsmassage. Ther. d. Gegenw. *90*, 1951
LEUBE, H.: Die heiße Rolle. Krankengymnastik *3*, 1951
LEUBE, H., E. DICKE: Massage reflektorischer Zonen im Bindegewebe bei rheumatischen und inneren Erkrankungen. 5. Aufl., Piscator, Stuttgart, 1951
LIERSE, W. et al.: Becken. In: Lanz, T. v., W. Wachsmuth: Praktische Anatomie. Bd. II, 1. Aufl., Springer, Berlin, Göttingen, Heidelberg, New York, Tokyo, 1984.
LINDEMANN, K., H. TEIRICH-LEUBE, W. HEIPERTZ: Lehrbuch der Krankengymnastik in vier Bänden. Bd. I, 3. Aufl., Bd. IV, 3. Aufl., Thieme, Stuttgart, 1967 u. 1971
LINDENBERG, H., E. KALTENBACHER: Ein Versuch zur Erweiterung der Diagnostik des Herzinfarktes durch Bindegewebsbefunde, Münch. Med. Wschr. *96*, 1954
MARTIN, E.: Die Segmentdiagnose. Landarzt *28*, 1952
MARTIN, E.: Die Bedeutung der Segmentdiagnose für den Praktiker. Sammlung der Abhandlungen aus dem Gebiet der Frauenheilkunde und Geburtshilfe, Heft 16, Marhold, Halle/Saale, 1954
MUTSCHLER, H.: Das Bandscheibenleiden und seine Behandlung mit BgM. Therapiewoche *6*, 1955/56
NIEDERMEYER, E.: Das Irritationssyndrom Reilly's und seine Bedeutung für patho-physiologische und klinische Probleme. Ärztl. Forsch. *7*, 1953
PERNKOPF, E.: Atlas der topographischen und angewandten Anatomie des Menschen. Bd. II, Urban & Schwarzenberg, München, Berlin, 1963/64
PIËT, J. F. M., J. J. SACHS, I. M. A. SACHS-PIËT: Bindeweefselmassage. De Tijdstroom, Lochem, Peperinge, 1983
PUTTKAMMER, J. v.: Organbeeinflussung durch Massage. Haug, Saulgau, 1950
RIEDEL, H.: Der diagnostische Strich im Rahmen des Herdgeschehens. Krankengymnastik *6*, 1954
RIEDEL, H.: Grundlagen und Grenzen der Bindegewebsmassage. Krankengymnastik *6*, 1954
RIEDEL, H.: Reflektorische viscerale Reizflächentherapie (Bindegewebsmassage). Krankengymnastik *3*, 1951
RUHMANN, W.: Die Tastmassage, ihre Anwendung und Wirkungsweise bei Weichteilrheumatismen, Thieme, Leipzig, 1934
SCHEIDT, W.: Du mit Leib und Seele, Druckhaus Tempelhof, Berlin, 1950
SCHEIDT, W.: Die Bindegewebsmassage nach Leube-Dicke im Spiegel der Leitwerklehre. Anthropologie, Hamburg, 1953/54
SCHEIDT, W.: Die menschlichen Innenbilder. Urban & Schwarzenberg, München, 1954
SCHEIDT, W.: Der Mensch. Urban & Schwarzenberg, München, Berlin, Wien, 1966
SCHNEIDER, U.: Zur Deutung von Krankheitszeichen in Haut und Muskulatur. Krankengymnastik *7*, 1955
SCHNEIDER, U., W. SEELENTAG: Zur diagnostischen Bedeutung der Hautgefäßreaktion nach Bindegewebsstrich. Krankengymnastik *2*, 1950
SCHULTZ, J. H.: Das autogene Training. Thieme, Stuttgart, 1969/70
SCHULTZE, K. W.: Bindegewebsmassage zur Geburtseinleitung. Med. Welt *43*, 1955
SCHULTZE, K. W.: Bindegewebsmassage und Wehenbeginn. Zbl. Gynäk. *78*, 1956
SCHULTZE, K. W.: Bindegewebsmassage zur Geburtseinleitung. Hippokrates *28*, 1957
SCHWARZKOPF, W.: Wärmeabstrahlung der Haut nach Bindegewebsmassage. Arch. Physikal. Ther. *1*, 1949/1950
SIEMS, K. J.: Kurze Mitteilung über den Wirkungsmechanismus der BgM bei Hypogalaktie. Geburtsh. u. Frauenheilk. *11*, 1951

SOBOTTA, J., H. BECHER: Atlas der Anatomie des Menschen. Bd. I, 17. Aufl., Urban & Schwarzenberg, München, Berlin, 1972
SPERLING, O. K.: Reflexzonenmassage? Ja oder Nein? Zbl. Chir. *79*, 1954
STENGER, E., U. GUSE: Bindegewebsmassage bei Sudeckschem Syndrom. Krankengymnastik *2*, 1950
TEIRICH-LEUBE, H.: Therapie und Technik der Bindegewebsmassage. Vorträge der 4. Lindauer Psychotherapiewoche. Thieme, Stuttgart, 1953/54
TEIRICH-LEUBE, H.: Diagnostische und therapeutische Möglichkeiten der Bindegewebsmassage. Landarzt *30*, 1954
TEIRICH-LEUBE, H.: Indikation und Technik der BgM. Therapiewoche *6*, 1955/56
TEIRICH-LEUBE, H.: Grundriß der Bindegewebsmassage. 9. Aufl., Fischer, Stuttgart, New York, 1980
TEIRICH-LEUBE, H.: Die Prägung der Bindegewebszonen im Rückenbild. Neuralmed. *4*, 1956
TEIRICH-LEUBE, H.: Bindegewebsmassage in neuer Schau. Dtsch. Badebetrieb *50*, 1959
TEIRICH-LEUBE, H.: Bindegewebsmassage bei Blasenstörungen. Arch. Physikal. Ther. *14*, 1962
TEIRICH-LEUBE, H.: Grundsätzliches zu dem Begriff «Bindegewebsmassage». Krankengymnastik *20*, 1968
TEIRICH-LEUBE, H.: Bindegewebsmassage bei Schmerzsyndromen. Hippokrates *39*, 1968
TEIRICH-LEUBE, H.: Bindegewebsmassage bei Schlafstörungen. Hippokrates *40*, 1969
THOMSEN, W.: Lehrbuch der Massage und manuellen Gymnastik, 3. Aufl., Thieme, Stuttgart, 1970
UIBE/ZEIBIG/CORDES: Lehrbuch der Physiotherapie, Bd. 1, VEB Volk und Gesundheit, 1970
VERAGUTH, O., C. BRAENDLI-WYSS: Der Rücken des Menschen. Huber, Bern, 1940
VÖLKER, R., E. ROSTOSKY: Über den therapeutischen Wert der BgM bei Gefäßstörungen der Gliedmaßen. Z. Rheumaforsch. *8*, 1949
VOGLER, P.: Periostbehandlung. Schriftenreihe z. Arch. Physikal. Ther., 2, VEB Thieme, Leipzig, 1955
VOGLER, P., H. KRAUSS: Periostbehandlung. 4. Aufl., Enke, Stuttgart, 1975
WOLFF, A.: Bindegewebsmassage – Beeinflussung der Headschen Zonen im Rahmen der Krankengymnastik am Kinde. Wolff-Hohberg, Marburg, 1950
WÜNSCHE, G.: Über segmentale Schwellung der Haut und des Unterhautgewebes bei inneren Erkrankungen. Dtsch. Med. Wschr., *74*, 1949
WÜNSCHE, G.: Über segmentale Veränderungen des Haut- und Unterhautgewebes bei Herdinfektion. Med. Klin. *44*, 1949
WÜNSCHE, G.: Über segmentale Veränderungen des Haut- und Unterhautgewebes und die sog. «Bindegewebsmassage». Krankengymnastik *2*, 1950.
WÜNSCHE, G.: Über ein Allgemeinsymptom bei Infektionen, Dtsch. Med. Wochenschr. 75, 1950

Sachverzeichnis